Das Hörorgan und seine Funktion

Das Hörorgan und seine Funktion

Einführung in die Audiometrie
Mit einem Anhang:
Audiologische Gesichtspunkte zur Hörgeräteanpassung

Von Prof. Dr. med. Peter Plath
Chefarzt der Abteilung für Hals-Nasen-Ohrenkrankheiten,
Kopf- und Hals-Chirurgie des Prosper-Hospitals
HNO-Abteilung an der Ruhruniversität Bochum

4., verbesserte Auflage
Mit 44 Abbildungen und 10 Tabellen

1981
Carl Marhold Verlagsbuchhandlung
Berlin

Schriften zur Hörgeschädigtenpädagogik

Heft 2

Herausgegeben von
Professor Dr. *Heribert Jussen*

unter Mitarbeit von

Professor Dr. *Gerhard Heese,* Professor *H. Kindermann*
und Professor Dr. *O. Kröhnert*

ISBN 3 7864 3211 2
Bestell-Nr. 10069

Satz: IBV Lichtsatz KG, Berlin
Druck: Buchdruckerei Buck, Berlin
Einband: Berliner Buchbinderei Wubben & Co.
Printed in Germany.

Vorwort zur 1. Auflage

Gehör und Sprache stehen in engster Beziehung zueinander: Auf Grund der Fähigkeit, Lautäußerungen anderer Wesen gleicher Art aufzunehmen und ihnen eine ihnen gegebene Bedeutung zuzuordnen, hat der Mensch Sprache entwikkeln können, die ihm die Vermittlung nicht nur seiner Gefühle und Gedanken, sondern auch seines Wissens an andere ermöglicht und so die Grundlage aller geistigen Leistungen ist, die den Homo sapiens in eine Sonderstellung innerhalb der belebten Welt dieser Erde geführt hat. Die Unversehrtheit des Informationskanals „Gedanke – Sprache – Gehör – Verstand" ist damit auch eine wesentliche Grundlage menschlicher Gemeinschaft. Menschen, die unter einer Störung dieses Funktionsweges leiden, nehmen innerhalb der Gesellschaft eine Sonderstellung ein, und da neben dem Kontakt mit den Mitmenschen auch die Wissensvermittlung gestört ist, unterliegen die Betroffenen einer Diskriminierung, die ihnen in jedem Falle mangelnde geistige Fähigkeiten unterstellt. Ist es beim Sprachgestörten die Behinderung der Ausdrucksfähigkeit, die ihn dem Spott und der Zurücksetzung ausliefert, so ist es beim Hörgeschädigten neben der sekundären Störung der Sprache der Mangel einer beschränkten Informationsperzeption, der ihm das Odium der Dummheit und der geistigen Beschränktheit anhaften läßt. Damit wird praktisch jeder Hörgestörte, der Schwerhörige wie der Gehörlose, in seiner geistigen Entwicklungsfähigkeit gegenüber dem Hörenden benachteiligt, und es ist eine dankbare, wenn auch von der Öffentlichkeit im allgemeinen wenig beachtete Aufgabe, diesen Menschen möglichst von früher Jugend an mit Hilfe einer speziellen Erziehung und Schulung die Mittel und Fähigkeiten für eine möglichst weitgehende Integration in die Gesellschaft an die Hand zu geben. Die Erziehung hörgeschädigter Kinder setzt aber voraus, daß der Erzieher über die wesentlichen Merkmale der Hörstörungen, ihre Ursachen und die eventuellen Möglichkeiten der Behandlung orientiert ist. Darüber hinaus bietet die moderne Hörgerätetechnik dem Lehrer hörgestörter Kinder die Möglichkeit, vorhandene Hörreste auszunutzen und den Kindern damit eine verbesserte Informationsperzeption zu bieten, die eine weitgehendere und gründlichere Schulung ermöglicht, je eher mit der Erziehung unter den verbesserten Bedingungen begonnen wird. Die Kenntnis der Hörgeräteanpassung und -kontrolle hat daher heute für den Lehrer hörgestörter Kinder eine nicht mehr wegzudenkende Bedeutung. Schließlich wird der Erzieher bei Kleinkindern oft den Facharzt bei der Diagnostik unterstützen müssen, da im frühen Kindesalter die richtige Erkennung und insbesondere die quantitative Erfassung von Hörschäden bis heute noch große Schwierigkeiten bereitet. In der Diagnostik und in der Behandlung hörgestörter Kinder müssen Hals-Nasen-Ohren-Facharzt und Pädagoge eng zusammenarbeiten, weil hier ein krankhafter Zustand angegangen werden muß, bei dem medizinischer und pädagogischer Bereich sich vielfach überschneiden und ergänzen.

Eine wichtige Voraussetzung für eine fruchtbare Zusammenarbeit ist das Wissen um die in manchem nicht unwesentlich differenten Terminologien. Dieses Buch soll versuchen, dem Nichtmediziner, insbesondere dem Heilpädagogen, der sich mit hör- und sprachgestörten Kindern befaßt, Kenntnisse über das Hörorgan, seinen Aufbau und seine Funktion, seine Erkrankungen und die Möglichkeit ihrer Behandlung zu vermitteln und mit den wichtigen Problemen der Audiometrie und der Hörgeräteversorgung vertraut zu machen. Darüber hinaus soll es auch anderen Nichtmedizinern, deren Tätigkeit einen ständigen Kontakt mit Hörgeschädigten bedingt, insbesondere Hörgeräte-Akustikern und Audiometrie-Assistentinnen, eine Einführung in die Funktion des Hörorgans und deren Prüfmethoden geben, deren Kenntnis für ihre Arbeit eine unerläßliche Grundlage darstellt. Dem Hals-Nasen-Ohren-Arzt schließlich soll eine Übersicht über die heute gebräuchlichen audiometrischen Verfahren gegeben werden. Die begrenzte Aufgabenstellung des Buches läßt ein Eingehen auf speziell medizinische Fragestellungen nur in begrenztem Umfang zu; hier muß auf die entsprechende Fachliteratur verwiesen werden. Zur Orientierung über Einzelfragen werden am Ende entsprechende Literaturhinweise gegeben.

Dr. med. Peter Plath

Vorwort zur 3. Auflage

Wenn 6 Jahre nach dem ersten Erscheinen dieses Buches eine 3. Auflage erforderlich wird, dann weist das auf das große Interesse hin, das dem Hörorgan und seiner Funktion in zunehmendem Maße entgegengebracht wird, aber auch darauf, daß dieses Buch die ihm gestellten Aufgaben erfüllt. In diesen 6 Jahren hat die Audiologie allerdings große Fortschritte gemacht, und es wurde notwendig, den in der 2. Auflage unveränderten Text in vielen Punkten zu ergänzen und zu erweitern. Insbesondere die Impedanzmessung sowie die ERA und die Elektrocochleografie haben inzwischen in der Diagnostik von Hörstörungen eine so große Bedeutung gefunden, daß die entsprechenden Abschnitte neugefaßt werden mußten. Die im Vorwort zur 1. und 2. Auflage beschworene Notwendigkeit der Kooperation aller Beteiligten an der Diagnostik und Therapie von Schwerhörigkeit ist inzwischen allerseits erkannt worden, und die Konsequenzen aus dieser Erkenntnis werden zum Vorteil der Schwerhörigen allmählich gezogen. Diese Kooperation macht eine gemeinsame Sprache und eine gemeinsame Wissensgrundlage über das Hörorgan und seine Funktion erforderlich. Hierzu möge dieses Buch weiterhin beitragen.

Herausgebern und Verlag gilt erneut mein Dank für die freundlichen Bemühungen um die Herausgabe dieser verbesserten Auflage.

Recklinghausen, Mai 1976 Prof. Dr. med. Peter Plath

Vorwort zur 4. Auflage

Die rasch fortschreitenden Erkenntnisse der Audiologie und der Hörgeräte-Akustik in den letzten Jahren machen es notwendig, gegenüber der 3. Auflage erneute, z. T. ausführliche Ergänzungen vorzunehmen. Dabei wurde teilweise bewußt darauf verzichtet, eine zu detaillierte Darstellung zu geben, da, vor allem im Bereich der ERA-Forschung, noch vieles in Fluß ist. Die neu aufgenommenen Empfehlungen für die Durchführung der Hörgeräte-Anpassung sowie die Gruppeneinteilung der Hörgeräte zeigen jedem, der Hörgeräte verordnet oder anpaßt, daß die Variabilität der Hörgeräteeigenschaften eine immer bessere Angleichung an die akustischen Kenndaten des kranken Ohres ermöglicht, daß aber dadurch gleichzeitig die richtige Auswahl der Hörgeräteeigenschaften und der Vorgang der Hörgeräteanpassung immer höhere Anforderungen stellen. Die Aktualisierung des Buches machte auch eine Erneuerung des Literaturverzeichnisses erforderlich, das neben den Quellenangaben Hinweise für weiterführende Literatur enthält.

Herausgeber und Verlag ist erneut für das freundliche Entgegenkommen bei der kurzfristig notwendig gewordenen Erstellung einer neu durchgesehenen und ergänzten Auflage sehr herzlich zu danken.

Recklinghausen, Herbst 1980 Prof. Dr. med. Peter Plath

Inhaltsverzeichnis

1. Anatomie und Physiologie des Hörorgans

1.1. Das äußere Ohr

Als „Ohr“ wird im allgemeinen Sprachgebrauch nur die äußerlich sichtbare Ohrmuschel bezeichnet. Im Gegensatz dazu faßt der Mediziner unter dem Begriff „Ohr“ die Gesamtheit der zum Hör- und Gleichgewichtsorgan gehörenden anatomischen Gebilde zusammen und teilt sie ein in das äußere Ohr, das Mittelohr und das Innenohr. Das äußere Ohr besteht aus der Ohrmuschel und dem äußeren Gehörgang.

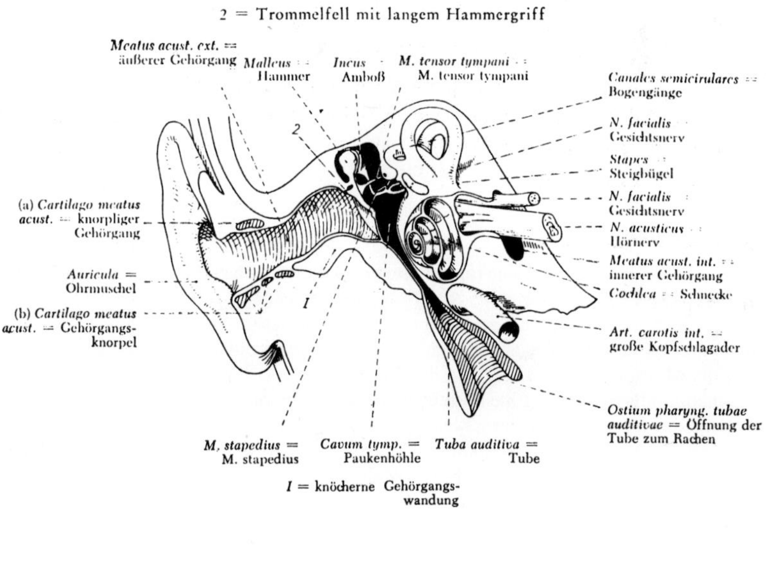

Abb. 1: Querschnitt durch das Ohr mit (von links nach rechts) Ohrmuschel, Gehörgang, Trommelfell, Mittelohr mit Gehörknöchelchen (Hammer, Amboß, Steigbügel) und der nach rechts unten abgehenden Tube, Innenohr mit Bogengängen und Schnecke sowie ganz rechts dem von der Schnecke ausgehenden Hörnerv [nach (20)].

1.1.1. Die Ohrmuschel

Die Ohrmuschel besteht aus einem Knorpelgerüst, das elastisch und straff mit Haut überzogen ist. Sie besitzt ein charakteristisches Relief, das allerdings zahlreichen Variationen unterworfen sein kann, die im Bereich des Normalen liegen.

Die Ohrmuschel hat beim Menschen für die Hörfunktion nur geringe Bedeutung. Lediglich beim Richtungshören wirkt sie sich als Hindernis für von hinten einfallenden Schall mit hohen Frequenzanteilen aus und hilft so bei der Differenzierung zwischen von vorne und hinten einfallenden Schallereignissen. Einseitig Schwerhörige können erlernen, mit Hilfe dieses Effektes eine gewisse Richtungsunterscheidung zu erzielen. Nur wenige Menschen sind in der Lage, die Ohrmuscheln zu bewegen. Bei Tieren spielt dagegen die Beweglichkeit der Ohrmuscheln („Lauscher") für die Ortung von Gefahr anzeigenden Geräuschen eine lebenswichtige Rolle.

Erkrankungen der Ohrmuschel haben für das Hören im allgemeinen keine wesentliche Bedeutung. Selbst der Verlust der Ohrmuschel durch Unfall o. ä. hat für die Hörfunktion keine merklichen Folgen, wenn der äußere Gehörgang dabei unverletzt bleibt. Dagegen bedürfen die Mißbildungen der Ohrmuschel erhöhte Beachtung, da sie oft mit Mißbildungen anderer Teile des Ohres oder auch anderer Körperteile oder -organe verbunden sind. Dabei können angeborene Verformungen der Ohrmuscheln noch durchaus im Rahmen der Norm liegen, wie z. B. das Fehlen der Ohrläppchen, fehlende oder nur gering ausgeprägte Reliefbildung, auffällige Größe oder Kleinheit der Ohrmuschel oder starkes Abstehen vom Kopf, das häufig mit einer Störung in der Reliefbildung verbunden ist.

Abstehende Ohrmuscheln sind für die Träger oft die Ursache von Spott und Zurücksetzung durch die Umgebung. Bereits in der Kindheit kann es dadurch zu schweren psychischen Schäden und Fehlhaltungen kommen. Während das Odium verminderter geistiger Fähigkeiten, das den Trägern abstehender Ohrmuscheln oft anhängt, sicher im Prinzip unberechtigt ist, sind die Leistungen und das Verhalten dieser Kinder oft so gestört, daß sie zu Problemkindern werden. Eine kosmetische Operation, die heute bereits durch die meisten Krankenkassen wegen der psychischen Folgen als Heilmaßnahme im Sinne der Reichsversicherungsordnung anerkannt wird, sollte möglichst noch vor dem Schulbeginn durchgeführt werden. Spätere, durch das Wachstum bedingte Nachkorrekturen sind bei ordnungsgemäßer Durchführung der Operation und planmäßiger Abheilung nur selten erforderlich.

Echte Mißbildungen der Ohrmuscheln sind in den meisten Fällen gekoppelt mit Mißbildungen anderer Teile des Ohres. Sehr oft findet man dann auch eine Verengung *(Stenose)* oder ein vollständiges Fehlen *(Atresie)* des äußeren Gehörganges. Aber auch bei Vorhandensein eines äußeren Gehörganges können

Mißbildungen des Mittelohres oder des Innenohres bestehen. Deshalb müssen bei jedem Kind, das eine Mißbildung einer oder beider Ohrmuscheln aufweist, eingehende klinische, audiometrische und röntgenologische Untersuchungen des gesamten Hörorgans durchgeführt werden. Darüber hinaus sind auch Untersuchungen der inneren Organe erforderlich, da oft Mißbildungen des Ohres mit Mißbildungen der Niere oder des Herzens (angeborene Herzfehler) kombiniert sind, die im Kindesalter sich unter Umständen noch nicht durch Funktionsstörungen bemerkbar machen, deren Übersehen oder Nichtbeachtung jedoch zu einer frühzeitigen Erkrankung oder gar zum frühen Versagen des Organs und damit zum Tode des Kindes führen können. Sehr häufig finden sich in Kombination mit Ohrmißbildungen Veränderungen am Gesichtsschädel und vor allem am Unterkiefer. Mißbildungen der Arme und/oder der Beine, wie sie vor allem bei den sogenannten *Thalidomid*-Schädigungen *(Contergan)* in den vergangenen Jahren häufig in Kombination mit Ohrmißbildungen zu beobachten waren, sind gewöhnlich äußerlich leicht zu erkennen. Eine Kombination von Ohrmißbildungen und Mißbildungen im Bereich des Gehirns ist ebenfalls nicht selten und bedarf der Beachtung und ausführlicher Untersuchungen.

In einer großen Zahl der Fälle mit Ohrmißbildungen und mit kombinierten Mißbildungen weisen die Kinder normale, mitunter auch überdurchschnittliche Intelligenz auf. Die durch Ohrmißbildungen bedingten Entstellungen, die in der häufigen Kombination mit Gesichtsmißbildungen besonders auffällig sind, verleiten leicht zu der unberechtigten Annahme einer verminderten geistigen Leistungsfähigkeit.

Ohrmißbildungen und die durch sie bedingten Hörstörungen können in vielen Fällen operativ behoben oder gebessert werden. Insbesondere die Schaffung eines äußeren Gehörganges und einer Schallübertragungskette im Mittelohr bei mindestens teilweise erhaltener Innenohrfunktion bringen dank der mikrochirurgischen Operationsmethoden in vielen Fällen gute Ergebnisse. Häufig kann durch solche Operationen erst die Voraussetzung für die erfolgreiche Anwendung eines Hörgerätes geschaffen werden, insbesondere dann, wenn die Anbringung des Hörers im Gehörgang ermöglicht wird. Der künstliche Aufbau einer Ohrmuschel aus Haut- und Gewebeübertragungen und -verlagerungen bringt dagegen nur selten gute Ergebnisse, da auch nach solchen plastischen Operationen die Ohrmuscheln auffällig bleiben. Bei völligem Fehlen einer Ohrmuschel ist deshalb in den meisten Fällen das Tragen einer Ohrmuschelprothese (Epithese) unter verhältnismäßig langen Haaren zu empfehlen, was weniger auffällig ist. Ist jedoch ein Ohrmuschelknorpel vorhanden, ist, je nach den Umständen, eine operative Plastik möglich.

1.1.2. Der äußere Gehörgang

Der äußere Gehörgang ist vollständig mit Haut ausgekleidet. Im äußeren Drittel liegen unter dieser Haut weiches Bindegewebe und Knorpel, in der Tiefe des Gehörganges liegt die Haut dem Knochen fast unmittelbar auf. In diesem Bereich ist die Gehörgangshaut stark schmerzempfindlich. Der äußere Gehörgang stellt einen Tunnel dar, der durch den Schädelknochen zum Mittelohr führt. Gegen das Mittelohr ist er aber durch das Trommelfell vollständig abgeschlossen. Die häutige Auskleidung des Gehörganges bedeckt auch das Trommelfell, nur ist hier die Haut sehr dünn und enthält keine Drüsen. Diese sonst in der Gehörgangswand gelegenen Drüsen produzieren das Ohrenschmalz *(Cerumen)*, das eine desinfizierende Wirkung hat und zur selbsttätigen Reinigung des Gehörganges dient. Es wird nach außen transportiert und nimmt dabei eventuell eingedrungene kleine Fremdkörper, vor allem den Staub, mit.

Der äußere Gehörgang weist eine konvexe Krümmung unten und vorne auf, so daß das Trommelfell an seinem Ende nicht ohne weiteres beim Einblick erkennbar ist. Der Ohrenarzt verwendet deshalb für die Untersuchung einen Metalltrichter, der den beweglichen, knorpligen Anteil des Gehörganges so verdrängt, daß der Blick auf das Trommelfell freigegeben wird.

Der äußere Gehörgang hat die Aufgabe, den von außen einfallenden Schall zum Trommelfell und damit zum Mittelohr zu leiten. Verengungen und Verlegungen des Gehörganges haben deshalb einen Einfluß auf das Hörvermögen. Für den Hörvorgang selbst hat der Gehörgang insofern eine Bedeutung, als er aufgrund seiner unterschiedlichen Weite und Krümmung gemeinsam mit der Ohrmuschel zu individuell etwas unterschiedlichen Verzerrungen des Frequenzspektrums einfallenden Schalls führt und dadurch den Richtungseindruck für das Schallereignis beeinflußt („Richtungbestimmende Bänder“, *Blauert*), auf deren Ausnutzung die Kunstkopfstereofonie beruht (siehe auch S. 46). Bei der Hörgerätanpassung ist es wichtig, daß der äußere Gehörgang frei ist und möglichst nicht durch Entzündungen im Bereich der Ohrmuschel, der Gehörgangswandungen oder des Mittelohres die Gehörgangshaut in Mitleidenschaft gezogen ist oder eine Sekretion besteht. Durch seine Krümmung bietet der Gehörgang einen gewissen Schutz gegen Verletzungen des Trommelfells und des dahinter liegenden Mittelohres mit den Gehörknöcheln durch eindringende Fremdkörper. Die Krümmung des Gehörganges ist andererseits die häufigste Ursache für Verletzungen bei der Reinigung mit Nadeln, Stäbchen, Streichhölzern u. a. m., da man dabei leicht an die Gehörgangswand anstößt. Die blinde, d. h. ohne sicheren Einblick in den Gehörgang durchgeführte Reinigung des Gehörgangs in seinen tieferen Teilen sollte prinzipiell unterbleiben, nicht nur wegen der Gefahr einer Verletzung, sondern vor allem deshalb, weil dabei immer nur ein Teil des im knöchernen Teil des Gehörgangs gelegenen Ohrenschmalzes entfernt werden kann, der Rest aber zusammengedrückt und vor das Trommelfell geschoben wird. Von hier kann die unnatürlich große Menge von Cerumen nicht mehr auf normale Weise nach außen transportiert werden, verhärtet und bildet nun eine der häufigsten Ursachen für Hörstörungen, die dann vom Hals-Nasen-Ohren-Facharzt durch Spülungen beseitigt werden muß, oft nicht ohne Mühen seitens des Arztes und nicht unerhebliche Beschwerden seitens des Patienten. Bei starker Ohrenschmalzbildung, die auch ohne Manipulationen im Gehörgang zur Bildung von Ceruminalpfröpfchen führen kann, sollte von Zeit zu Zeit der Facharzt aufgesucht werden, der den dann locker im Gehörgang liegenden Pfropf leicht entfernen kann.

Entzündliche Erkrankungen des Gehörganges, die durch nicht fachgerechte Manipulationen ausgelöst werden, häufig nach sommerlichen Freibädern, oft aber ohne erkennbare Ursache auftreten, können zu Schwellungen im Gehörgang führen, durch die der Schalltransport zum Trommelfell gestört wird. Gewöhnlich sind diese Entzündungen, die sowohl trocken als auch nässend sein können, von Jucken und Schmerzen begleitet, und in jedem Falle ist eine fachärztliche Behandlung erforderlich, die mitunter sehr langwierig sein kann.

Die durch Mißbildungen bedingten Verengungen (Stenosen) oder das Fehlen des Gehörgangs (Atresie) wurden im Zusammenhang mit den Mißbildungen der Ohrmuschel besprochen (siehe S. 3), mit denen sie in den allermeisten Fällen verknüpft sind. Nach Unfallverletzungen, gelegentlich auch nach Ohrenoperationen kann es ebenfalls zu Stenosen oder Atresien des Gehörgangs kommen, die dann eine Störung der Schallzuleitung zum Mittelohr und eine entsprechende Hörstörung zur Folge haben.

1.2. Das Mittelohr

Die für den anatomisch nicht Vorgebildeten sehr schwer zu verstehenden Lagebeziehungen des Mittelohres lassen sich am ehesten dadurch veranschaulichen, daß man versucht, sie aus der embryologischen Entwicklung darzustellen.

In den ersten Tagen der embryonalen Entwicklung des Menschen bilden sich drei Gewebsschichten: eine äußere Hülle, das *Ektoderm* („äußere Haut"), das *Mesoderm* („Zwischenhaut") und das *Entoderm* („innere Auskleidung", „Urdarm"), die wie bei einer dreischichtigen Röhre umeinander angeordnet sind (Abb. 2a). Durch verschiedene Ein- und Ausstülpungen bilden sich aus diesen ursprünglichen Gewebsschichten die verschiedenen Körperorgane aus. So werden vom Ektoderm im Kopfbereich tiefe Einstülpungen in das Mesoderm abgeschnürt und bilden u. a. die Anlagen für das Gehirn und die beider-

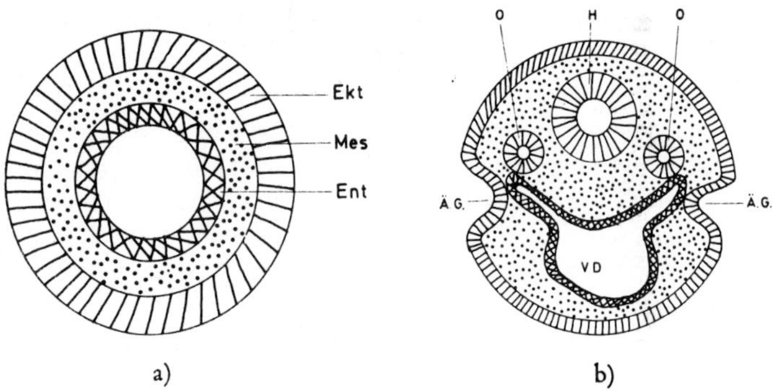

Abb. 2: Die embryonale Entwicklung des Kopfes (schematisch). – a) Anordnung des Ektoderms (Ekt), des Mesoderms (Mes) und des Entoderms (Ent). – b) Bildung der Organanlagen durch Einbuchtungen und Abschnürungen. Vd = Vorderdarm mit den Ausbuchtungen, die zur Tube und zum Mittelohr werden. H = Hirnblase, vom Ektoderm stammende Anlage für das Gehirn. O = Ohrbläschen, ebenfalls vom Ektoderm stammend, Anlage der Innenohren. ÄG = Anlage des äußeren Gehörganges.

seits angelegten Ohrbläschen, aus denen sich die Innenohren entwickeln. Eine weitere Einstülpung des Ektoderms in diesem Bereich schnürt sich dagegen nicht ab und bildet den äußeren Gehörgang. Vom vordersten Abschnitt des entodermalen Urdarms gelangt eine lange und schmale Ausstülpung zwischen das Ohrbläschen und den primären Gehörgang und breitet sich weiter in das Mesoderm aus (Abb. 2b). Diese entodermale Ausstülpung wird zur Tube und zum Mittelohr umgewandelt einschließlich der pneumatischen Räume, in denen dann die mesodermalen Gehörknöchel und Knochenwände der Zellen des Warzenfortsatzes liegen. Der Kontakt zum äußeren Gehörgang wird dabei so eng, daß nur noch eine dünne Membran das entodermale Mittelohr vom ektodermalen Gehörgang trennt, die entspechend dieser Entwicklung drei Schichten aufweist: Zum Gehörgang ist sie von (ektodermaler) Haut bekleidet, zum Mittelohr hin mit (entodermaler) Schleimhaut, dazwischen liegt eine zarte, mesodermale Bindegewebsschicht, die nur in einem begrenzten Bereich knöchern umgewandelt ist. Diese Membran ist das Trommelfell, der in dieses eingefaßte Knochen der lange Hammergriff. Die embryologische Differenzierung des äußeren Ohres und des Mittelohres spielt sich vor allem in den ersten zwölf Wochen der Entwicklung ab, so daß in dieser Zeit durch äußerliche Einflüsse (Sauerstoffmangel, Virusinfektionen u. a.) besonders leicht Schäden verursacht werden, die bleibende Mißbildungen zur Folge haben. Dabei handelt es sich überwiegend um Unterbrechungen oder Hemmungen des Entwicklungsablaufs, weswegen in diesen Fällen von *Hemmungsmißbildungen* gesprochen wird.

Entsprechend seiner embryologischen Entwicklung stellt das Mittelohr eine lufthaltige Höhle dar, die von Knochen umgeben ist und nur über die Tube und den Rachen Verbindung zur Außenwelt hat. Die Tube *(Eustachische Röhre)* ist ein enger, z. T. nur spaltförmiger Gang, der vom Boden des Mittelohres zum Nasenrachen führt. Sie hat die Aufgabe, die für die Funktion des Mittelohres erforderliche Luft diesem zuzuführen und gegenüber der Außenwelt einen Druckausgleich zu schaffen. Dieses geschieht nicht passiv, sondern aktiv beim Schlucken und Gähnen. Die Gleichartigkeit des Luftdrucks im Mittelohr und im äußeren Gehörgang und damit der Außenwelt ist erforderlich, damit die Schwingungsfähigkeit des Trommelfells und der Gehörknöchel erhalten bleibt. Die Schleimhäute der Mittelohrräume resorbieren ständig etwas Luft, und dieser Verlust muß durch die Tube ausgeglichen werden. Bei raschem Wechsel des äußeren Luftdrucks, z. B. bei raschem Aufstieg oder Abstieg im Gebirge oder im Flugzeug, können zwischen Mittelohr und Außenwelt starke Druckunterschiede auftreten, die ein Taubheitsgefühl oder einen Druck in den Ohren auslösen und meist durch Schlucken behoben werden können.

Das Mittelohr besteht aus einer Haupthöhle, die – von außen gesehen – hinter dem Trommelfell liegt, die Gehörknöchelkette enthält und vorne unten in die enge Tube übergeht, sowie zahlreichen lufthaltigen Zellen, die vom oberen hinteren Anteil der Haupthöhle aus sich in den Knochen ausbreiten. Insbesondere der hinter dem äußeren Gehörgang liegende Knochenteil, der *Warzenfortsatz*, enthält unter der hinter der Ohrmuschel äußerlich gut abtastbaren Knochenschale so zahlreiche Zellen unterschiedlicher Größe, daß er wie ein trockner Schwamm aussehen kann. Diese Durchsetzung des Knochens mit lufthaltigen Zellen nennt man *Pneumatisation*. Sie kann unterschiedlich stark sein und hat neben dem Effekt, das Gewicht des Knochens etwas zu verringern, wahrscheinlich Beziehungen zur Ausbildung der Kau- und Schädelmuskulatur; eventuell diente sie ursprünglich vor allem zur Dämpfung der von dieser Muskulatur ausgehenden Geräusche, da man z. B. bei Affen, die eine sehr stark ausgeprägte Kau- und Schädelmuskulatur besitzen, auch eine starke Pneumatisation der Schädelknochen findet.

In der Haupthöhle des Mittelohres, die wegen ihrer engen Beziehung zum Trommelfell auch als *Paukenhöhle (Tympanon)* oder kurz Pauke bezeichnet wird, liegen die drei sogenannten Gehörknöchelchen: Der *Hammer (Malleus)* ist mit seinem langen Griff in das Trommelfell eingelassen (Abb. 3), sein größter Teil, der Hammerkörper, liegt im obersten Teil der Paukenhöhle, im Kuppelraum, wo er breiten, aber gelenkigen Kontakt mit dem *Amboß (Incus)* hat, der seinerseits wieder einen langen Fortsatz (langer Amboßschenkel) besitzt, welcher in die Haupthöhle des Mittelohres hineinragt und gelenkigen Kontakt hat mit dem Kopf des *Steigbügels (Stapes)* (Abb. 1). Dieser sieht einem Steigbügel sehr ähnlich: Seine beiden Schenkel gehen vom Kopf auf die Fußplatte, die oval ist und eine Öffnung in der zum Schädelinneren gerichteten Wand des Mittelohres ausfüllt. Diese Öffnung führt zum Innenohr und wird als *„ovales Fenster“*

bezeichnet. Der Steigbügel füllt mit seiner Fußplatte die Lichtung des ovalen Fensters nahezu vollständig aus und ist darin elastisch mit Bändern aufgehängt, so daß er einerseits eine sehr gute Beweglichkeit besitzt, trotzdem aber das Innenohr gegen das Mittelohr abgeschlossen ist. Eine zweite solche Öffnung in der knöchernen Wandung zwischen Mittelohr und Innenohr liegt etwas oberhalb des Bodens der Paukenhöhle. Sie ist nur durch eine elastische Membran abgedeckt und wird das *„runde Fenster“* genannt.

Die beiden Fenster zum Innenohr dienen ebenso wie die Gehörknöchelchen dem Schallenergietransport zum Sinnesorgan in der Schnecke. Die auf das Trommelfell auffallenden Schallschwingungen setzen dieses in Bewegungen, die den langen Hammergriff einbeziehen und damit auf die ganze Gehörknöchelkette übertragen werden. Da die Gehörknöchelchen unterschiedlich lange Fortsätze besitzen, die wie Hebel wirken, und die Steigbügelfußplatte sehr viel kleiner ist als das Trommelfell, findet im Verlauf der Schallübertragung über die Gehörknöchelkette eine Umwandlung der Energieform statt: Der Schall löst am Trommelfell relativ große Bewegungen einer großen Fläche aus, die einen geringen Druck haben. Nach der Übertragung über die Gehörknöchelchen findet man an der Steigbügelfußplatte, die eine im Vergleich zum Trommelfell kleine Fläche hat, nur noch sehr geringe Bewegungsgrößen, die in der Größenordnung von 10^{-6} cm liegen. Dafür wird der Druck erheblich vergrößert, ähnlich wie der Druck von Pfennigabsätzen der Damenschuhe viel größer ist als der von sportlichen, breiten Absätzen bei der gleichen Trägerin. Durch die elastische Aufhängung der Gehörknöchelchen und ihre elastischen Verbindungen untereinander ist die Menge der Energie, die auf dem Wege vom Trommelfell zur Steigbügelfußplatte verlorengeht, sehr gering, so daß durch die Funktion der Gehörknöchelkette eine echte Umwandlung von Bewegungsenergie in Druckenergie stattfindet, und zwar im Verhältnis von etwa 1 : 20 (= 26 dB). Die Übertragungsfähigkeit der Gehörknöchelkette kann verändert werden durch die Binnenohrmuskeln: Der eine dieser kleinen Muskeln, der *Musculus tensor tympani*, kann den Hammer in die Pauke etwas hineinziehen und dadurch über den langen Hammergriff das Trommelfell straffer spannen; dessen Schwingungsfähigkeit wird dadurch im Sinne einer Versteifung verändert. Der zweite kleine Binnenohrmuskel, der *Musculus stapedius*, kann den Steigbügel in Richtung auf den hinteren seiner beiden Schenkel etwas kippen und dadurch ebenfalls eine Versteifung im Bereich der Aufhängung der Fußplatte im ovalen Fenster sowie im Gelenk zwischen Amboß und Steigbügelkopf erzielen. Beide Muskeln erzielen durch ihre Tätigkeit eine Verringerung der Übertragungsfähigkeit der Gehörknöchelkette und des Trommelfells. Ausgelöst werden die Kontraktionen der Binnenohrmuskeln durch laute Geräusche, wobei eine Schallbelastung in einem Ohr auch eine Muskelreaktion im anderen Ohr zur Folge hat. Willkürliche Kon-

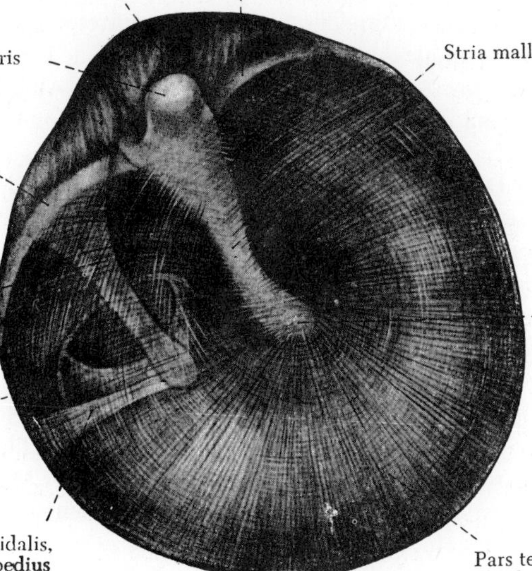

Abb. 3: Aufblick auf das Trommelfell, das durchscheinend dargestellt ist. Man erkennt die radiäre Anordnung der Fasern und den Reflex des auffallenden Lichtes, ferner durch das Trommelfell die Gehörknöchelkette mit dem in das Trommelfell eingespannten Hammergriff (aus *Pernkopff,* Atlas d. topograph. u. angew. Anat. d. Menschen, Bd. 1, Urban u. Schwarzenberg).

traktionen der Binnenohrmuskeln sind nur sehr wenigen Menschen möglich. Die Bedeutung der Binnenohrmuskeln als Schallschutz für das Innenohr ist umstritten.

Die über die Gehörknöchelchen auf das Innenohr übertragene Druckenergie erfordert für ihren Weitertransport, daß für die im Innenohr befindliche, nicht zusammendrückbare *(inkompressible)* Flüssigkeit ein Druckausgleich besteht. Dieser ist im runden Fenster vorhanden (siehe Innenohr), das durch das Trommelfell davor geschützt wird, daß es vom Schall getroffen wird. Erst diese Tatsache, daß der Schall über eine Energiebrücke, die Gehörknöchelkette, zum Innenohr transportiert wird und diese im runden Fenster, das keiner wesentlichen Schallbeeinflussung ausgesetzt ist, einen Druckausgleich besitzt, gewährleistet die volle Funktion des im Innenohr gelegenen Sinnesorgans.

Damit hat das Trommelfell neben seiner schallübertragenden Bedeutung auch gleichzeitig eine schallschützende Funktion. Ein Loch im Trommelfell *(Perforation)*, wie es bei Mittelohrentzündungen auftreten kann, hat zur Folge, daß die schallschützende Funktion in bezug auf das runde Fenster verlorengeht und damit sofort eine Schwerhörigkeit auftritt, die durch Abdecken des Defektes, z. B. mit einem Kunststoffblättchen *(„künstliches Trommelfell")* oder operativ durch Auflegen eines körpereigenen Gewebeläppchens *(Myringoplastik)* zu beheben ist. Die chronische, d. h. über lange Zeit dauernde Mittelohrentzündung führt aber oft nicht nur zu einem Defekt des Trommelfells, sondern auch zu Beschädigungen an den Gehörknöcheln. In diesem Falle ist mit der Schließung des Trommelfells alleine das Hörvermögen nicht wiederherzustellen, sondern es müssen zusätzlich Reparaturen an den Gehörknöchelchen, Ersatz durch Kunststoff oder Stahldraht, Knorpelstücke oder andere Gewebsstücke, eventuell auch Verlagerungen des Trommelfells vorgenommen werden *(Tympanoplastik)*. Dabei ist die vollständige Wiederherstellung des Hörvermögens oft nicht möglich. Diese hörverbessernden Operationen sind auf Grund moderner Operationsmikroskope und sehr feiner Instrumente in der Mikrochirurgie des Ohres erst in den letzten Jahrzehnten möglich geworden.

Kommt es durch eine Mittelohrentzündung auch zu einem zerstörenden Prozeß am Knochen, insbesondere im Bereich des Zellsystems, muß der krankhaft veränderte Knochen entfernt werden. Dies geschah früher in Form der Ohraufmeißelung, die von einem Hautschnitt hinter der Ohrmuschel aus durch Eröffnung des Warzenfortsatzes vorgenommen und bei vollständiger Entfernung aller Knochenteile bis zum Mittelohr einschließlich der hinteren Gehörgangswand als *Radikaloperation* bezeichnet wurde. Dabei wurde früher auf die Hörfunktion nur geringe Rücksicht genommen, da die Beseitigung des oft lebensbedrohlichen Knochenprozesses im Vordergrund der ärztlichen Maßnahmen stehen mußte. So waren die Patienten nach Radikaloperationen in der Regel schwerhörig. Heute versucht man, die oft noch notwendige Radikaloperation so durchzuführen, daß durch eine anschließende hörverbessernde Operation wenigstens ein Teil des Hörvermögens erhalten bleibt.

Mittelohrentzündungen sind bei Kindern besonders häufig, weil bei ihnen die Infektion durch die Tube aus dem Rachen leicht in das Mittelohr aufsteigen kann. Laufende Ohren dürfen deshalb nicht als chronisches, aber unabwendbares Leiden angesehen werden, weil durch die ursächliche Mittelohrentzündung schwere, oft auch durch eine spätere Tympanoplastik nicht reparierbare Schäden im Bereich des Mittelohres auftreten können und nicht selten auch das Innenohr in Mitleidenschaft gezogen wird. Jede kindliche Mittelohrentzündung gehört deshalb in die Hand des Hals-Nasen-Ohren-Arztes, der bei einer chronischen Entzündung die Möglichkeit und gegebenenfalls den günstigsten

Zeitpunkt für einen operativen, den Trommelfelldefekt und eventuelle Schäden an den Gehörknöchelchen beseitigenden Eingriff feststellen muß.

Eine häufige Ursache für eine mittelohrbedingte Schwerhörigkeit ist eine Störung der Funktion der Tube. Sie kann durch Schwellungen im Rachen oder durch Entzündungen verlegt werden oder verkleben, so daß der Druckausgleich im Mittelohr nicht mehr gewährleistet ist. Da nach einiger Zeit die Luft im Mittelohr von den Schleimhäuten resorbiert worden ist, überwiegt der Druck von außen auf das Trommelfell und drückt es in das Mittelohr hinein. Dadurch wird es gestrafft und in seiner Schwingungsfähigkeit eingeschränkt. Eine solche, durch eine Störung der Tubenfunktion bedingte Schwerhörigkeit kann man an sich selbst bei starkem Schnupfen beobachten. Bei kurzer Dauer der Tubenstörung von nur wenigen Tagen ist auch die Hörstörung gewöhnlich bald wieder behoben. Bei langer Dauer der Tubenstörung kommt es jedoch zu einer bleibenden Verlagerung des Trommelfells. Durch den Unterdruck im Mittelohr kann es auch zu einer reaktiven Absonderung von Flüssigkeit aus den Schleimhäuten kommen (Paukenerguß), die ebenfalls zu einer Störung der Schallübertragung führt und vor allem eine schalleitende Verbindung zwischen dem Trommelfell und dem runden Fenster darstellt, wodurch die schallschützende Funktion des Trommelfells aufgehoben wird.

Bei Kindern werden Funktionsstörungen der Tuben oft durch vergrößerte *Rachenmandeln* ausgelöst (sogenannte *Rachenwucherungen*, fälschlich auch als *„Polypen“* bezeichnet). Die Kinder fallen durch einen ständig offenen Mund und ein geschlossenes Näseln *(Rhinolalia clausa)* auf, da die Nasenatmung gestört oder sogar weitgehend aufgehoben ist. Nachts schnarchen die Kinder gewöhnlich stark. Da neben der Hörstörung in den meisten Fällen auch ein Nachlassen des Appetits und der allgemeinen körperlichen und geistigen Leistungen Folge der ständigen Verlegung der Nasenatmung ist, müssen solche Rachenmandeln operativ entfernt werden. Im Anschluß an die Operation ist in den Fällen, in denen eine Tubenstörung vorlag, eine entsprechende Behandlung der Tuben und audiometrische Kontrolle des Hörvermögens erforderlich. Vor hörverbessernden Operationen bei Kindern müssen eventuell vorhandene vergrößerte Rachenmandeln entfernt werden, damit nicht durch eine Störung der Tubenfunktion der Erfolg der Operation in Frage gestellt wird.

Auf das Hörvermögen wirken sich alle krankhaften Prozesse des Mittelohres einschließlich des Trommelfells dadurch aus, daß die Schallübertragung über das Trommelfell und die Gehörknöchelchen gestört wird. Wir sprechen deshalb von einer Schalleitungsstörung (siehe „Audiometrie“), die auch dann zu beobachten ist, wenn die Gehörknöchelkette zwar nicht beschädigt und gut beweglich ist, aber durch ein Loch im Trommelfell das runde Fenster vom Schall direkt getroffen wird und damit die Funktion des Innenohres gestört ist. Andererseits kann man nicht selten beobachten, daß bei verhältnismäßig großen Trommelfelldefekten das Gehör fast ungestört ist, wenn das runde Fenster im Schallschatten des Trommelfellrestes oder von Narbenmembranen liegt. Allein aus dem Hörverlust kann deshalb nicht auf die Größe eines Trommelfelldefektes geschlossen werden.

Mißbildungen des Mittelohres treten gewöhnlich in Verbindung mit Mißbildungen des äußeren Ohres auf, kommen aber dazwischen auch isoliert vor. Sie machen sich im letzteren Falle nur durch eine Schalleitungsstörung bemerkbar. In einzelnen Fällen besteht ein knöcherner Verschluß eines oder beider Fenster zum Innenohr. In diesen Fällen ist audiometrisch eine Innenohrstörung feststellbar, weil die Gesamtfunktion des Innenohres gestört wird (siehe Innenohr).

Bei Erwachsenen tritt nicht selten eine allmählich zunehmende Schalleitungsschwerhörigkeit auf, die durch eine fortschreitende knöcherne Fixierung der Steigbügelfußplatte und ihrer Aufhängung bedingt wird. Dieses Leiden ist erblich, tritt bei Frauen häufiger auf als bei Männern und wird als *Otosklerose* bezeichnet. Die Otosklerose kann durch Entfernung des fixierten Steigbügels und Ersatz durch Stahldraht- oder Kunststoffprothesen mit sehr guten Erfolgsaussichten in fast allen Fällen behoben werden. Vor der Einführung dieser *Stapedektomie* war die einzige Methode, die zu einer Beseitigung der otosklerotischen Schwerhörigkeit führen konnte, die Fensterungsoperation, bei der anstelle des nicht mehr funktionierenden ovalen Fensters in den knöchernen Bogengang des Gleichgewichtsorganes ein neues Fenster gebohrt wurde, über das dann der Schall ebenfalls in das Innenohr gelangen konnte. Wegen der unmittelbaren Nachbarschaft dieses Fensters zum Gleichgewichtsorgan kam es, insbesondere in der ersten Zeit nach der Operation, zu starken Schwindelbeschwerden. Da sich das künstlich angelegte Fenster in vielen Fällen nach einiger Zeit wieder schloß, die für den Eingriff erforderliche Knochenhöhle einer ständigen fachärztlichen Behandlung bedurfte und es nicht selten durch Entzündungen in dieser Höhle zu vollständigen Ertaubungen kam, ist man heute von der Fensterungsoperation wieder abgekommen zugunsten der einfacheren und erfolgreicheren Stapedektomie. Bei Kindern tritt die Otosklerose praktisch nie auf.

1.3. Das Innenohr

Das Innenohr (Abb. 4) wird wegen seiner verwirrenden Vielgestalt auch als das *Labyrinth* bezeichnet. Es besteht aus zwei miteinander in Verbindung stehenden funktionellen Teilen, den Gleichgewichtsorganen mit dem Vorhof und den drei Bogengängen sowie dem Hörorgan in der Schnecke *(Cochlea)*, in dem die mechanische Schallenergie in Nervenimpulse umgearbeitet wird. Die funktionelle Unterschiedlichkeit der im Innenohr gelegenen Sinnesorgane ist nur scheinbar so groß wie die anatomische: Beide, das Gleichgewichtsorgan wie das Hörorgan, reagieren auf sehr feine Druckänderungen und stehen somit funktio-

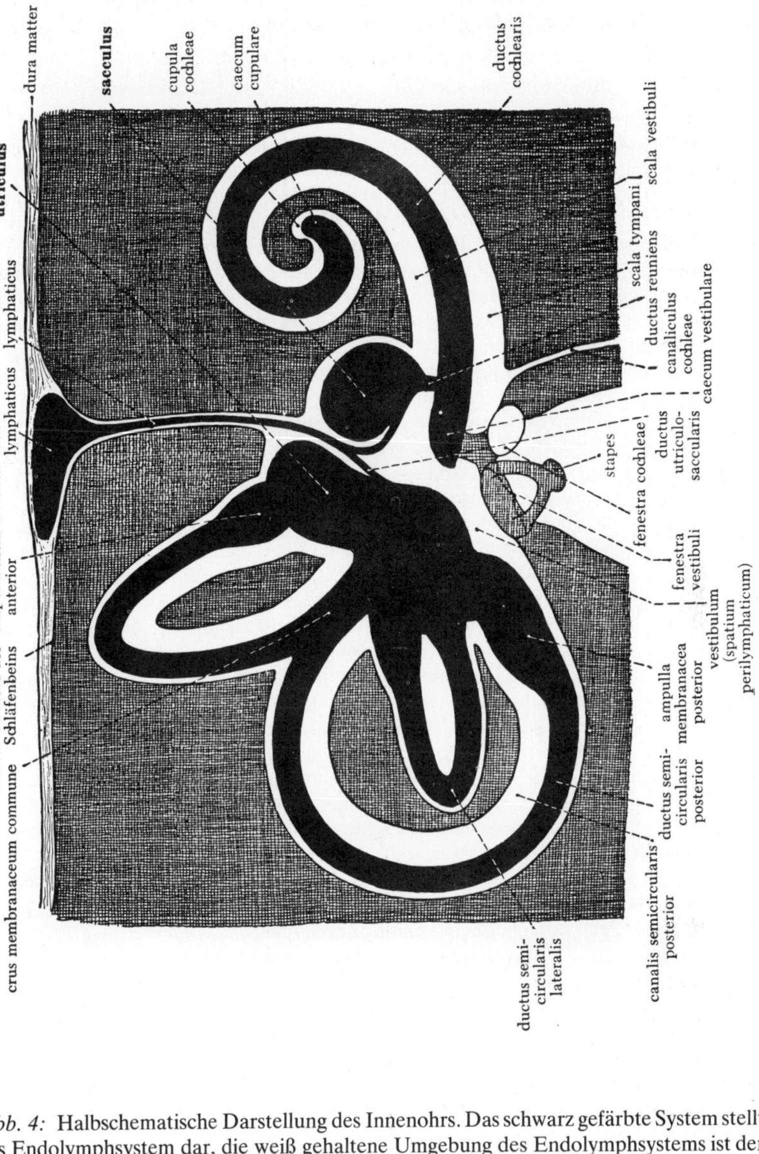

Abb. 4: Halbschematische Darstellung des Innenohrs. Das schwarz gefärbte System stellt das Endolymphsystem dar, die weiß gehaltene Umgebung des Endolymphsystems ist der Perilymphraum. Ductus semicircularis = Bogengang. Fenestra cochleae = rundes Fenster (aus *Sobotta/Becher,* Atlas d. Anat. d. Mensch, Tl. III, 16. Aufl., Urban u. Schwarzenberg).

nell in enger Beziehung zueinander, wenn sich auch im Laufe der Entwicklungsgeschichte eine Differenzierung für sehr verschiedene Aufgabenbereiche ergeben hat.

Das Gleichgewichtsorgan besteht aus den im Vorhof gelegenen Vorhofbläschen *(Sacculus und Utriculus)* und den in den drei Ebenen des Raumes angeordneten Bogengängen, die in Verdickungen, den sogenannten Ampullen, teilweise gemeinsame Mündungen besitzen. In den Vorhofbläschen werden geradlinige Beschleunigungen und die jeweilige Kopfhaltung im Verhältnis zur Erde und ihrer Anziehungskraft mit Hilfe von kleinsten Kalksteinchen registriert, die infolge ihres Gewichtes die haarartigen Fortsätze der Sinneszellen verbiegen und so einen Reiz auf die Zelle ausüben. In den Bogengängen wirken alle Drehbewegungen des Kopfes in den Raumebenen durch die infolge der Massenträgheit ausgelösten Flüssigkeitsbewegungen auf die Sinneszellen ebenfalls durch Scherbewegungen ein. Auf diese Weise kontrolliert das Gleichgewichtsorgan sowohl die Kopfhaltung als auch die Bewegungen des Kopfes. Starke Reizimpulse lösen Schwindel aus, der sich bis zur Übelkeit und zum Erbrechen steigern kann (Seekrankheit, Übelkeit beim Autofahren u. a. m.), da die vom Gleichgewichtsorgan zum Gehirn führenden Nervenbahnen eng mit den vegetativen Nervenzentren verknüpft sind, die die Funktionen der inneren Organe (Herz, Lungen, Magen, Darm usw.) kontrollieren. Erkrankungen des Gleichgewichtsorgans gehen im allgemeinen mit starken Schwindelbeschwerden einher, die sich ebenfalls zu Übelkeit und Erbrechen steigern können. Bei chronischer Mittelohrentzündung mit Knocheneiterung kann es zum Einbruch in das Gleichgewichtsorgan kommen, wobei dann die beschriebenen Beschwerden sehr akut auftreten. Eine spezifische Erkrankung des gesamten Innenohres ist die *Menière*sche Krankheit, die in Anfällen von starkem Drehschwindel, Schwerhörigkeit und Ohrensausen auftritt und mit der Zeit zu bleibenden Höreinbußen und Funktionsstörungen des Gleichgewichtsorganes führt. Der Ausfall eines Gleichgewichtsorgans durch Erkrankung oder bei Schädelverletzungen löst zunächst starke, anhaltende Schwindelbeschwerden aus, die jedoch mit der Zeit nachlassen, da die Gleichgewichtszentren des Gehirns sich darauf einstellen können, nur noch von einer Seite ständig Informationen über Kopfhaltung und -bewegung zu erhalten. Bei Kindern erfolgt diese Anpassung *(„zentrale Kompensation")* relativ schnell in wenigen Wochen, bei alten Menschen können ständige Gangunsicherheit und Orientierungsschwierigkeiten im Raum erhalten bleiben, da im Alter die zentrale Kompensation schlechter erfolgt. Bei einseitigem Ausfall des Vestibularapparates, insbesondere aber bei beidseitigem Ausfall, der ebenfalls zentral kompensiert werden kann, ist jedoch immer eine Gang- und Orientierungsunsicherheit im Dunkeln zu beobachten, weil die Kompensation beider Vestibularapparate überwiegend durch die optische Kontrolle über die Augen erfolgt. Wir haben hier ein Beispiel dafür, daß einzelne Organfunktionen durch andere teilweise ersetzt werden können.

Abb. 5: Querschnitt durch die Schnecke. – a) Querschnitt durch die ganze Schnecke, durch den die Lagebeziehungen von Scala vestibuli, Scala tympani und Ductus cochlearis einerseits, der einzelnen Windungen andererseits sowie der Beginn des Hörnervs erkennbar sind, der seine Fasern von den einzelnen Anteilen des Ganglion spirale erhält. (Aus *K. Neubert,* Z. Anat. 114, 1950.) – b) Querschnitt durch eine einzelne Windung der Schnecke (halbschematisch) mit den Skalen und Membranen sowie dem *Corti*schen Organ (nach *Denker-Kahler*).

Abb. 5

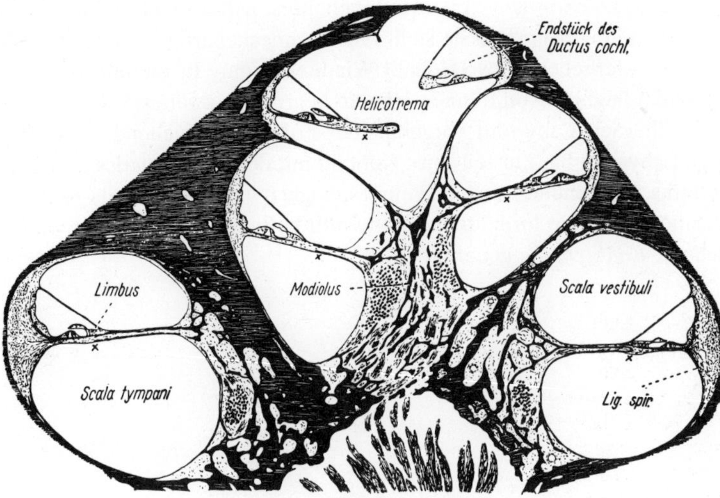

Endstück des Ductus cochl.
Helicotrema
Limbus
Modiolus
Scala vestibuli
Scala tympani
Lig. spir.
N. cochlearis

a)

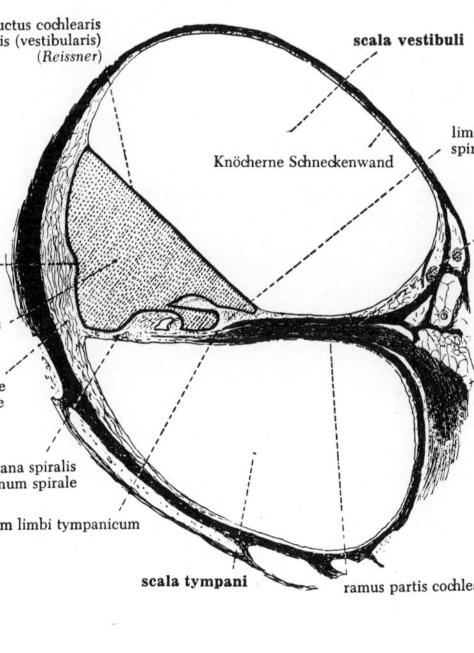

Paries vestibularis ductus cochlearis membrana reticularis (vestibularis) (*Reissner*)
scala vestibuli
limbus laminae spiralis osseae
Knöcherne Schneckenwand
lamina spiralis ossea
prominentia spiralis
ductus cochlearis
ligamentum spirale cochleae
ganglion spirale cochleae
membrana spiralis + organum spirale
labium limbi tympanicum
scala tympani
ramus partis cochlearis (n. statoacustici)

b)

Das Sinnesorgan für die Umwandlung von Schallereignissen in Nervenimpulse, das eigentliche Hörorgan, liegt in der Schnecke (Abb. 1, 4 u. 5). Diese ist, ebenso wie die übrigen Teile des Innenohres, nahezu vollständig von knöcherner Wandung begrenzt. Sie stellt einen schneckenartig gewundenen Gang mit – beim Menschen – zweieinhalb Windungen dar. In diesem knöchernen Gangsystem liegt ein von dünnen Häuten begrenztes zweites System, das den vom knöchernen Labyrinth vorgebildeten Formen weitgehend folgt. Dieses häutige Labyrinth hat nur teilweise Kontakt mit der Wandung des knöchernen Labyrinths, weitgehend ist es von einer Flüssigkeit umgeben, die als *Perilymphe* bezeichnet wird. Die im häutigen Labyrinth befindliche Flüssigkeit wird entsprechend *Endolymphe* genannt.

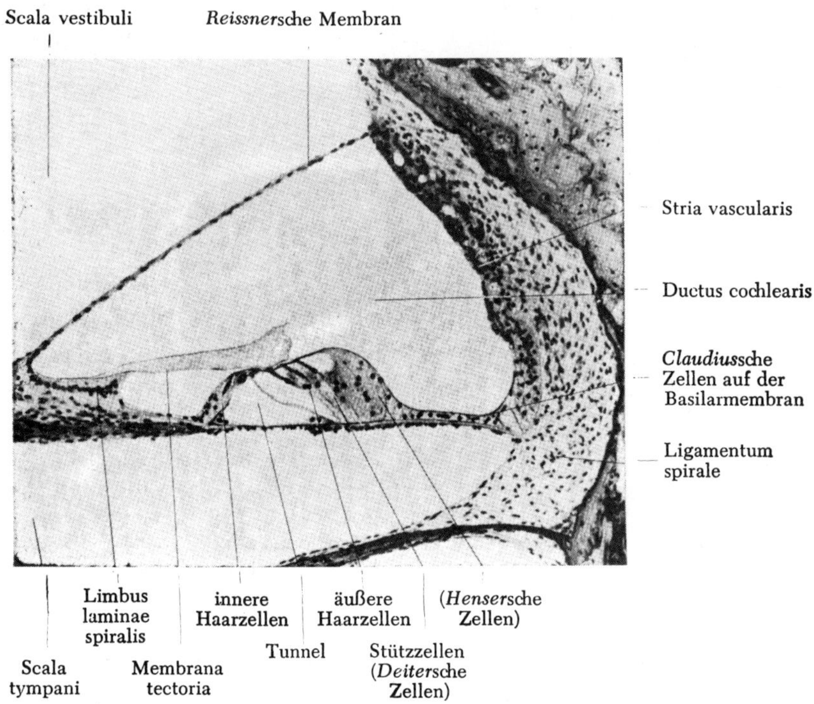

Abb. 6a: Das *Corti*sche Organ [nach (6)]. Lage des *Corti*schen Organs im Ductus cochlearis. Durch die Präparation ist die in Abb. 6b) erkennbare Beziehung der Sinneszellhärchen mit der Deckmembran unterbrochen.

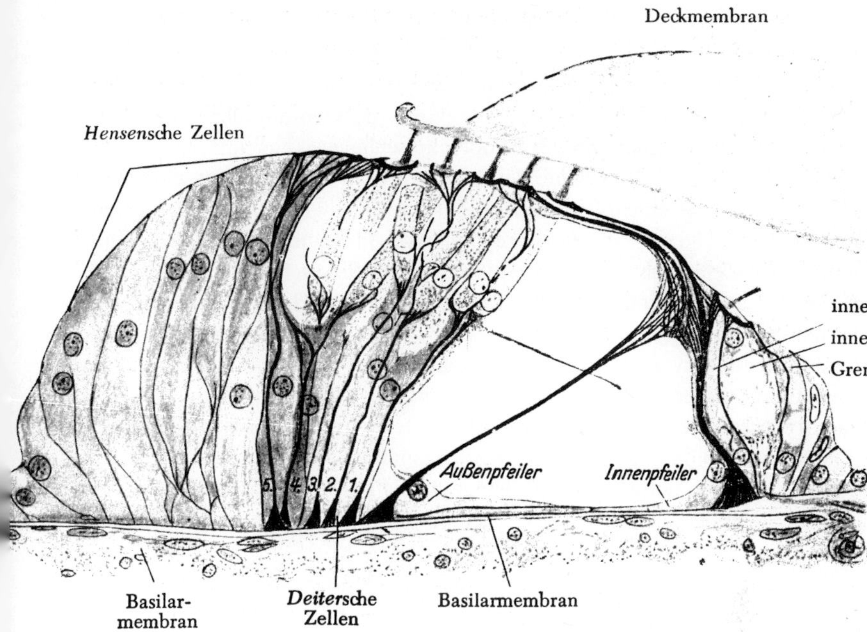

Abb. 6b: Das *Corti*sche Organ [nach (6)]. Starke Vergrößerung des *Corti*schen Organs. Die äußeren Haarzellen erreichen mit ihren Sinneshärchen die Deckmembran (siehe Text).

Die Perilymphe und die Endolymphe unterscheiden sich chemisch. Während spezifisches Gewicht und pH-Wert keine großen Differenzen aufweisen, enthält die Perilymphe 146 meq/l Natrium und 5,0 meq/l Kalium, die Endolymphe dagegen 26 meq/l Natrium und 142 meq/l Kalium; Chlor, Magnesium und Kalzium weisen keine so deutlichen Differenzen auf. Damit entspricht der Elektrolytgehalt der Perilymphe etwa dem des Blutserums, der der Endolymphe dagegen dem der Körperzellen, so daß die Vorstellung berechtigt ist, daß die Endolymphe durch Filtration durch die Membranen des häutigen Labyrinths entsteht, die ebenso wie die äußere Membran der Körperzellen eine selektive Durchlässigkeit für Na- und K-Ionen besitzt, die mit der Funktionsbereitschaft der Zellen in enger Verbindung steht.

In der knöchernen Schnecke ist die Anordnung des häutigen Endolymphschlauches so, daß der ihn von der knöchernen Schneckenwandung trennende Perilymphraum in zwei Teile geteilt wird, die nur in der Schneckenspitze eine Kommunikation haben *(Helicotrema)*. So kann man in der Schnecke drei flüssigkeitsgefüllte Räume unterscheiden, von denen zwei Perilymphe enthalten. Der eine perilymphatische Raum reicht vom Helicotrema bis zum runden Fenster und hat somit direkten Kontakt zur Pauke; er wird deshalb als *Scala tympani* bezeichnet. Gegen den endolymphatischen Raum ist die Scala tympani durch eine relativ dicke Membran abgegrenzt, die als *Basilarmembran* bezeichnet wird. Diese Membran spannt sich quer durch die Lichtung der knöchernen Schnecke und trägt innerhalb des Endolymphschlauches das Sinnesorgan, das nach einem seiner ersten Beschreiber das *Cortische Organ* genannt wird. Zwischen dem auch als *Ductus cochlearis* („Schneckengang") bezeichneten Endolymphschlauch und dem zweiten perilymphatischen Raum spannt sich eine nur aus wenigen Zellschichten bestehende Membran *(Reissnersche Membran)*, die ebenso wie die Basilarmembran auf der Innenseite der Schnecke in einem knöchernen Vorsprung (*Lamina spiralis* des *Modiolus*) endet. Der durch die *Reissnersche* Membran vom *Ductus cochlearis* getrennte Perilymphraum beginnt am Helicotrema, wo er mit der Scala tympani direkte Verbindung hat und wo der Ductus cochlearis blind endet, und mündet an der Schneckenbasis in den Vorhof *(Vestibulum)*, in dem die Gleichgewichtsorganteile Sacculus und Utriculus liegen und in dessen seitlicher Wand sich das ovale Fenster mit dem darin aufgehängten Steigbügel befindet. Dieser Perilymphraum heißt deshalb *Scala vestibuli*.

Auf der Basilarmembran liegt innerhalb des Ductus cochlearis das *Corti*sche Organ, das aus den Sinneszellen besteht, die die über die Innenohrflüssigkeiten herangeführten Schallwellen in Reizimpulse des Nervs umwandeln. Umgeben sind die Sinneszellen von Stützzellen. Die spaltförmigen Räume zwischen den Zellen (Interzellularräume) des Cortischen Organs stehen mit der Scala tympani in Verbindung und enthalten Perilymphe. Unter den Sinneszellen kann man zwei Gruppen unterscheiden, die nach ihrer Lage im *Corti*schen Organ, das sich fast über die ganze Länge der von der Schneckenbasis bis zum Helicotrema in der Schneckenspitze sich hinziehenden Basilarmembran erstreckt, als äußere und innere Haarzellen bezeichnet werden (Abb. 6). Die Bezeichnung „Haarzellen" geht darauf zurück, daß beide Arten von Sinneszellen zahlreiche feine, härchenartige Fortsätze an der Oberfläche besitzen, die in die Lichtung des Ductus cochlearis weisen. Die äußeren Haarzellen stehen in drei nebeneinanderliegenden Reihen, die inneren Haarzellen sind nur in einer Reihe angeordnet und von den äußeren Haarzellen durch einen von sogenannten Pfeilerzellen gebildeten Tunnel getrennt, der nach noch ungesicherten Vesuchsergebnissen eine Flüssigkeit eigener Zusammensetzung *(„Tunnellymphe")* enthalten soll. Dem *Corti*schen Organ liegt ein flaches, gallertiges Gebilde auf, die Deckmembran *(Membrana tectoria)*, die am äußersten Ende der Lamina spiralis befestigt ist. Die Härchen der Sinneszellen des *Corti*schen Organs haben zumindest teilweise eine feste Verbindung mit der Membrana tectoria.

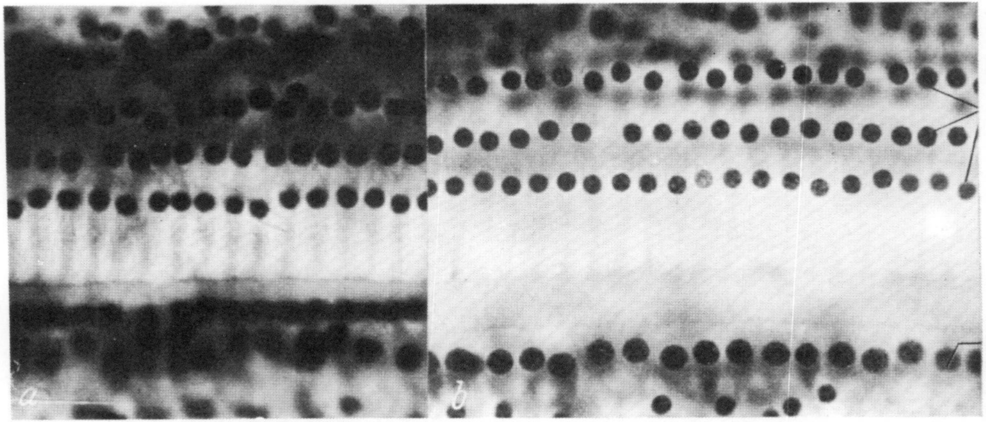

Abb. 7: Histologisches Bild der Sinneszellen des *Corti*schen Organs, deren Kerne stark dunkel gefärbt sind. Oben drei Reihen von äußeren Haarzellen, unten eine einzige Reihe innerer Haarzellen [nach (6) – 2].

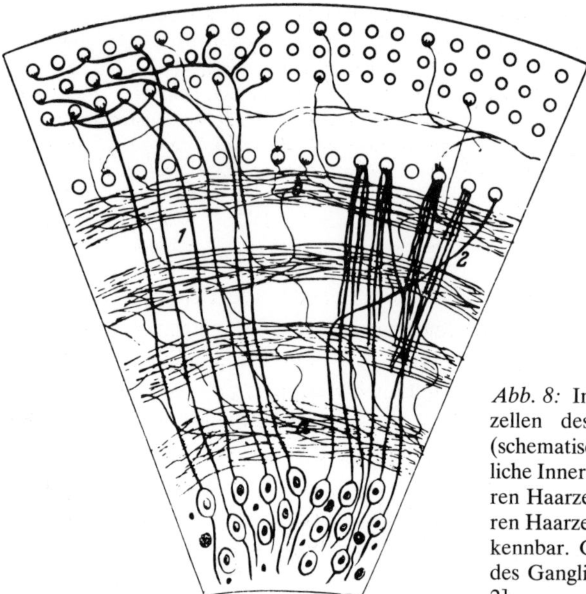

Abb. 8: Innervation der Sinneszellen des *Corti*schen Organs (schematisch). Die unterschiedliche Innervationsweise der äußeren Haarzellen (1) und der inneren Haarzellen (2) ist deutlich erkennbar. Ganz unten die Zellen des Ganglion spirale [nach (6) – 2].

Die äußeren und die inneren Haarzellen unterscheiden sich nicht nur in ihrer Anordnung und in ihrem mikroskopischen Aufbau, sondern auch in der Versorgung mit Nervenfasern, der *Innervation* (Abb. 8). Die Nervenfasern für die äußeren Haarzellen teilen sich in zahlreiche Ästchen auf, die zu Zellen in allen drei Reihen ziehen können und auch innerhalb einer Reihe mehrere Zellen versorgen. Dabei wird aber grundsätzlich nur jede zweite Zelle von der gleichen Nervenfaser versorgt. An eine äußere Haarzelle können auch mehrere Nervenfasern herantreten. Im Gegensatz dazu erhalten die inneren Haarzellen immer jeweils mehrere Nervenendigungen. Die zu den inneren Haarzellen ziehenden Nervenfasern teilen sich nicht in der Form auf wie die zu den äußeren Haarzellen ziehenden Nervenfasern, sondern jede Faser innerviert nur einige benachbarte Zellen. Die Nervenfasern haben alle ihren Ursprung in Ganglienzellen, die im Modiolus liegen. Die Summe der in gemeinsamer Formation angeordneten Ganglienzellen im Modiolus bezeichnet man als *Ganglion spirale*.

Die *Ganglien* sind Ansammlungen von Ganglienzellen *(= Nervenzellen)*, in denen die Nervenfasern ihren Ursprung haben. Die Nervenfasern sind nur Zellfortsätze der Nervenzellen, jede Nervenzelle hat einen oder mehrere solcher Fortsätze. Die Gesamtheit der

Zellfortsätze mit der dazugehörenden Ganglienzelle faßt man als Einheit unter dem Begriff „*Neuron*" zusammen. In den aus vielen Ganglienzellen bestehenden Ganglien, die im Bereich des Gehirns als *Nucleus* (= Kern) bezeichnet werden, werden die über die Nervenfasern ankommenden Reizimpulse *(„Potentiale")* auf andere Ganglienzellen umgeschaltet und von diesen weitergeleitet. Dabei kann sowohl ein ankommender Impuls an mehrere Neuronen weitergegeben werden, als auch mehrere ankommende Impulse in einem Neuron gesammelt werden können. Die Gesamtheit zusammen verlaufender Nervenfasern, die oft nur anatomisch, nicht aber funktionell eine Einheit darstellen, ist ein *Nerv*. Nervenfasern, die Informationen in Richtung auf das Gehirn leiten, bezeichnet man als *afferent*, solche, die Informationen vom Gehirn weg leiten, als *efferent*.

Die Aufgabe der Schnecke und des in ihr liegenden *Corti*schen Organs ist es, die durch Schall ausgelösten Druckänderungen und Bewegungen mechanischer Art in Nervenimpulse umzuwandeln, die zum Gehirn weitergeleitet und dort verarbeitet werden können. Wir hatten bei der Besprechung der Funktion des Mittelohres gesehen, daß die großen Amplituden der Schallwellen, die nur sehr geringe Druckenergie besitzen, durch die Eigenschaften des Trommelfells und der Gehörknöchelkette transformiert werden in geringe Bewegungsamplituden mit hohem Druck. Diese relativ hohen Druckschwankungen sind notwendig, um eine Energieübertragung von der kleinen Steigbügelfußplatte auf die im Verhältnis dazu große Flüssigkeitsmenge im Innenohr zu ermöglichen, die jeder Druckänderung einen erheblichen Widerstand entgegensetzt. Die Druckänderungen an der Steigbügelfußplatte werden auf die Flüssigkeit im Innenohr, die Perilymphe, übertragen und in dieser fortgeleitet, vor allem in die Schnecke, gleichzeitig in geringem Ausmaß auch in die vestibulären Anteile des Labyrinths, wo sie allerdings keine oder nur unbedeutende Wirkung erzielen, solange der Schall nicht exzessiv große Intensitäten erreicht, da die Sinnesorgane des Gleichgewichtsapparates nicht auf sie ansprechen können infolge ihrer Spezialisierung auf ganz anders geartete Druckänderungen.

Die Innenohrflüssigkeiten sind, wie alle Flüssigkeiten, nahezu inkompressibel, d. h. nicht zusammendrückbar (bei Wasser bewirkt ein Druck von einer Atmosphäre eine Verringerung des Volumens um ein Fünfzigmillionstel). Sie müssen, wenn eine Druckänderung in ihnen fortgeleitet werden soll, die Möglichkeit haben, dem Druck auszuweichen. Diese Möglichkeit ist der Perilymphe im runden Fenster gegeben, so daß der Druck vom Steigbügel vor allem in Richtung auf die Schnecke und über die Scala vestibuli auf die Scala tympani und von dieser auf die Membran des runden Fensters fortgeleitet wird.

Fällt Schall mit annähernd gleichem Druck und gleicher Phase, z. B. bei Bestehen einer Trommelfellperforation, auf die beiden Fenster zum Innenohr, so ist die Druckübertragung innerhalb der Perilymphe gestört, das Ohr hört schlecht. Wird dagegen der Schall in diesem Falle über den Knochen dem Innenohr zugeleitet (s. Knochenleitung), so erfolgt die Energieübertragung auf die Perilymphe ungestört; in diesem Falle findet man, obwohl eine Funktionsstörung im Bereich des Innenohres vorliegt, audiometrisch eine Schalleitungsstörung, die sonst für Übertragungshindernisse im Bereich des äußeren Ohres und des Mittelohres charakteristisch ist (siehe Audiometrie).

Die von der Steigbügelfußplatte auf die Perilymphe übertragenen Druckschwankungen wirken sich vor allem auf die in der Schnecke befindlichen Membranen aus, die elastisch sind und somit dem auf sie einwirkenden Druck nachgeben. Damit wird im Bereich der Membranen in der Schnecke die durch die Perilymphe übertragene Druckenergie teilweise wieder in Bewegungsenergie umgewandelt. Die Bewegungen der Membranen sind sowohl von ihrer Elastizität als auch von den ihnen unmittelbar anliegenden Flüssigkeiten und deren Eigenschaften abhängig. Berücksichtigt man noch die Krümmung der Schnecke, die Reflexionen an den knöchernen Wänden in die verschiedensten Richtungen ermöglicht, so wird deutlich, daß die Ausbreitung der Druckwellen in der Perilymphe und ihre Auswirkung auf das Endolymphsystem sehr kompliziert sein muß. Experimentelle Untersuchungen durch *von Békésy* und theoretische Überlegungen durch *Ranke* haben nachweisen können, daß die Basilarmembran bei Beschallung Wellenbewegungen durchführt. Diese Wellenbewegungen wandern von der Schneckenbasis zur Schneckenspitze und haben einen Verlauf, der zur Ausbildung eines Maximums an Auslenkung aus der Ruhelage führt, nach dessen Durchlaufen die Welle dann sehr schnell abebbt (Abb. 9). Diese Wellenart wird als *Wanderwelle* bezeichnet.

Das Zustandekommen der Wanderwelle ist dadurch zu erklären, daß die Basilarmembran von der Schneckenbasis zur Schneckenspitze hin an Breite zunimmt, weil der Modiolus, an dem sie auf der Innenseite der Schneckenlichtung aufgehängt ist, in der gleichen Richtung schneller verkürzt wird, als die gesamte Lichtung der Schneckenwindungen abnimmt. Mit der Zunahme der Breite der Basilarmembran nimmt ihre Elastizität ab, ihre Masse aber zu. Die Elastizität läßt sich durch die Rückstellkraft (Elastizitätsmodul) E ausdrücken, die also mit zunehmender Steife und damit zunehmendem Bestreben der Membran, in die Ruhelage zurückzukehren, größer wird. Zwischen der Ausbreitungsgeschwindigkeit c einer Energiewelle und dem Elastizitätsmodul E besteht direkte Proportionalität. Ebenso besteht durch die Gleichung $c = f \cdot \lambda$ (f = Frequenz = Zahl der Schwingungen pro Sekunde; λ = Wellenlänge) Proportionalität zwischen der Ausbreitungsgeschwindigkeit c und der Wellenlänge. Damit beeinflußt die Frequenz f der Schwingungen des auslösenden Schalls die Eigenschaften der Wanderwelle: Im Verlauf einer Wanderwelle ändert sich die Frequenz der Schwingungen nicht, eine Änderung der Frequenz ändert aber den Ablauf der Wanderwelle. Denn ebenso wie der Elastizitätsmodul E müssen in Richtung von der Schneckenbasis zur Schneckenspitze auch die Ausbreitungsgeschwindigkeit und die Wellenlänge abnehmen. Die Ausbreitungsgeschwindigkeit wird zusätzlich noch von der Viskosität der Gesamtheit der Schneckenflüssigkeiten verringert, die in der gleichen Richtung zunimmt. So kommt es, daß die zunächst flache, sich schnell ausbreitende Wanderwelle bei gleichbleibender Frequenz ihrer Schwingungen langsamer wird. Gleichzeitig vergrößert sich infolge der Verbreiterung der Basilarmembran und der damit abnehmenden Rückstellkraft die Amplitude der Schwingungen. Da die Energie der Wanderwelle

a)

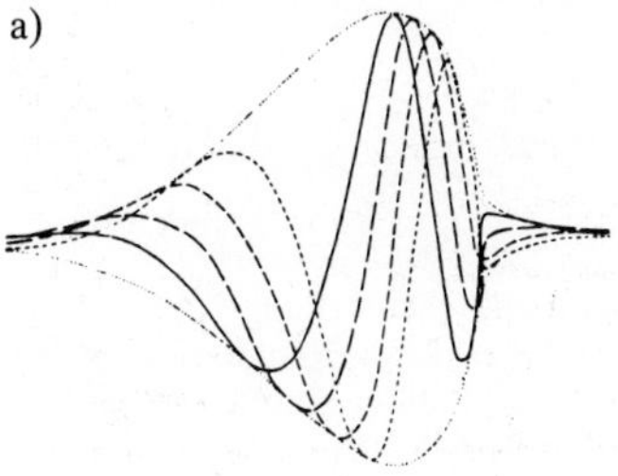

b)

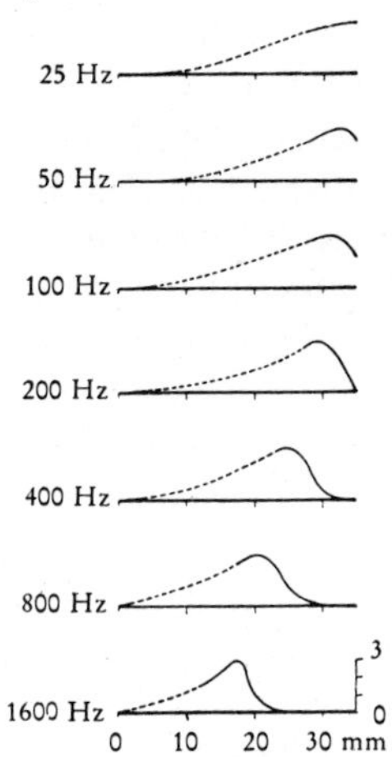

Abb. 9: Die Wanderwelle im Innenohr [nach (5)].
a) Schematische Darstellung der einzelnen Phasen des Ablaufs von links nach rechts einer Wanderwelle. Die Umhüllende ist klein punktiert eingezeichnet.

b) Der unterschiedliche Verlauf der Wanderwelle bei verschiedenen Frequenzen.

durch die zunehmende Viskosität der Schneckenflüssigkeiten und die zunehmende Masse der Basilarmembran aufgebraucht wird, erreicht die Wanderwelle ein Maximum der Schwingungsamplituden, nach dem sie dann rasch ausklingt. Da die Frequenz des auslösenden Schalles die Wellenlänge zu Beginn der Wanderwelle bestimmt, die sich erst im Verlauf der gleichbleibenden Änderung der Rückstellkraft und damit auch der Ausbreitungsgeschwindigkeit ändert, wird auch der Ablauf der Wanderwelle von der Frequenz bestimmt: Zwischen der Frequenz und dem Ort der maximalen Schwingungsamplitude der Wanderwelle besteht eine für jedes Ohr konstante Beziehung.

Die Abhängigkeit der Lage des Maximums der Wanderwelle bzw. ihrer Umhüllenden, die die einzelnen Wellenbäuche miteinander verbindet (Abb. 10), von der auslösenden Tonfrequenz konnte in zahlreichen Experimenten bestätigt werden. Hohe Töne haben an der Schneckenbasis, tiefe Töne in der Schneckenspitze ihr Maximum der Umhüllenden. Entsprechend werden von hohen Tönen

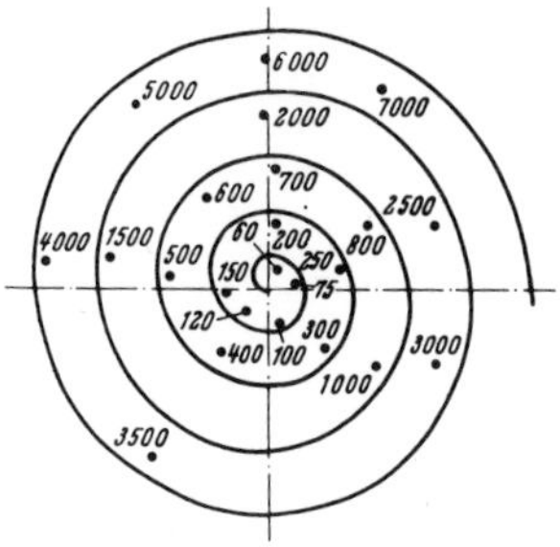

Abb. 10: Schematische Darstellung der Meerschweinchenschnecke, in der die Punkte eingetragen sind, die dem experimentell ermittelten Maximum der Wanderwelle für verschiedene Frequenzen entsprechen [nach (6)].

die Sinneszellen des in der Schneckenbasis gelegenen Teils des *Corti*schen Organs erregt, bei tiefen Tönen vor allem die in der Schneckenspitze liegenden Sinneszellen. Die Tonhöhen lassen sich also, wie auf dem Klavier die Tasten, auf der Länge der Basilarmembran hintereinander anordnen (Abb. 10), und für jeden Ton ist ein begrenzter Bereich der Basilarmembran der Ort der stärksten Auslenkung und gleichzeitig der Ort der stärksten Erregung der Sinneszellen. Damit hat die schon von *Helmholtz* aufgestellte *„Einorts-Theorie“* des Hörens auch unter den modernen physiologischen Gesichtspunkten ihre Gültigkeit.

Die Einortstheorie des Hörens gilt allerdings nicht in der Form der von *Helmholtz* formulierten *Resonanz-Theorie*, die annahm, daß die Basilarmembran aus quergespannten Fasern verschiedener Länge besteht, die durch die Töne verschiedener Frequenz in Resonanz, d. h. aufgezwungene Schwingungen in der Eigenfrequenz, versetzt werden, ähnlich wie die Saiten eines Klaviers oder einer Geige durch eine angeschlagene Stimmgabel oder durch Hineinsingen. Solche quergespannten Fasern gibt es in der für eine Resonanz erforderlichen Art in der Basilarmembran nicht, auch gibt es eine Reihe von physikalischen Gründen gegen die Resonanz-Theorie, so daß sie heute als sicher nicht gültig angesehen werden kann.

Mit den Auslenkungen der Basilarmembran führen natürlich alle auf ihr liegenden Gebilde, darunter auch das *Corti*sche Organ, ebenso der gesamte Endolymphschlauch, aufgezwungene Mitbewegungen durch. Abb. 11 zeigt, daß bei solchen Bewegungen die Sinneszellen gegenüber der an ihren Sinneshärchen anhaftenden Deckmembran, die an der nicht beweglichen *Lamina spiralis* befestigt ist, relative Bewegungen ausführen, durch die die Sinneshärchen gebogen (geschert) werden. Diese Scherbewegungen der Sinneshärchen durch die Deckmembran führen dazu, daß in der Sinneszelle Stoffwechselvorgänge ausgelöst werden, die ihrerseits wieder zur Erregung der Nervenendigungen führen, die am Fuße der Zelle mit dieser unmittelbaren Kontakt haben.

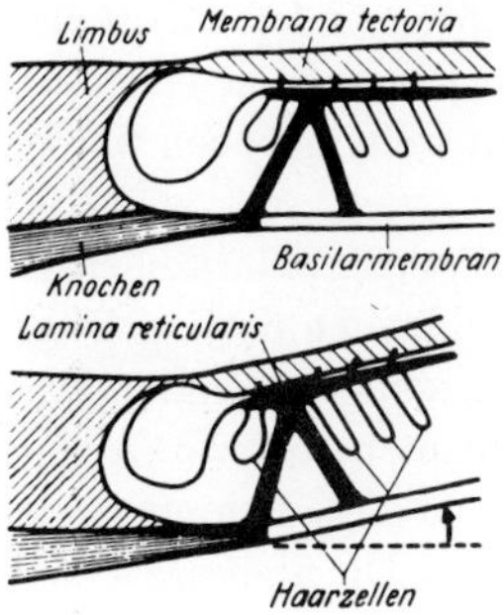

Abb. 11: Die Scherbewegung der Sinneshärchen durch die Relativbewegung der Deckmembran zu den Sinneszellen bei Auslenkung des gesamten *Corti*schen Organs aus der Ruhelage [nach (6)].

Bei dieser Transformation von Scherbewegungen, d. h. mechanischer Energie, in Nervenerregungen durch die Sinneszellen spielen physioelektrische Potentiale eine wesentliche Rolle. Im Bereich der Membranen und Oberflächen des Endolymphschlauches lassen sich gegenüber der Perilymphe Ruhepotentiale von bis zu 80 mV ableiten, und zwischen der Endolymphe und den Sinneszellen besteht ein Ruhepotential von bis zu 160 mV. Bei der Einwirkung von Scherbewegungen auf die in dieser Form polarisierten Sinneshärchen kommt es zu Änderungen der Ruhepotentiale, die sich nicht nur an den Sinneszellen selbst, sondern auch noch in einiger Entfernung vom Innenohr als Potentialschwankungen meßtechnisch nachweisen lassen. Diese Potentialänderungen haben eine Frequenz, die der des auf das Ohr einwirkenden Tones entspricht, der damit auch die Potentialänderungen auslöst. Die Größe der Potentialänderungen ist direkt abhängig von der Lautstärke des Tones, also der Größe seiner Druckamplitude. Verstärkt man die abgeleiteten Potentiale dieser Art und gibt sie auf einen Lautsprecher, so kann man den Ton oder die Geräusche, die man auf das Ohr gegeben hat, wieder hören. Das Ohr wirkt in diesem Falle wie ein Mikrofon, das ebenfalls Schall aufnimmt und in Potentiale umwandelt, die man nach Verstärkung und Zuführung zu einem Lautsprecher wieder hörbar machen kann. Man nennt deshalb die von den Haarzellen des *Corti*schen Organs ausgehenden Potentiale *„Mikrofonpotentiale“*. Ihre Ableitung gelingt, wenn man das Innenohr nicht öffnen und damit seine Funktion in Frage stellen will, besonders gut an der Membran des runden Fensters oder in deren Nähe. Durch die Ableitung der Mikrofonpotentiale bei Tieren hat man sehr genaue Auskunft über das Verhalten des Innenohres unter den verschiedensten Bedingungen erhalten und damit das Wissen um die Funktion des Innenohres erheblich vermehren können. Beim Menschen gelingt die Ableitung von Mikrofonpotentialen vom Promontorium mit Hilfe einer durch das Trommelfell gestochenen Nadelelektrode oder sogar vom Gehörgang aus mit Hilfe der Elektrocochleographie (ECoG), die die reizspezifischen Antworten der Schnecke und des Hörnervs aus den Störgeräuschen über elektronische Mittelwertsrechner mit entsprechender Artefaktunterdrückung erkennbar macht (siehe 2.11.2).

Die durch die Bewegungen der Sinneshärchen ausgelösten Potentialänderungen bewirken in der Sinneszelle Änderungen der Ionenverhältnisse, durch die die physioelektrischen Spannungsverhältnisse zwischen der Sinneszelle und den ihr dicht anliegenden Nervenendigungen gestört werden und nun wiederum zu einer Erregung der Nervenfasern führen. Diese Erregungen sind ebenfalls physioelektrische Vorgänge, die in sehr großer Geschwindigkeit über die Nervenfaser zur Nervenzelle (Ganglienzelle) verlaufen und dort weitergegeben werden an andere Nervenzellen.

Dieser Vorgang der Übertragung der Schallenergie durch die Sinneszellen des *Corti*schen Organs in Nervenimpulse ist in seinen Einzelheiten noch nicht geklärt. Sicher ist jedoch, daß im *Corti*schen Organ keine direkte Umwandlung der Schallenergie erfolgt, sondern daß diese Energie dazu dient, bereits vorhandene Potentiale im Bereich der Sinneszellen zu verändern, und diese Potentialänderungen lösen ihrerseits die Erregung der Nervenfasern aus. Die Sinneszelle muß durch eigene Energieleistung, die sie aus ihrem Stoffwechsel bezieht, die Ruhepotentiale wiederherstellen, wofür eine bestimmte, vom Ausmaß der Belastung abhängige Zeit von wenigen Millisekunden bis zu Minuten und Stunden erforderlich ist. Um überhaupt in einem gewissen Umfange funktionieren zu können, verbrauchen dabei die Sinneszellen eine gespeicherte Energiereserve, die nach Beendigung der Reizung ebenfalls wieder erneuert werden muß. In dieser Zeit der Erholung kann die Sinneszelle also nicht oder nur in beschränktem Umfang funktionell tätig sein.

Da die Sinneszellen des *Corti*schen Organs keine direkte Blutzufuhr besitzen, beziehen sie ihren Energienachschub aus der sie umgebenden Perilymphe und geben die Abbauprodukte des Stoffwechsels an diese ab. Ferner werden die Sinneszellen abhängig von der Intaktheit des Endolymphschlauchs und der Ungestörtheit in der Zusammensetzung der Endolymphe. Jede Beschädigung des Endolymphsystems mit stärkerem Verlust von Endolymphe – und das bedeuten schon wenige Bruchteile von Millilitern – bei Operationen oder durch Schädelverletzungen hat deshalb ebenso eine Funktionsstörung des *Corti*schen Organs zur Folge wie die Anreicherung von Giftstoffen in der Endolymphe oder in der Perilymphe, wie sie z. B. bei der Anwendung von einigen Medikamenten auftritt (Streptomycin u. a. Antibiotica). Bei Sauerstoffmangel tritt ebenfalls leicht eine Schädigung der Sinneszellen auf, und beim Zusammentreffen mehrerer Schädigungsmöglichkeiten, wie z. B. bei einer erschwerten Geburt, kommt es nicht selten zu einem Untergang von zahlreichen Sinneszellen. Dieser Verlust hat eine bleibende Hörstörung zur Folge, weil Sinneszellen, ebenso wie Nervenzellen, im Gegensatz zu den meisten sonstigen Körperzellen, nicht neu gebildet oder durch andere Zellen ersetzt werden können. Die große Empfindlichkeit des *Corti*schen Organs ist auch eine der wesentlichen Gründe dafür, daß operative Eingriffe am Innenohr zur eventuellen Besserung von Innenohrschwerhörigkeiten bisher nicht möglich sind.

Neben den Innenohrschädigungen infolge Überlastung durch starken oder anhaltenden Lärm, durch Knalle, Explosionen oder starke Erschütterungen des ganzen Schädels sowie infolge von Vergiftungen oder Stoffwechselstörungen im Innenohr können auch Entzündungen des Innenohres die Funktion der Sinneszellen der Schnecke stören. Bei eitrigen Entzündungen, die meistens vom Mittelohr her in das Innenohr eindringen, kommt es gewöhnlich zu einem vollständigen Untergang sowohl des Gleichgewichtsorgans als auch des *Corti*schen Organs, so daß das Ohr nach einer solchen Erkrankung taub bleibt. Bei einer schweren oder einer chronischen Mittelohrentzündung kann sich diese Erkrankung aber auch insofern auf das Innenohr auswirken, als es zu einer Veränderung in der Zusammensetzung der Innenohrflüssigkeiten durch Diffusion von Fremdstoffen durch die Membran des runden Fensters kommt und damit zu einer Beeinträchtigung der Funktion der Sinneszellen der Schnecke, wobei meistens vor allem die mittleren und hohen Frequenzen betroffen sind, die in der Schneckenbasis auf der Basilarmembran „abgebildet" werden. Diese Innenohrschädigung tritt dann zu der durch den entzündlichen Prozeß im Mittelohr bedingten Schalleitungsstörung, so daß die dadurch bedingte Schwerhörigkeit verstärkt wird und bis an Taubheit grenzen kann. Kommt der entzündliche Prozeß im Mittelohr zur Abheilung, oder wird er durch Tympanoplastik beseitigt, bleibt der Innenohrschaden bestehen, so daß in solchen Fällen oft eine spätere Hörgerätversorgung auch nach der Tympanoplastik erforderlich wird.

Im Alter nimmt die Hörfähigkeit bei allen Menschen ab. Diese physiologische *Altersschwerhörigkeit* beginnt bereits im 3. Lebensdezennium und geht von den höchsten Frequenzen allmählich auch auf die mittleren Frequenzen über, so daß ein 60jähriger in den meisten Fällen bereits im Sprachbereich eine Hörstörung aufweist und auch natürlicherweise vorkommende Geräusche, z. B. Grillenzirpen, nicht mehr hören kann. Die physiologische Altersschwerhörigkeit ist als Zivilisationskrankheit aufzufassen, da sie bei primitiven Völkerstämmen fehlt *(Plester)*, in den zivilisierten Ländern dagegen in zunehmendem Maße bereits in sehr jungen Jahren einsetzt. Stoffwechselerkrankungen, wie z. B. Zuckerkrankheit *(Diabetes mellitus)*, und Kreislaufstörungen führen ebenfalls zu einer über das übliche Maß der Altersschwerhörigkeit hinausgehenden Innenohrschwerhörigkeit, die gleichmäßig mit dem Alter zunimmt. Diese Hörstörungen sind im allgemeinen etwa seitengleich.

1.4. Knochenleitung

Normalerweise wird Schall dem Innenohr auf die beschriebene Weise über das Mittelohr zugeführt. Diese Art der Schallzuführung wird als *Luftleitung* bezeichnet. Jeder Schall trifft aber nicht nur auf das Ohr, sondern auch auf den ganzen Schädel, der dadurch ebenfalls in Schwingungen versetzt wird. Über den Schädelknochen treffen diese Schwingungen auch das Innenohr, und sie sind in der Lage, ebenfalls im Innenohr Flüssigkeitsbewegungen auszulösen. Diese Art der Schallzuführung zum Innenohr wird als *Knochenleitung* bezeichnet. Dabei entsteht, ebenso wie bei der Schallzuführung über Luftleitung, auch eine Wanderwelle, so daß über den Knochen zum Innenohr geleitete Töne gehört werden können. Wegen des im Vergleich zur Schalleitungskette sehr hohen Schallwiderstandes des Schädels sind diese Töne allerdings so leise, daß sie bei normaler Hörfähigkeit von den über das Mittelohr geleiteten Tönen verdeckt werden. Setzt man einen Schallgeber („Knochenleiter") direkt dem Schädel auf, muß man die Schallpegel gegenüber der Luftleitung auf etwa das Hundertfache (= 40 dB) verstärken, um vergleichbare Lautheit zu erhalten (siehe Audiometrie). Ist die Luftleitung gestört, macht sich die Knochenleitung dadurch bemerkbar, daß Schallpegel über 50 dB jetzt über Knochenleitung gehört werden können. Eine wichtige Rolle spielt die Knochenleitung auch beim *Hören der eigenen Stimme*: Dadurch, daß der Schallwiderstand des Schädels für verschiedene Tonhöhen unterschiedlich ist, wird der nicht unwesentliche Anteil der Stimme, den wir über Knochenleitung hören, verzerrt und klingt dadurch anders als die Stimme über Luftleitung. Das hat zur Folge, daß man seine eigene Stimme, wenn man sie über Tonband abspielt und damit nur noch durch Luftleitung hört, kaum wiedererkennt. Liegt eine starke Schalleitungsstörung im Bereich des Mittelohres vor, hört man sogar die eigene Stimme lauter als sonst *(Autophonie)*, was man durch Zuhalten des Gehörgangs mit dem Finger jederzeit imitieren kann.

Besteht eine Schalleitungsschwerhörigkeit, die durch eine hörverbessernde Operation nicht behoben werden kann, bei erhaltener Innenohrfunktion, kann die Knochenleitung für die Hörgerätanpassung benutzt werden, indem man den Schall über kleine Knochenleiter übertragen läßt. Durch die Verzerrungen im Knochenleiter wird das Sprachverständnis jedoch oft nicht sehr gut. Infolge der Tatsache, daß auch Luftschall von einer Lautstärke über 50 dB bei Hindernissen in der Luftleitung über den Knochen hörbar wird, lassen sich in solchen Fällen auch die üblichen Hörer für Luftleitung, die geringere Verzerrungen aufweisen, bei Schalleitungsstörungen gut gebrauchen (siehe Hörgerätanpassung).

Die Auslösung der Wanderwelle im Innenohr durch Knochenschall erfolgt dadurch, daß im ovalen Fenster zwischen dem schwingenden Knochen und dem nicht mitschwingenden Steigbügel, der infolge seiner elastischen Aufhängung durch die Knochenschwingungen nicht mit angeregt wird, Relativbewegungen entstehen, die denen bei Luftleitung entsprechen. Bei der Anregung des Innenohres durch Knochenschall spielt auch die unterschiedliche Flüssigkeitsmenge in den beiden Perilymphräumen eine Rolle. Wären beide Flüssigkeitssäulen von gleichem Umfang (und Gewicht), würde wegen der Möglichkeit, sowohl im ovalen Fenster als auch im runden Fenster einen Druckausgleich zu erhalten, keine Schwingung in der Perilymphe erfolgen, die hörbar würde. Man kann sich diesen Vorgang an einem U-förmigen Glasrohr veranschaulichen, das teilweise mit Wasser gefüllt ist:

Beide Flüssigkeitsspiegel liegen natürlich in gleicher Höhe. Führt man mit diesem Rohr Bewegungen in Richtung der Flüssigkeitssäulen durch, so bleiben die Flüssigkeitsspiegel unverändert. Sorgt man dafür, daß die eine Flüssigkeitsmenge größer ist als die andere (z. B. durch Anlegen eines Unterdrucks an einen Schenkel des U-Rohrs oder durch Einbau einer Lumenvergrößerung in einen Schenkel), so werden die Flüssigkeitssäulen durch Hin- und Herbewegungen ebenfalls in Bewegung versetzt. Ähnlich verhält es sich im Innenohr, wo die Scala vestibuli durch die Ankopplung des Vorhofs und damit auch des übrigen Gleichgewichtsapparates eine größere Flüssigkeitssäule darstellt als die Scala tympani und erst dadurch Schwingungen der beiden Scalen, die durch Bewegungen des gesamten knöchernen Labyrinths ausgelöst werden, möglich sind.

1.5. Hörnerv und zentrale Bahnen

Die von den Sinneszellen des *Corti*schen Organs zum Ganglion spirale ziehenden Fasern geben dort die von ihnen geleiteten Reize an Neurone weiter, die gemeinsam als Hörnerv durch einen knöchernen Kanal, den *inneren Gehörgang (Porus acusticus internus)* aus dem Felsenbein, in dem das Labyrinth liegt, in das Schädelinnere ziehen und in das Gehirn an dessen Unterseite eintreten. Diesen Verlauf hat der Hörnerv mit den von den Gleichgewichtsorganen kommenden Nervenfasern gemeinsam *(= VIII. Hirnnerv, Nervus statoacusticus)*. Nach Eintritt in den oberen Anteil des verlängerten Rückenmarks ziehen die Fasern des Hörnervs in ein aus mehreren Teilen bestehendes Ganglion (siehe S. 20), das als *Nucleus cochlearis* bezeichnet wird. Wie im Ganglion spirale erfolgt die Schaltung auch hier in der Form, daß sowohl eine Faser zahlreiche Ganglienzellen erreicht, als auch jede Zelle von zahlreichen Fasern versorgt wird. Dadurch wird die Vielzahl der Kombinationen von Reizleitungen gewährleistet, die für die weitere Fortleitung und Verarbeitung der ankommenden Informationen erforderlich ist. Vom Nucleus cochlearis ziehen nun zentrale Hörbahnen über verschiedene Kerne (Nuclei) zum Zwischenhirn und von hier zur Hirnrinde, wobei der größere Teil der Bahnen auf die andere Hirnseite hinüberwechselt („kreuzt"), ein Prinzip, das bei allen wesentlichen Nervenbahnen zu beobachten ist. Eine Vorstellung von der Kompliziertheit der Führung der zentralen Hörbahnen im Gehirn vermittelt die vereinfachende Darstellung in Abb. 12. Sie zeigt, daß Impulse von einem Ohr zu beiden Hörrindenzentren („Cortex A" und „Cortex B") geleitet werden. Damit wird erklärlich, daß es bei Zerstörung eines akustischen Rindenzentrums nicht zur Ertaubung eines Ohres kommt.

Das *akustische Hörrindenzentrum* liegt im Bereich des Schläfenhirns (Abb. 13) in unmittelbarer Nachbarschaft zur Körperfühlsphäre, zum *Broca*schen Sprachzentrum und zum akustischen Sprachzentrum. Durch akustische Reize

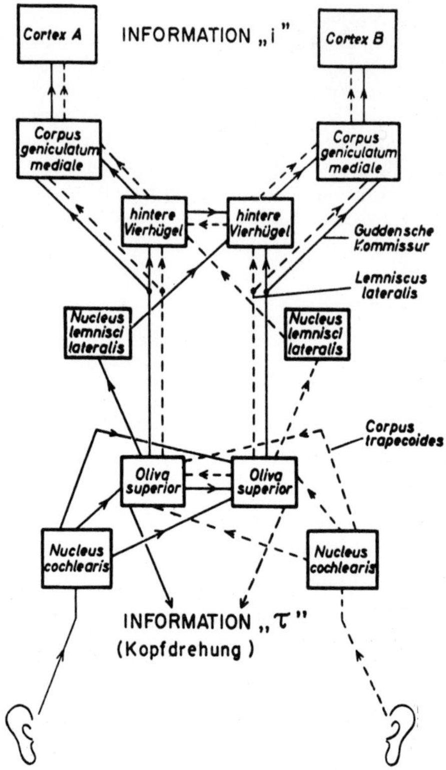

Abb. 12: Schematische Darstellung der zentralen Hörbahnen und der Verknüpfungen der sich teilweise kreuzenden Hörbahnen beider Seiten [nach (6) – 9].

ausgelöste Nervenpotentiale lassen sich in allen Anteilen der Hörbahnen und -zentren experimentell ableiten, wenn man die Elektroden nach Entfernung des Schädelknochens an die entsprechenden Gehirnteile heranbringt. Will man die Potentiale vom Hörzentrum ohne operativen Eingriff ableiten, muß man sie mit Hilfe von elektronischen Rechnern aus den sie überlagernden Potentialen der anderen Hirnrindenfelder herausrechnen. Dies geschieht bei der *EEG-Audiometrie* (EEG = Elektro-Enzephalo-Gramm); (siehe auch 2.11.2.).

Von den einzelnen Kernen der Hörbahnen bestehen Verbindungen zu anderen Kerngebieten des Gehirns. Eine wichtige Verbindung ist die zu den vegetativen Zentren, die die Funktionen der inneren Organe einschließlich des Kreislaufs und des Stoffwechsels kontrollieren. Akustische Reize beeinflussen auf diesem Wege die vegetativen Körperfunktionen, und die Schädlichkeit von Lärm betrifft nicht nur das Hörorgan, sondern auch in nicht zu übersehendem Ausmaß die unbewußten Lebensvorgänge.

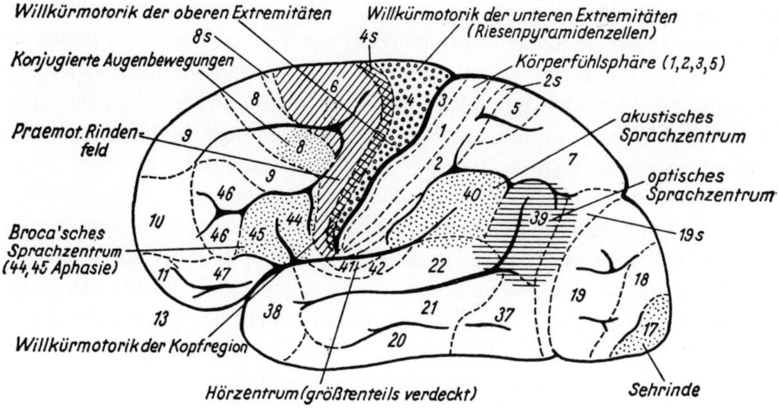

Abb. 13: Funktionelle Topographie der Hirnrinde [nach (6) – 9].

Parallel zu den von der Schnecke zur Hörrinde ziehenden Hörbahnen verläuft ein System efferenter Bahnen von den akustischen Kernen zur Schnecke. Diese Bahnen beeinflussen die Kerne der Hörbahnen im Sinne von Regulatoren, ähnlich wie bei einem Regelkreis: Wird von den Afferenzen*) ein Grenzwert überschritten, wird ein Impuls in efferenten Bahnen ausgelöst, der die Umschaltung der Afferenzen in den tiefer liegenden Kernen beeinflußt. Auf diese Weise kann in der Hörbahn ein Teil der einlaufenden Informationen unterdrückt werden, und nur solche Informationen, die eine bestimmte Wertigkeit besitzen, werden weitergeleitet.

Dieses System einer „Optimalisierung" der einlaufenden Informationen ermöglicht es uns, unbewußt aus den ständig auf uns eindringenden Geräuschen, die wir nicht abwehren können, weil uns, im Gegensatz zum Auge, ein Verschließen der Ohren nicht ohne weiteres möglich ist, die für uns interessanten Informationen auszufiltern und bewußt werden zu lassen. Durch die Verknüpfung der Hörbahnen mit anderen Zentren können auch nichtakustische Reize die Optimalisierung beeinflussen, z. B. in Form des „Abschaltens" des Gehörs beim Lesen eines interessanten Buches oder umgekehrt in der Form des Nichtwahrnehmens des Gelesenen bei Ablenkung durch Musik. Durch die Kreuzung der Hörbahnen können wir – bei beiderseits normalem Gehör – infolge der ge-

*) Zur Bedeutung der Ausdrücke „efferent" und „afferent" siehe S. 21.

ringen Zeitunterschiede, die in beiden Hörbahnen auftreten, auch sehr feine Differenzierungen vornehmen, die uns in die Lage versetzen, aus einer Fülle von Geräuschen die uns interessierenden herauszuhören, indem wir ihre spezifischen Frequenzen und Signalabläufe mit Hilfe der Optimalisierung aus dem allgemeinen Durcheinander heraussieben. Diese Differenzierungsfähigkeit macht den Hörsinn zum empfindlichsten Sinn des Menschen, dessen Leistung nicht annähernd durch ein technisches Gerät ersetzt werden kann.

Die Zahl der möglichen Störungen in einem so komplizierten System, wie es die zentralen Hörbahnen und -zentren sind, ist sehr groß. Aber durch parallel verlaufende Bahnen, die Vielzahl der Schaltmöglichkeiten und die Fähigkeit, Funktionsstörungen zumindest teilweise durch andere Teile der Hörbahnen auszugleichen, sind *zentrale Hörstörungen* in der Mehrzahl der Fälle nicht auffällig und nur bei sehr genauer Untersuchungstechnik zu entdecken. Ein typisches Merkmal zentraler Hörstörungen ist eine leichte Ermüdbarkeit, die dazu führen kann, daß nach kurzer Zeit des Hörens die bewußte Wahrnehmung rasch nachläßt oder aufhört. Ferner ist in vielen Fällen die zentrale Synthese beidohrig gehörter Signale gestört. Die Patienten sind dann nicht in der Lage, zwei gleichzeitig auf jedes Ohr gegebene Worte oder verstümmelte, aber sich ergänzende Wortteile zu verstehen, wenn sie gleichzeitig je auf ein Ohr gegeben werden, wozu der Gesunde leicht in der Lage ist.

Eine nicht seltene Ursache von zentralen Hörschäden sind Hirnentzündungen *(Enzephalitis)*. Dabei kommt es durch die Entzündung zum Untergang von Nervenzellen, die nicht durch andere Zellen ersetzt werden können. Bei einer kleinen Zahl untergegangener Zellen kann ihre Funktion von anderen Zellen übernommen werden, bei Untergang großer Zellzahlen ist das nicht mehr oder nur noch in beschränktem Umfang möglich. Die Schädigung nach einer Enzephalitis kann sowohl im Bereich der Hirnrinde als auch in den tieferen Teilen der Hörbahnen und ihrer Kerne liegen. Im Gegensatz dazu ist die ebenfalls häufige Schwerhörigkeit oder Taubheit nach Hirnhautentzündung *(Meningitis)* vorwiegend dadurch bedingt, daß es im Verlauf des Hörnervs durch die Hirnhäute zu einer Beteiligung des Nervs an der Entzündung und dadurch zu einer irreparablen Funktionsstörung kommt. Es besteht auch die Möglichkeit, daß die Meningitis sich direkt auf das Innenohr auswirkt, da zwischen der Hirnflüssigkeit *(Liquor cerebrospinalis)* und den Innenohrflüssigkeiten anatomische Beziehungen insofern bestehen, als sie an einigen Stellen nur durch dünne Membranen getrennt sind und über den Hörnerven sowie über den Aquaeductus cochleae (Canalicus cochlae, s. Abb. 4) eine direkte Verbindung besteht. In vielen Fällen ist eine Meningitis mit einer Enzephalitis kombiniert, so daß dann die Hörschädigungen ebenso wie bei der isolierten Enzephalitis zustande kommen können.

Schädigungen im Bereich der Hörrinde und der benachbarten Rindenfelder haben entsprechende akustische Verständnis- und Erinnerungsstörungen zur Folge. Dabei kann eine erhebliche Einschränkung der akustischen Diskrimination mit einem normalen Gehör für Töne verbunden sein. Die Differentialdiagnostik der zentralen Hörstörungen leitet zum Gebiet der Neurologie über, und ihre Abhandlung würde den Rahmen einer Darstellung des Hörorgans und seiner Funktion überschreiten. Es muß nur darauf hingewiesen werden, daß die zentralen Hörstörungen bei Kindern oft übersehen werden und ihre Erkennung spezieller Untersuchungsverfahren bedarf, in deren Rahmen auch eine fachneurologische Befunderhebung unerläßlich ist. Da bei zentralen Hörstörungen oft weniger das Hören als vielmehr das Verstehen gestört ist, ist in diesen Fällen auch eine Hörgerätversorgung meist nicht angebracht, da das Hörgerät nur die Lautheit anheben kann, die aber bei zentralen Hörstörungen in den wenigsten Fällen fehlt (siehe auch Hörgerätanpassung).

Neben den organisch bedingten zentralen Hörschäden gibt es zentrale Schwerhörigkeiten, denen keine Organschädigung zugrunde liegt. Sie sind Folge psychischer Fehlhaltungen und werden deshalb als *psychogene oder funktionelle Taubheit* bezeichnet. In den meisten Fällen verhalten sich die Patienten wie vollständig taub. Der Nachweis der erhaltenen Organfunktionen erfolgt mit objektiven Meßmethoden (siehe Audiometrie). Viele psychogene Taubheiten sind allerdings gleichzeitig organisch und funktionell bedingt, indem eine organische Hörstörung zur psychischen Fehlhaltung führt und jede bewußte Reaktion auf akustische Reize verlorengehen läßt. Die funktionelle Taubheit darf nicht mit *Simulation* verwechselt werden, bei der die Patienten bewußt eine Hörstörung vorzutäuschen versuchen (siehe auch Audiometrie). Bei Kindern tritt psychogene Taubheit häufiger auf als bei Erwachsenen, wobei nicht nur organische Erkrankungen, sondern auch andere exogene Einflüsse, vor allem Milieuschäden, als Ursache zu finden sind. Hier ist keine Gehörlosenbetreuung, sondern eine psychiatrische Behandlung erforderlich.

1.6. Die Gesamtfunktion des Hörorgans

Wenn das Ohr häufig als Hörorgan bezeichnet wird, so ist das unrichtig: Wir hören im strengen Sinne des Wortes nicht mit dem Ohr, sondern der subjektive Eindruck des Hörens ist eine Leistung des Gehirns, die lediglich durch das Ohr ermöglicht wird, indem dieses den Schall aufnimmt und derart in Nervenimpulse umkodiert, daß das Gehirn diesen Kode verstehen kann, während Schallwellen die Nervenzellen der Hörbahnen und der Hörzentren nicht erregen können. Erst die Gesamtheit von Ohr, Hörbahnen und Hörzentren kann als funktionelle Einheit „Hörorgan“ bezeichnet werden, und die Eigenschaften dieser funktionellen Einheit sind es, die uns den subjektiv wahrnehmbaren Höreindruck vermitteln. Wenn man z. B. in der Audiometrie die Wahrnehmbarkeit akustischer Reize prüft und dabei auf die Angaben des Prüflings angewiesen ist, die er zu dem von ihm wahrgenommenen Ereignis macht, so prüft man stets die Funktionen des gesamten Hörorgans und darüber hinaus die zentrale Verarbeitungsfähigkeit, die Speicherung, das Erinnerungsvermögen sowie die psychische und die motorische Reproduzierbarkeit, d. h. das Vermögen, das Wahrgenommene und Verstandene auch wieder mitzuteilen. Ebenso wie die Angaben des Prüflings sind aber auch die subjektiven Eindrücke des einzelnen von dem gleichen Ereignis verschieden, und es bestehen in der Fähigkeit, akustische Ereignisse wahrzunehmen, nicht nur interindividuelle Unterschiede erheblichen Ausmaßes, sondern auch von zahlreichen Einflüssen – Stimmungslage, körperliches Befinden, vegetativer Tonus u. a. m. – abhängige intraindividuelle Differenzen. Jeder von uns hat es erlebt, daß ihm Geräusche oder Töne, die ihn sonst nicht besonders beeindrucken, bisweilen ungewöhnlich störend oder sogar unerträglich erscheinen oder daß eine Musik, die uns im allgemeinen keiner besonderen Aufmerksamkeit wert erscheint, in bestimmten Situationen einen tiefen Eindruck bei uns hinterläßt.

Trotz dieser intra- und interindividuellen Differenzen lassen sich Leistungen des gesamten Hörorgans mit einer gewissen Fehlerwahrscheinlichkeit messen. Dabei muß man zur Feststellung von repräsentativen Normwerten eine große Zahl von Messungen an möglichst vielen und in bezug auf Alter und Geschlecht gleichmäßig verteilten Versuchspersonen durchführen. Die erhaltenen Werte werden statistisch bearbeitet, indem man Mittelwerte und Streuungen (Varianzen) berechnet, die angeben, in welchem Bereich mit einer großen Wahrscheinlichkeit (gewöhnlich 95%) alle normalen Werte zu erwarten sind. Führt man nun Einzeluntersuchungen durch mit dem Ziel, festzustellen, ob bei dem Probanden die Meßwerte von der Norm abweichen, darf man als Bezugswert nicht den Mittelwert allein heranziehen, sondern man muß prüfen, ob die Werte des Probanden im Bereich der normalen Streuung um diesen Mittelwert liegen. Erst dann, wenn die Werte des Probanden außerhalb dieses Streubereichs liegen, können wir mit ausreichender, niemals aber mit absoluter Wahrscheinlichkeit das Vorliegen einer anormalen Abweichung annehmen. Dieses statistische Streuen um einen Mittelwert spielt in der gesamten Natur eine sehr große Rolle; denn die strenge Forderung nach der Einhaltung fixierter Festwerte würde sehr schnell zum Ende allen Lebens führen, da dadurch die für eine Anpassung an äußere Einflüsse erforderliche Elastizität aller Lebensvorgänge aufgegeben werden müßte und jede kleine Störung zum Zusammenbruch des Organismus führen würde. Nur die Fähigkeit, in einem bestimmten Streubereich zu variieren, ermöglicht die Anpassung an äußere und innere Einflüsse. Im funktionellen Sinne bedeutet die Überschreitung des natürlichen Streubereichs für den Organismus Krankheit.

Auch beim Hören spielen statistische Vorgänge eine große Rolle. Sie ermöglichen es dem Ohr, die außerordentlich feinen Analysen der Schallereignisse vorzunehmen, die das Ohr zum empfindlichsten Organ des Körpers machen. Sie ermöglichen dem Sinnesorgan – als Ganzes gesehen – die relativ ungenauen, „unscharfen“ Leistungen der einzelnen Bestandteile des Gesamtorgans mit Hilfe der zahlreichen nervösen Verknüpfungen so auszuwerten, daß es aus einer Vielzahl „unscharfer“ Informationen eine oder wenige „scharfe“ Informationen aussieben kann und daß die Beziehungen zwischen der „Schärfe“ und der „Unschärfe“ der Informationen gleichzeitig als Kontrollen für die erforderlichen Regelvorgänge dienen. Dieser Vorgang wird als *Optimalisierung* bezeichnet. Er bewirkt, daß von der Fülle der in jedem Augenblick über alle Sinnesorgane vermittelten Informationen nur ein kleiner Bruchteil, nämlich 10^{-7} oder ein Zehnmillionstel, überhaupt bewußt wahrgenommen und auch davon nur ein Zehntel kurzfristig, ein Hundertstel dauernd als Erinnerung gespeichert wird. Alle anderen Informationen werden, ohne unser Bewußtsein einzuschalten, unterdrückt oder dienen lediglich zur Intensivierung der bewußt werdenden Informationen. Sie können jedoch auch, ebenfalls ohne Einschaltung des Bewußtseins, auf andere Bahnen und Zentren wirken, z. B. die vegetativen Zentren, die die Tätigkeit des Herzens und der Lunge, den Kreislauf und die Verdauung und viele andere Körperfunktionen kontrollieren und steuern. Auf diesem Wege kann z. B. auch nicht bewußt wahrgenommener Lärm auf den Gesamtorganismus eine schädliche Wirkung haben (siehe auch S. 31 und 41).

1.6.1. Lautheit

Als *Lautheit* bezeichnet man die subjektive Empfindung über die Stärke eines akustischen Ereignisses. Im Gegensatz dazu bezeichnet *Lautstärke* einen objektiv meßbaren Wert, der in Beziehung gesetzt wird zu subjektiven Empfindungen, und der in dB gemessen wird (siehe „Audiometrie“). Als Maß für die Lautheit dient das „sone“, das definitionsgemäß nur durch subjektive Bewertung von Schallereignissen gewonnen werden kann. Man tut das, indem man Versuchspersonen feststellen läßt, wann ein Ton oder ein Geräusch doppelt so laut klingt wie ein Vergleichston. Als Bezugswert gilt 1 sone = 40 dB (siehe „Audiometrie“). Man läßt dann jeweils die doppelte Lautheit bestimmen, also 2, 4, 8 usw. sone, und stellt fest, welche Lautstärken bzw. Schallpegel erforderlich sind, um diese Lautheit zu erzeugen. Auf diese Weise erhält man eine Lautheitsskala, die man in direkte Beziehung setzen kann zur Lautstärke bzw. zum Schallpegel

(Tab. 4, S. 52). Dabei zeigt sich, daß die Lautheit eine Funktion der Lautstärke ist: Die Lautheit wächst mit zunehmender Lautstärke. Eine Erhöhung der Lautstärke um jeweils 10 dB entspricht einer Verdoppelung der Lautheit.

Die Übertragungsvorgänge im Mittel- und Innenohr haben ebenfalls eine direkte Beziehung zur Lautstärke und damit auch zum Schalldruck: Je größer dieser ist, desto größer werden auch die Bewegungen des Trommelfells und der Gehörknöchelkette, desto größer wird ebenfalls die Druckamplitude der Steigbügelfußplatte, die die Wanderwelle in der Schnecke auslöst. Deren Amplitude wird daher ebenfalls vom Schalldruck abhängig. Eine Vergrößerung der Amplitude der Wanderwelle bedeutet aber nicht nur eine größere Auslenkung der Basilarmembran im Bereich des Amplitudenmaximums, sondern auch, daß der Anstieg der Wanderwelle steiler und früher erfolgt als bei kleiner Amplitude. Dadurch werden von einer Wanderwelle mit großer Amplitude die beiderseits des Wellenmaximums liegenden Teile der Basilarmembran zum Beispiel genauso stark ausgelenkt wie von einer Wanderwelle mit geringerer Amplitude im Maximalbereich. Das bedeutet, daß von einer größeren Amplitude der Wanderwelle nicht nur eine größere Zahl von Sinneszellen erregt wird, sondern auch die Scherung der Sinneshärchen und damit der Reiz auf die einzelnen Sinneszellen stärker wird. Abb. 14 zeigt diese Verhältnisse schematisch: Man sieht, daß im Maximum der Welle 1 die gleiche Auslenkung erfolgt wie an den Punkten A und A' der Welle 2.

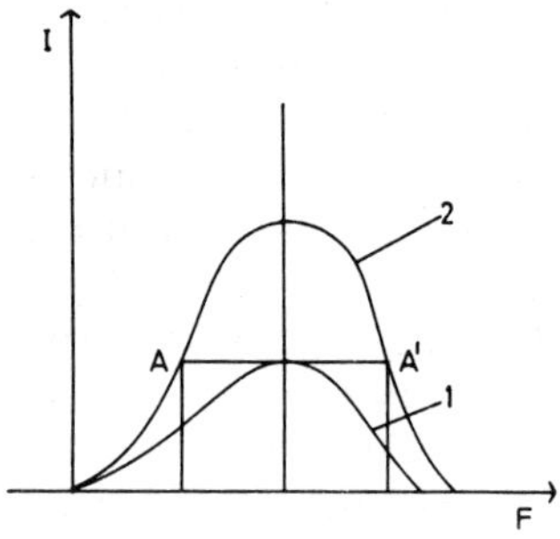

Abb. 14: Zwei Wanderwellen verschiedener Amplitude, deren Maximum am gleichen Ort der Basilarmembran liegt. Einzelheiten siehe Text.

Wir hatten gesehen, daß die inneren und äußeren Haarzellen unterschiedliche Empfindlichkeit besitzen; wahrscheinlich besteht zwischen den Zellen der drei Reihen äußerer Haarzellen ebenfalls eine unterschiedliche Reaktion zumindest dadurch, daß sie bei der Kleinheit der sich im Innenohr abspielenden Bewegungen trotz ihrer engen Nachbarschaft unterschiedlich stark gegen die Deckmembran geschert werden. Bei einem Ton mit hohem Schalldruck werden daher nicht nur mehr Haarzellen beiderseits des Amplitudenmaximums in Erregung versetzt, sondern auch die weniger empfindlichen Haarzellen, die bei geringerem Schalldruck noch nicht ansprechen. Beide Mechanismen lassen sich experimentell nachweisen, und ihr Zusammenspiel ermöglicht eine große Zahl von Erregungsmustern in den zahlreichen Nervenfasern, die in die zentralen Hörbahnen ziehen und aus denen dann auf statistischem Wege ein bestimmter Lautheitseindruck ermittelt wird. Die Größe der von der Hörrinde ableitbaren Potentiale steht in direkter Beziehung zu der Größe der auslösenden Lautstärke (siehe auch EEG-Audiometrie).

Ein Ton, der so leise ist, daß wir ihn nicht hören, besitzt für uns keine Lautheit, obwohl er – physikalisch meßbar – vorhanden ist. Erst wenn sein Schalldruck einen Grenzwert überschreitet, wird er hörbar. Diesen Grenzwert der Hörbarkeit bezeichnet man als *Hörschwelle*. Oberhalb der Hörschwelle nimmt die Lautheit gleichmäßig zu, bis sie Werte erreicht, bei denen die Töne unangenehm laut empfunden werden *(Unbehaglichkeitsgrenze)*. Verstärkt man trotzdem weiter, wird die Lautheit schmerzhaft empfunden *(Schmerzgrenze)*. Im Gegensatz zur Hörschwelle ist die Schmerzgrenze von der Frequenz, d. h. der Tonhöhe, nahezu unabhängig (Abb. 19). Den Bereich zwischen der Hörschwelle und der Unbehaglichkeitsgrenze bezeichnet man als die *Dynamikbreite* des Ohres. Sie ist der Bereich, in dem das Ohr akustische Signale unverzerrt nach physiologischen Maßstäben verarbeiten kann.

Bei vielen Innenohrschwerhörigen läßt sich nachweisen, daß die Dynamikbreite des Ohres insofern eingeschränkt ist, als die Hörschwelle stark angehoben, die Unbehaglichkeitsgrenze jedoch wenig oder gar nicht verschoben ist. Dadurch ist der Spielraum zwischen dem gerade eben Hörbaren und dem unbehaglich Lauten klein geworden. Es kommt sogar vor, daß die Unbehaglichkeitsgrenze in solchen Fällen mit Lautstärken erreicht wird, bei denen Normalhörende noch keine Unbehaglichkeitsempfindung haben. Damit wird die Dynamikbreite für die Verstärkung von Schallereignissen mit Hilfe von Hörgeräten bedeutungsvoll, da die Hörgeräte nicht nur in bezug auf die Verstärkung eine bestimmte Leistungsfähigkeit besitzen sollen, sondern auch andererseits bestimmte Lautstärken am Ausgang nicht überschreiten dürfen, damit der Benutzer des Gerätes nicht das Gehörte als unangenehm empfindet. Bei der Frage der Hörgerätanpassung wird auf dieses Problem näher einzugehen sein.

In enger Beziehung zur Einengung der Dynamikbreite des Ohres steht ein Phänomen, das als *Lautheitsausgleich* oder *Recruitment**) bezeichnet wird. Bei

---

*) Der Begriff „Recruitment" wird in der Audiologie im allgemeinen auf den Lautheitsausgleich bezogen, hat aber darüber hinaus in der gesamten Physiologie die Bedeutung des Ausgleichs oder der Ergänzung eines funktionellen Defektes.

bestimmten Innenohrschwerhörigkeiten kann man beobachten, daß trotz stark verschobener Hörschwelle Töne und Geräusche, die um einen gewissen Betrag über der Hörschwelle liegen, ebenso laut empfunden werden wie beim normal hörenden Ohr. Am besten läßt sich das bei einseitig Schwerhörigen demonstrieren: Gibt man Töne abwechselnd links und rechts, ändert dabei gleichzeitig auf einem Ohr allmählich die Lautstärke und fordert den Patienten auf, anzugeben, wann er beide Töne gleich laut hört, dann kann man eine Kurve aufzeichnen (Abb. 15), die in die Mittelhalbierende des Normalhörenden übergeht, bei dem die gleich laut empfundenen Töne auch gleiche Lautstärke besitzen (*Fowler-Test*, siehe auch Audiometrie). Liegt ein solcher Lautheitsausgleich vor, spricht man von einem positiven Recruitment, fehlt er, von einem negativen Recruitment. Der Lautheitsausgleich kann auch unvollständig sein, indem die Lautheit auf dem kranken Ohr zwar schneller ansteigt als auf dem gesunden Ohr, die Normalwerte aber nicht erreicht. Der Lautheitsausgleich wird fast ausschließlich bei Innenohrschwerhörigkeiten beobachtet, die durch eine Haarzellschädigung bedingt sind. Da kindliche Hörstörungen als Folge von Geburtsschäden oder Innenohrerkrankungen oft ihre Ursache in einer Haarzellschädigung haben, findet man bei schwerhörigen Kindern sehr oft ein positives Recruitment. Der Nachweis ist allerdings nicht immer leicht und kann oft nur dadurch erfolgen, daß eine Einschränkung der Dynamikbreite zu beobachten ist und daraus auf ein positives Recruitment schließen läßt. Bezüglich der Untersuchungsmethoden wird auf den audiometrischen Abschnitt verwiesen, bezüglich der erforderlichen Konsequenzen für die Hörgerätanpassung auf den entsprechenden Abschnitt.

Steigt beim positiven Recruitment die Lautheit innerhalb eines relativ kleinen Lautstärkebereichs rasch an, so ist auch zu erwarten, daß nur relativ kleine Änderungen der Lautstärke bereits eine starke Änderung der Lautheit zur Folge haben. Das würde bedeuten, daß der Patient mit positivem Recruitment kleinere Lautstärkeänderungen hören kann als der Normalhörende, d. h. seine *Lautstär-*

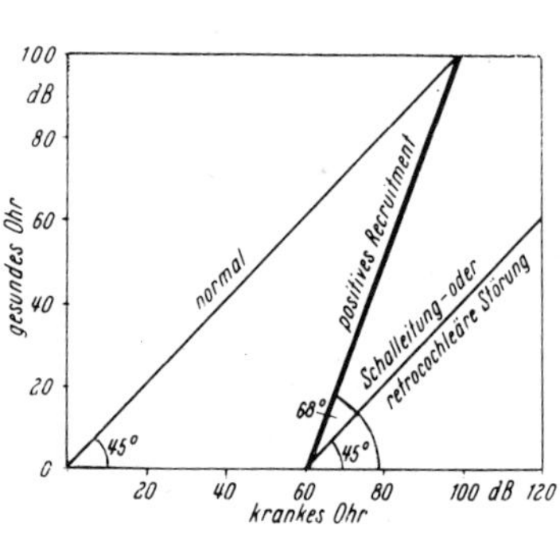

Abb. 15: Vergleich der Lautheit auf beiden Ohren (Fowler-Test). Beiderseits normales Gehör ergibt die Winkelhalbierende. Bei einseitiger Schwerhörigkeit beginnt die Kurve nicht im Origo. Liegt Recruitment vor, nähert sie sich der Winkelhalbierenden, liegt keines vor, verläuft sie parallel zu dieser. Bei negativem Recruitment divergiert die Kurve zur Winkelhalbierenden.

Tab. 1: Lautstärken-Unterschiedsschwellen Normalhörender bei verschiedenen Schalldruckpegeln.

Schalldruckpegel in dB	Unterschiedsschwelle in dB	in %
10	3,0	30
20	2,0	20
40	1,5	15
60	1,0	11
80	0,6	7

ken-Unterschiedsschwelle klein wird. Normalerweise können wir in Abhängigkeit von der Lautstärke Änderungen zwischen etwa 1 und 4 dB gerade eben wahrnehmen (Tab. 1). Patienten mit positivem Recruitment können dagegen tatsächlich Lautstärkeänderungen von wesentlich weniger als 1 dB wahrnehmen, ähnlich wie das Ohr des Normalhörenden, wenn es vorher eine halbe bis eine Minute belastet wurde, d. h. sich adaptiert hat (s. u.). Mit Hilfe dieser feinen Unterscheidungsfähigkeit des haarzellgeschädigten Ohres kann man eine Innenohrschwerhörigkeit genauer lokalisieren (siehe Audiometrie). Für den Patienten mit einer sehr kleinen Lautstärken-Unterschiedsschwelle bedeutet das aber, daß er in einem Tongemisch, z. B. in Sprache oder Musik, Verzerrungen und Lautheitsbeziehungen hört, die der Gesunde nicht wahrnimmt. Dieser Schwerhörige hört also nicht schlechter, sondern auch anders als der Normalhörende. Bei Kindern muß diese Tatsache beim Hörtraining und in der Spracherziehung berücksichtigt werden.

Die Lautheit eines Tones ist nicht nur abhängig von seinem Schalldruck, sondern auch von seiner Dauer. Verkürzen wir einen Ton bei gleichbleibendem Schalldruck unter eine Dauer von etwa 500 msec (= $^1/_2$ sec), so wird er um so leiser, je kürzer er wird. Diese Beziehung zwischen Tondauer und Lautheit ist für die Hörschwelle in Abb. 16 dargestellt. Natürlicherweise hören wir fast ausschließlich Schallereignisse, die aus einem Gemisch und einer Folge sehr kurzer Töne und Geräusche bestehen. Die Beziehung der Töne und Geräusche zueinander in bezug auf ihre Lautheit und damit ihre Hörbarkeit wird also nicht nur durch ihre Lautstärken, sondern auch durch ihre Dauer bestimmt. Bei Schwerhörigkeit, insbesondere bei zentralen Hörstörungen, kann die Beziehung zwischen Tondauer und Lautheit gestört sein. Meistens können die Patienten sehr kurze Töne nicht hören, die sie bei gleicher Lautstärke aber dann wahrnehmen, wenn sie länger anhalten. Die Beziehungen zwischen dem Hören kurzer Töne und der Art der Schwerhörigkeit sind allerdings nach den vorliegenden Untersuchungen sehr kompliziert und noch keineswegs geklärt.

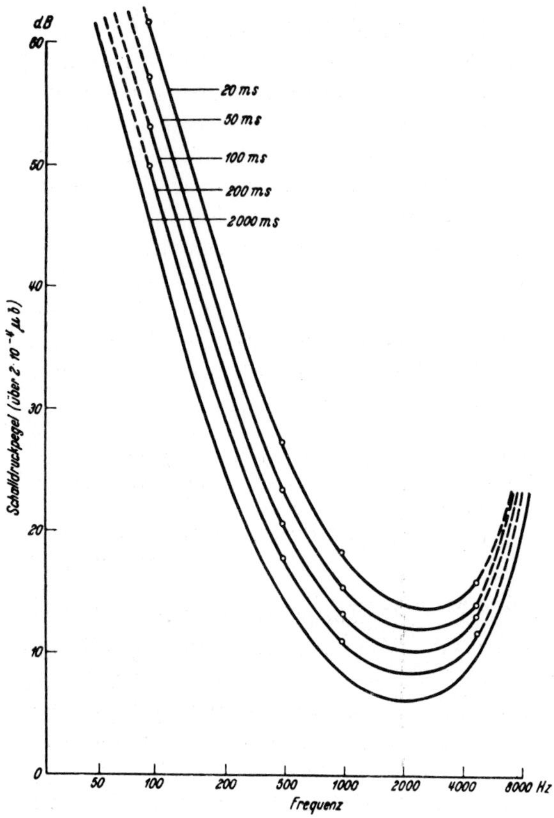

Abb. 16: Bei Verkürzung der Tondauer wird die normale Hörschwellenkurve für Töne verschoben. Das bedeutet, daß zum Erreichen der Hörschwelle kurzer Töne größere Schalldrücke erforderlich sind.

Gibt man einen Ton oder ein Geräusch mittlerer Lautstärke einige Minuten lang auf das Ohr, so kann man beobachten, daß die subjektive Lautheit auf diesem Ohr nach kurzer Zeit etwas nachläßt. Erst einige Zeit nach Beendigung der Belastung des Ohres wird bei erneuter Prüfung wieder die ursprüngliche Lautheit empfunden. Dieser Vorgang wird als eine Art Gewöhnung an das Schallereignis angesehen, die in den Haarzellen ein Einpendeln in eine bestimmte Stoffwechsellage, im Bereich der zentralen Bahnen die Erreichung eines bestimmten Optimalisierungszustandes darstellt. Diesen Vorgang bezeichnet man als *Adaptation*. Man kann ihn vergleichen mit dem Erreichen einer bestimmten Dauergeschwindigkeit beim Auto, die nach Anfahren, Beschleunigen und Schalten in den entsprechenden Gang erzielt wird und für das Fahrzeug einen den jeweiligen Bedingungen entsprechenden, optimalen Zustand darstellt. Im Zustand der

Adaptation besitzt das Ohr eine erhöhte Unterscheidungsfähigkeit. Im Gegensatz dazu kommt es nach lang anhaltender, starker Belastung des Ohres zu einer *Ermüdung*. Die Haarzellen brauchen ihre Stoffwechselreserven schneller auf, als der Nachschub herantransportiert werden kann, und die zentrale Verarbeitung läßt nach, damit auch die Unterscheidungsfähigkeit. Die Lautheitsempfindung nimmt weiterhin ab, während sie im Zustand der Adaptation gleichbleibt. Die Rückkehr aus dem Adaptationszustand in den Ruhezustand erfolgt sehr schnell in wenigen Millisekunden, die Erholung des Ohres aus dem Zustand der Ermüdung dauert sehr viel länger, von Minuten über Stunden bis zu einigen Tagen. Arbeiter, die in starkem Lärm arbeiten, leiden unter einer ständigen Ermüdung der Ohren, da die notwendige Erholung länger dauern würde, als es die Zeit zwischen Arbeitsschichten zuläßt. Dadurch kommt es mit der Zeit zu einer bleibenden Hörstörung, der Lärmschwerhörigkeit.

Jede bei beruflicher Arbeit erworbene Lärmschwerhörigkeit wird als Berufskrankheit im Sinne der derzeit geltenden 7. Berufskrankheitenverordnung anerkannt. Wenn sie eine Minderung der Erwerbsfähigkeit von mindestens 20% bedingt, wird sie entschädigungspflichtig. Bezüglich der Abschätzung der Minderung der Erwerbsfähigkeit siehe „Audiometrie".

Auch Überbelastung durch ein zu stark eingestelltes Hörgerät kann solche irreversiblen Hörschäden zur Folge haben. Das Ausmaß der Ermüdung ist abhängig sowohl von der Dauer der Belastung als auch von der Intensität der Einwirkung. Ständige Belastung mit Lautstärken von mehr als 90 phon führt nach einigen Jahren in den meisten Fällen zu Hörschäden, sehr lauter Lärm von mehr als 130 phon kann unter Umständen innerhalb sehr kurzer Zeit eine bleibende Hörschädigung oder sogar Taubheit hinterlassen. Auch bei lauten Knallen oder Explosionen – z. B. nach Platzen von Luftballons in kleinen Räumen oder Pistolenschießen – kommen irreversible Schwerhörigkeiten und Ertaubungen vor. In allen Fällen ist eine Überlastung von Sinneszellen des *Corti*schen Organs eingetreten, die zu einem bleibenden Funktionsausfall führt, wie er sonst nur nach langer und starker Belastung zu beobachten ist. Man muß deshalb mit Recht annehmen, daß zusätzliche Störungen zu einer erhöhten Empfindlichkeit der Sinneszellen geführt haben, und hat deshalb versucht, eine solche Überempfindlichkeit gegen akustische Schädigungen durch spezielle *Belastungstests* nachzuweisen. Leider haben alle diese Versuche keine signifikanten Ergebnisse erbracht, so daß heute bei lärmbelasteten Personen die regelmäßige Kontrolle des Hörvermögens die einzige Möglichkeit ist, eine frühzeitig beginnende Lärmschädigung zu erkennen.

Bei zentralen Hörstörungen, aber auch bei anderen zentralen Prozessen, beobachtet man nicht selten eine starke Neigung zur Ermüdung des Hörsinns.

Nach kurzer Belastung mit nur geringen Schallpegeln werden Töne und Geräusche nicht mehr wahrgenommen, und nach entsprechender Verstärkung hält die Zeit der Wahrnehmung wiederum nur kurze Zeit an, so daß schließlich erhebliche Schallpegel erforderlich werden, um überschwellige Reizungen vorzunehmen. Abb. 35 zeigt, wie bei einem automatisch registrierenden *Békésy*-Audiometer (siehe „Audiometrie") die vom Probanden selbst angegebene Hörschwelle mit der Zeit allmählich absinkt. Bezüglich der Untersuchungsmethoden auf pathologische Ermüdung wird auf den Abschnitt „Audiometrie" verwiesen, bezüglich der Problematik einer Hörgerätanpassung in solchen Fällen auf das entsprechende Kapitel. Bei Kindern besteht eine pathologische Ermüdung oft in Verbindung mit anderen zentralen Störungen, kommt aber auch isoliert oder in Verbindung mit einer peripheren Hörschädigung vor.

1.6.2. Tonhöhe

Neben der Lautstärke und der Dauer eines Tones, die die Hörbarkeit und die Lautheit bestimmen, stellt die Tonhöhe ein Charakteristikum dar, das durch die Zahl der Schwingungen pro Sekunde *(= Frequenz)* bestimmt wird. Wir wissen, daß die Frequenz eines Tones die Wanderwelle in der Schnecke wesentlich beeinflußt und daß der frequenzabhängige Ort der maximalen Auslenkung der Basilarmembran bewirkt, daß für jede Frequenz ein bestimmter Teil des *Corti*schen Organs maximal erregt wird. Wie wir bei der Besprechung der Lautstärkeübertragung gesehen hatten, bringt die Wanderwelle stets einen relativ großen Bereich des *Corti*schen Organs in Erregung, dessen Ausdehnung von der Lautstärke des Tones abhängt und bei dem Teile des *Corti*schen Organs beiderseits des Amplitudenmaximums ebenso stark bewegt werden können wie das Maximum eines leiseren Tones. Eine Erregung der Sinneszellen kann also nicht nur im Bereich des Amplitudenmaximums erfolgen, dessen Lage durch die Frequenz des auslösenden Tones bestimmt wird, sondern auch beiderseits des Maximumbereichs der Wanderwelle werden die Sinneszellen erregt. Wegen der unterschiedlichen Empfindlichkeit der Sinneszellen wird aber die Zahl der erregten Zellen an verschiedenen Orten verschieden groß sein. Leitet man die Aktionspotentiale in den einzelnen Teilen der Hörbahn, angefangen vom erten Neuron, ab, so kann man zeigen, daß bei der Frequenzanalyse des Hörorgans wieder die Optimalisierung erst die starke Kontrastbildung in bezug auf die Unterscheidung von Tonhöhenunterschieden ermöglicht. Abb. 17 zeigt zunächst die Auslenkung der Basilarmembran, die sehr flach durch das Koordinatensystem zieht und ein Abbild der Reizstärke darstellt, die die Sinneszellen trifft. Bereits am ersten Neuron läßt sich nachweisen, daß zwischen der Erregung und der Reizstärke nur noch bis zu einem Grenzwert kurz oberhalb des Maximums der Umhüllenden

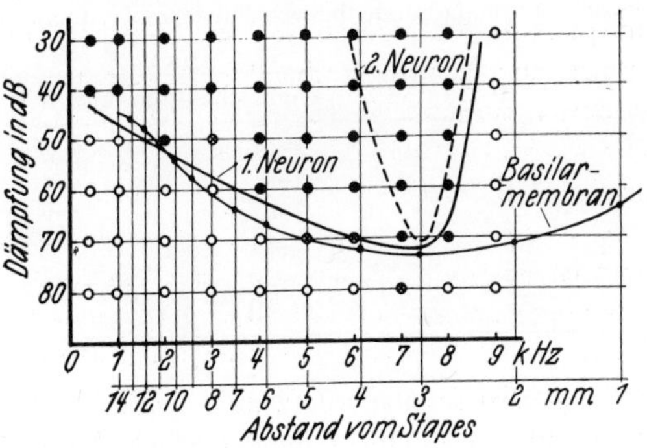

Abb. 17: Der relativ breite Maximumbereich der Wanderwelle wird durch „Optimalisierung" in den einzelnen Neuronen der Hörbahn so eingeengt, daß ein sehr enger Maximalbereich in Höhe der Hirnrinde eine gute Frequenzunterscheidung zuläßt [nach (6) – 8].

der Wanderwelle Übereinstimmung besteht. Darüber hinaus werden die auf die Sinneszellen treffenden Reize nicht mehr fortgeleitet.

Man kann sich das Zustandekommen dieser Erscheinung dadurch erklären, daß für den Aufbau der Wanderwelle ein gewisser Zeitbedarf besteht. Die Sinneszellen werden von der Schneckenbasis zum Maximum der Wanderwelle hin nicht nur zunehmend stärker, sondern auch zeitlich hintereinander erregt. Dadurch kann über das Ganglion spirale, die erste Umschaltstelle, schon eine efferente Hemmung ausgelöst werden, während die Wanderwelle noch abläuft. Sie trifft dann die Zellen oder die Neurone im Bereich jenseits des Wellenmaximums in einem gehemmten Zustand, der eine Reizfortleitung nicht mehr oder nur noch in geringerem Umfang zuläßt.

Dieser Vorgang der Kontrastbildung, der Herausmodellierung eines eng begrenzten Extremwertes aus einem flachen Kurvenverlauf, den wir als Bestandteil der Optimalisierung kennengelernt hatten, setzt sich in den weiteren Neuronen fort, so daß in der Hirnrinde nur noch solche Extremwerte ableitbar werden, die gut gegeneinander abgrenzbar sind. Durch diese Kontrastbildung wird unser Hörorgan in die Lage versetzt, sehr nahe nebeneinanderliegende Frequenzen zu unterscheiden, wobei allerdings eine Abhängigkeit von der Lage in der Frequenzskala besteht (Tab. 2).

Unser Hörorgan ist in der Lage, Töne zwischen etwa 20 Hz und 20000 Hz zu hören. Nach den tiefen Frequenzen geht allerdings das Hören in ein Fühlen über. Dabei empfinden wir die Schwingungen der tiefen Töne auf der Haut als rhythmische Druckänderungen, im Ohr als sogenannte Rauhigkeit, wenn der Schalldruck genügend groß ist. Das Fühlen von Tönen im hörbaren Bereich ist auf der Haut bis etwa 800 Hz möglich, die Rauhigkeiten im Ohr werden bis etwa

Tab. 2: Tonhöhenunterschiedsschwellen Normalhörender bei verschiedenen Frequenzen (Nach [27]).

Frequenz	Unterschiedsschwelle in Hz
125 Hz	2–3
250 Hz	2–4
500 Hz	2–6
1000 Hz	5–11
2000 Hz	6–20
4000 Hz	20–60

300 Hz wahrgenommen. Reine Sinustöne kommen in der Natur allerdings praktisch gar nicht vor. Die natürlicherweise unser Ohr treffenden Schallereignisse sind Gemische von Tönen und Geräuschen von gewöhnlich kurzer und sehr kurzer Dauer*). In der Sprache haben z. B. nur die Vokale einen tonalen Charakter, weil sie aus regelmäßig wiederkehrenden Schwingungsbildern bestehen, die jeweils für jeden Vokal charakteristisch sind, und zwar unabhängig von der Höhe der Stimmlage. Die für jeden Vokal charakteristischen Formanten sind allein abhängig von der Stellung des Ansatzrohres, bestehend aus Rachen und Mundhöhle, die einerseits bei allen Sprechern ähnlich sind, andererseits für jeden Sprecher typische Obertonverhältnisse und Zwischentöne bilden, die in Form von sogenannten Fonogrammen darstellbar sind und z. B. in der Kriminalistik zur Identifikation von Sprechern dienen können. Die Konsonanten bestehen aus kurzen, größtenteils nicht rhythmisch ablaufenden Gemischen von Geräuschen. Beim Hören von Sprache spielen sich in der Schnecke also eine Vielzahl gleichzeitiger und schnell hintereinander ablaufender Wellenbewegungen ab. Die sich dabei ergebenden Wellenbilder auf der Basilarmembran, die für die Fortleitung so zahlreicher Reize erforderlichen Nervenaktionspotentiale und Kombinationen von Reizmustern sowie die für die zentrale Auswertung erforderliche Optimalisierung aller dieser Vorgänge stellen ein außerordentlich kompliziertes Geschehen dar, in das wir bis heute nur einen sehr geringen Einblick haben. Die Subtilität dieser Vorgänge geht daraus hervor, daß wir in der Lage sind, Schallereignisse, z. B. die Sprache eines Menschen oder die Töne eines Musikinstrumentes, auf Grund der charakteristischen Frequenzzusammensetzung nicht nur zu erkennen, auch wenn sie – z. B. im Telefon – durch technische Mängel gestört sind, sondern mit Hilfe der Frequenzanalyse in den zentralen Hörbahnen auch aus einer Fülle von Tönen und Geräuschen herauszuhören (siehe auch „Cocktailparty-Effekt"). Dabei handelt es sich nicht nur um das Erkennen einzelner

*) Bezüglich der physikalischen Eigenschaften von Tönen, Klängen und Geräuschen siehe „Audiometrie".

Frequenzen, sondern von in der Erinnerung gespeicherten Kombinationen von Frequenzen, so daß wir zum Beispiel ein bestimmtes Musikinstrument auf Grund seiner ihm eigenen Obertöne aus dem ganzen Orchester heraushören und seine Stimme verfolgen können, wenn es nicht durch das übrige Orchester zu sehr verdeckt wird. Dabei spielt das Ausmaß der Störungen durch andere Geräusche und Töne natürlich eine Rolle, ebenso die Qualität der Übertragung, die die charakteristischen Frequenzen nicht allzusehr beeinträchtigen darf. Störungen durch andere Schallereignisse können die Identifikation akustischer Signale ebenso behindern wie Störungen der Übertragung. Dabei ist es letztlich gleichgültig, ob die Störungen technischer Natur sind, wie beim Radio oder auch beim Hörgerät, oder durch eine Störung der Hörfunktion bedingt sind. Ist z. B. bei Verwendung eines Hörgerätes der eine Störfaktor nicht vermeidbar, sollte man den anderen Störfaktor möglichst klein halten. Dies ist einer der Gründe, weshalb in die meisten Hörgeräte Sekundärspulen eingebaut sind, die es ermöglichen, Übertragungen über das elektromagnetische Feld einer Schleife ohne Störung durch die Umgebung zu empfangen und diese alleine oder zusätzlich zu verstärken.

1.6.3. Richtungshören

Lautstärke, zeitlicher Ablauf und Frequenzzusammensetzung sind die Eigenschaften eines Schallereignisses, die uns über sein Wesen und seinen Ursprung informieren. Wichtig ist es für uns jedoch auch zu wissen, aus welcher Richtung uns ein Schallereignis trifft, damit wir seinen Ursprung lokalisieren können. Die Lösung dieser Aufgabe wird nur dadurch ermöglicht, daß wir mit zwei Ohren hören. Für die Ortung einer Schallquelle sind zwei Faktoren wesentlich: Jeder Schall, dessen Quelle nicht in der Mittelsenkrechten zwischen den beiden Ohren liegt, trifft die beiden Ohren sowohl mit unterschiedlicher Intensität als auch mit einer Laufzeitdifferenz. Das von der Schallquelle abgewandte Ohr hört das Schallereignis etwas leiser und etwas später als das der Schallquelle zugewandte Ohr. Diese Ortung der Schallquelle wird unterstützt durch leichte Kopfbewegungen, durch die die Differenzverhältnisse verändert werden. Viele Tiere sind in der Lage, diesen Effekt durch isolierte Bewegungen beider Ohrmuscheln („Lauscher") zu verstärken. Auch die Abschätzung der Entfernung der Schallquelle erfolgt durch die Erkennung des relativen Lautstärkeunterschiedes zwischen beiden Ohren. Diese Zeit- und Lautstärkeunterschiede sind sehr klein, können aber trotzdem von den zentralen Hörbahnen so ausgewertet werden, daß ein Richtungseindruck zustande kommt. Eine wichtige Rolle spielen ferner Verzerrungen der Frequenzcharakteristik von Schallsignalen durch die Ohrmuscheln und die Gehörgänge, wobei individuelle Merkmale erhebliche Bedeutung für das individuelle Klangbild haben können. Auf der Ausnutzung dieser Effekte beruht unter anderem die Kunstkopfstereofonie, die erstmals in der Lage ist, über zwei Kanäle entsprechend der Zweiohrigkeit des Menschen echte Raumklangübertragungen zu vermitteln. Neben den individuellen „richtungsbestimmenden Bändern" *(Blauert)* gehen auch die anderen Parameter eines Schallereignisses in diese zweikanalige Übertragung ein. Erst ihre Kombination ermöglicht es, Richtungen und Entfernungen von Schallereignissen zu erkennen. Dabei spielt die Optimalisierung im Verlaufe der Hörbahnen und die gegenseitige Beeinflussung der beiden Hörbahnseiten durch efferente Fasern eine wesentliche Rolle. Im Experiment können die Einflüsse der Zeit- und Lautstärkeunterschiede gegenseitig ersetzt, verstärkt oder aufgehoben werden.

In diesem Zusammenhang ist es für jeden leicht zu beobachten, daß wir mit Hilfe unseres Richtungsgehörs nicht nur eine Schallquelle lokalisieren, sondern auch durch das beidohrige Hören besser in der Lage sind, ein Schallereignis in einem Störpegel zu identifizieren. Beidohrig kann man in einem lärmerfüllten Raum einen Einzelnen meist ohne Schwierigkeiten verstehen. Verschließt man ein Ohr, so wird es schwer oder nahezu unmöglich, den anderen weiterhin zu verstehen, obwohl man ihn noch hört, da sich der Lärm der Umgebung sehr viel störender auswirkt. Dieser als *„Cocktailparty-Effekt"* bezeichnete Einfluß des beidohrigen *(binauralen)* Hörens auf die Diskrimination von Sprache in Lärm und darüber hinaus jeder Identifizierung von Schallereignissen in Störpegeln wirkt sich natürlich bei einseitig Schwerhörigen und bei beiderseits unterschiedlichen Hörstörungen besonders nachteilig aus. Das gleiche gilt für Menschen, die ein Hörgerät auf einem Ohr tragen. Erst die binaurale Hörgerätversorgung mit Ausgleich größerer Seitendifferenzen ermöglicht dem Träger des Gerätes eine Lokalisation von Schallquellen und die Diskrimination von Sprache bei normalerweise fast immer vorhandenen Störpegeln in ausreichendem Maße. Die binaurale Hörgerätversorgung ist deshalb keineswegs ein Luxus, sondern stellt für den Patienten eine weitere Verbesserung seiner Hörprothese dar, die ihm die Kommunikation mit seiner Umwelt erleichtert. Ebenso bedeutet die Verwendung von stereofonen Hörtrainingsanlagen in den Sonderschulen für Schwerhörige eine wichtige Hilfe bei der Erziehung der schwerhörigen Kinder.

Eine umgekehrte Erscheinung, nämlich ein besseres Verstehen von Sprache bei vorhandenem Störpegel als ohne diesen, beobachtet man oft bei Schalleitungsschwerhörigkeit. Sie wird als „Paracusis Willisii" bezeichnet und kann nur teilweise dadurch erklärt werden, daß der Normalhörende im Lärm lauter und deutlicher spricht, der Schwerhörige aber den störenden Lärm nicht in gleichem Maße wahrnimmt wie der Hörende und deshalb für ihn das Verhältnis zwischen Störpegel und Nutzpegel in bezug auf ihre Lautheit günstiger wird.

2. Audiometrie

2.1. Maßeinheiten

2.1.1. Frequenz

Ebenso wie das Licht aus zahlreichen, verschiedenen Wellenlänge besteht, die wir als Farben wahrnehmen, so sind die natürlicherweise vorkommenden Schallereignisse fast ausschließlich Gemische von Schwingungen. Diese den Spektralfarben des Lichtes entsprechenden Schallschwingungen haben wie diese eigene Schwingungszahlen, die durch die Häufigkeit der Schwingungen bestimmt werden. Man mißt die Anzahl der Schwingungen pro Sekunde und bezeichnet dieses Maß als Frequenz. Die Frequenz wird in Hz (= Hertz) bzw. kHz (ein Kilohertz = 1000 Hz) gemessen. Langsame Schallschwingungen werden als tiefe Töne, schnelle Schallschwingungen als hohe Töne gehört. Der hörbare Bereich liegt zwischen etwa 20 Hz und 20000 Hz (= 20 kHz). Schall mit weniger als 20 Hz wird als Infraschall, solcher mit mehr als 20000 Hz als Ultraschall bezeichnet, wobei die in der Technik angewandten Ultraschalle gewöhnlich einige 100 kHz aufweisen.

Aus der Musik sind uns in bezug auf die Tonhöhenempfindung bestimmte Regelmäßigkeiten bekannt, die sich zahlenmäßig erfassen lassen. Die musikalische Tonleiter umfaßt eine Oktave, und dieser Tonhöhenabstand entspricht genau einer Verdoppelung der Frequenz. Unser Ohr arbeitet also in bezug auf das Hören der Tonhöhe nicht linear, sondern logarithmisch. Das bedeutet, daß z. B. die Frequenzen 200 und 400 Hz ebenso eine Oktave umfassen wie die Frequenzen 2000 und 4000 Hz. Die erste dieser beiden Oktaven umfaßt jedoch 200 Hz, die zweite 2000 Hz. Im Bereich der tiefen Töne bedeutet also eine geringe Frequenzänderung bereits eine Änderung der Tonhöhe, in den hohen Frequenzen ist für die gleiche Tonhöhenänderung eine stärkere Frequenzänderung erforderlich. Dadurch können wir im Bereich der tiefen Frequenzen relativ kleine Frequenzänderungen wahrnehmen, im Bereich der hohen Frequenzen nur relativ hohe Frequenzänderungen, wobei aber die Verhältnisse in bezug auf die empfundenen Oktaven konstant bleiben.

2.1.2. Schalldruck

Schallwellen sind Druckwellen. Dabei wird der Druck von einem Partikel oder Molekül an das nächste weitergegeben, und diese Druckschwankungen erfolgen in regelmäßigen Abständen zu- und abnehmend. So wechselt der Druck gleichmäßig, und wenn man ihn als Kurvenbild in ein Koordinatensystem einzeichnet, erhält man eine Sinuskurve (Abb. 18). Das Bild der Sinuskurve stellt jedoch nicht die Bewegung der schwingenden Teilchen dar, sondern lediglich die Größe des Druckes, den die schwingenden Teilchen auf ihre Nachbarschaft ausüben. Die Geschwindigkeit, mit der sich eine solche Schalldruckwelle fortbewegt, hängt davon ab, wie nahe die fortleitenden Teilchen einander sind. In Wasser, das eine große Dichte hat, ist die Schallgeschwindigkeit mit etwa 1450 m/sec deshalb wesentlich größer als in Luft, und selbst in dieser hängt sie von der Dichte ab, die sich z. B. mit der Temperatur ändert (Tab. 3).

Die Größe des von Schallwellen ausgeübten Drucks ist sehr gering. Ein gerade eben hörbarer Ton von 1000 Hz besitzt einen Schalldruck von

$$2 \times 10^{-4}\ \mu b = 2 \times 10^{-5}\ N/m^2 \text{ (Newton pro Quadratmeter),}$$
$$1\ N \times m^{-2} = 1\ kg \times m^{-1} \times s^{-2} = 10\ dyn \times cm^{-2}.$$

Die internationale Einheit $N \cdot m^{-2}$ hat das bisher gebräuchliche μb (Mikrobar) ersetzt, das jedoch anschaulicher ist:

1 μb ist der millionste Teil eines Bar (1 Bar = 1,0197 at), so daß der Schwellenschalldruck bei 1 kHz $\frac{2}{10\,000\,000\,000}$ Bar beträgt (zwei Zehntausendmillionstel). Für die gleiche Frequenz liegt die Schmerzgrenze des Ohres bei etwa dem Sechsmillionenfachen des Schwellenschalldrucks, so daß der Arbeitsbereich unseres Hörorgans im physikalischen Maßstab einen sehr großen Umfang hat, der zahlenmäßig unhandlich erfaßbar ist. Da die Schallstärkeempfindung annähernd mit dem Logarithmus der Schallintensität wächst *(Weberschés Gesetz),* war es vorteilhaft, für den Schalldruck auch ein logarithmisches Maßsystem zu verwenden. Dafür bot sich ein Maß ohne Dimension an, das Bel und, davon abgeleitet, das Dezibel

$$(1\ dB = \frac{1}{10}\ \text{Bel}).$$

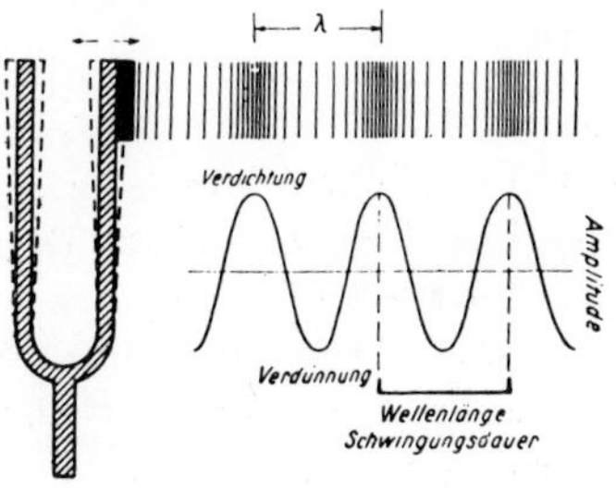

Abb. 18: Der Schall breitet sich in Form von Druckwellen (oben) aus. Bei Darstellung der Druckverhältnisse als Amplituden ergibt sich eine Sinuskurve (unten) (nach *Schütz*).

Als Nullpunkt der Dezibelskala muß jeweils eine Zahl durch Konvention als Bezugswert festgelegt werden. Ursprünglich wurde nicht der Schalldruck (p), sondern die Schallintensität (I) mit Hilfe einer Dezibelskala erfaßt, wobei eine Zehnerpotenz 10 dB entsprach. Es erwies sich jedoch in der Audiometrie als praktischer, nicht die Schallintensität, sondern den Schalldruck dem Maßsystem zugrunde zu legen. Da zwischen Schallenergie und Schalldruck eine quadratische Beziehung besteht und eine Quadrierung die Verdoppelung des Logarithmus bedeutet, entspricht nun einer Zehnerpotenz des Schalldrucks der Wert von 2 × 10 = 20 dB:

$$p\ \text{dB} = 10 \times \log \frac{I_2}{I_1} = 20 \times \log \frac{p_2}{p_1}\ (I = k \times p^2)\text{m}$$

3 dB	entsprechen dem Verhältnis	1,41 : 1
6 dB	entsprechen dem Verhältnis	2 : 1
10 dB	entsprechen dem Verhältnis	3,16 : 1
12 dB	entsprechen dem Verhältnis	4 : 1
15 dB	entsprechen dem Verhältnis	5 : 1
18 dB	entsprechen dem Verhältnis	8 : 1
20 dB	entsprechen dem Verhältnis	10 : 1

Beispiel: Verdoppelung eines Schalldrucks mit einem Pegel von 80 dB bei einem Sinuston ergibt einen Schalldruckpegel von 86 dB.

Tab. 3: Schallgeschwindigkeit in Luft.

Bei Lufttemperatur von	− 10 °C	325,6 m/sec.
Bei Lufttemperatur von	0 °C	331,8 m/sec.
Bei Lufttemperatur von	+ 10 °C	337,8 m/sec.
Bei Lufttemperatur von	+ 20 °C	343,8 m/sec.
Bei Lufttemperatur von	+ 30 °C	349,6 m/sec.
Bei Lufttemperatur von	+ 40 °C	355,3 m/sec.

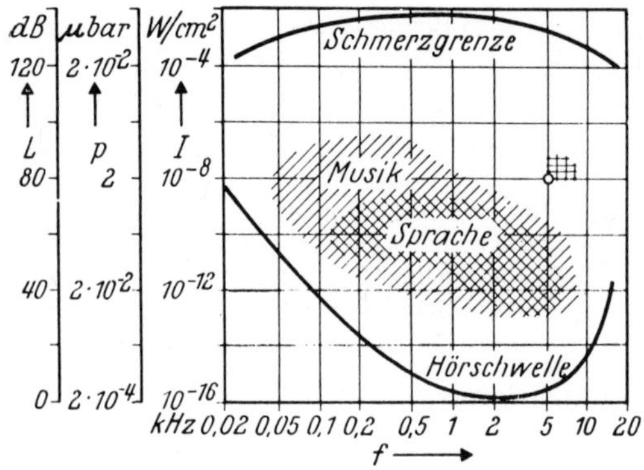

Abb. 19: Die normale Hörschwellenkurve mit Angabe der Intensität in W/cm², des Schalldrucks in μb und des Schalldruckpegels, bezogen auf die Hörschwelle bei 1 kHz. Eingezeichnet ist der Intensitäts- und Frequenzbereich für Sprache und Musik [nach (6) – 7].

Abb. 19 zeigt den Zusammenhang zwischen der Schallenergie, dem Schalldruck und den dazugehörigen dB-Werten. In der gleichen Abbildung ist die *Hörschwellenkurve* des normal hörenden Ohres dargestellt, wie sie anhand von zahlreichen Untersuchungen festgestellt worden ist*). Sie zeigt, daß das Ohr für verschiedene Frequenzen eine unterschiedliche Empfindlichkeit besitzt. Tiefe und sehr hohe Töne werden erst bei höheren Schalldrücken gehört als die Töne des mittleren Frequenzbereichs. Der für die dB-Skala zugrunde gelegte Bezugswert wurde deshalb in diesem Bereich, nämlich für die Hörschwellenwerte eines 1-kHz-Tones, festgelegt. Die am Rande von Abb. 19 aufgeführten dB-Werte beziehen sich auf diesen Bezugswert.

2.1.3. dB-Skalen

Da die normale Hörschwellenkurve in Relation zum Schalldruck einen stark gekrümmten Verlauf hat, ist es nicht leicht, ohne weiteres für jede Frequenz den normalen Hörschwellenschalldruck zu finden, und noch schwerer, diesen Wert in Beziehung zu setzen zu einem eventuell vorhandenen Hörverlust. Man hat sich deshalb geeinigt, als weiteren Bezugswert für eine dB-Skala die normale Hörschwelle zu benutzen. Dabei bedeutet für jede Frequenz der jeweilige nor-

*) Die Tatsache, daß sich eine einzige, für alle Normalhörenden praktisch übereinstimmende Hörschwellenkurve bestimmen läßt, beantwortet die häufig gestellte Frage nach der Übereinstimmung subjektiver Empfindungen für diesen Fall dahingehend, daß das Hörvermögen in bezug auf die Leistungsfähigkeit keinen großen interindividuellen Schwankungen unterliegt. Dabei handelt es sich allerdings lediglich um eine quantitative und nicht um eine qualitative Bewertung in bezug auf die Empfindungen, die durch die Wahrnehmung ausgelöst werden.

male Hörschwellenschalldruck 0 dB. Diesem Bezugswert liegt also für jede Frequenz ein anderer Schalldruck zugrunde. Diese dB-Skala wird deshalb als „relativ" bezeichnet im Gegensatz zu der auf einen einzigen physikalischen Wert bezogenen *absoluten dB-Skala*. Die *relative dB-Skala* wird wegen ihrer einfachen Handhabung in der Audiometrie fast ausschließlich verwandt. Zur Vermeidung von Mißverständnissen ist es allerdings erforderlich, daß man den verwandten dB-Wert näher bezeichnet: Bei Verwendung absoluter dB-Werte setzt man die Bezugszahl hinzu („dB re 2×10^{-5} N/m²"). Bei Verwendung relativer dB-Werte spricht man von „*dB Hörverlust* (HV)", wobei stillschweigend der Bezug auf die normale Hörschwelle angenommen wird. Da als Bezugswert für die absolute Skala die normale Hörschwelle bei 1 kHz festgelegt wurde, stimmen für 1 kHz diese beiden dB-Skalen überein.

Man kann schließlich die bei einem Patienten gemessene Hörschwelle als Bezugswert verwenden, z. B. bei der Anwendung überschwelliger Meßmethoden oder bei experimentellen Untersuchungen. Diese Beziehung wird am einfachsten durch die im angloamerikanischen Sprachgebrauch übliche Abkürzung „dB SL" (= „sensation level", Empfindungspegel) gekennzeichnet. Es handelt sich bei allen diesen dB-Werten um auf einen bestimmten Nullpunkt bezogene Schalldruckdifferenzen, und man spricht deshalb bei Verwendung der dB-Werte vom *Schalldruckpegel*.

2.1.4. Lautstärke – phon-Skala

Wegen der starken Krümmung der Hörschwellenkurve hängt die Lautheit eines Tones nicht nur von seinem Schalldruck, sondern auch von seiner Frequenz ab. Um hier eine für alle Frequenzen gültige Skala der Lautstärke zu erhalten, mußte wieder ein Bezugswert geschaffen werden. Dafür wurde der Ton mit der Frequenz 1000 Hz (= 1 kHz) gewählt. Mit Hilfe von normal hörenden Versuchspersonen wurde nun festgestellt, welche Schalldrücke bei verschiedenen Frequenzen erforderlich waren, um mit verschiedenen Schalldruckpegeln des 1-kHz-Tones gleiche Lautheit zu erzielen. Zeichnete man die erhaltenen Werte in das Koordinatensystem von Abb. 19 ein, so erhielt man die in Abb. 20 dargestellten *Kurven gleicher Lautstärke*, die alle Punkte für alle Frequenzen miteinander verbinden, die mit einem 1-kHz-Ton gleiche Lautheitsempfindung auslösen. Als Maß für die Lautstärke dient das *Phon* (phon). Für 1 kHz stimmen die dB-Skala und die phon-Skala überein. Diese Übereinstimmung besteht jedoch für alle anderen Frequenzen nicht, da die Kurven gleicher Lautstärke weder zur Hörschwelle noch untereinander parallel verlaufen, sondern nach den höheren Schallpegeln hin einen zunehmend flacheren Verlauf aufweisen. Die phon-Skala gibt die tatsächlich empfundenen Lautstärkeverhältnisse wieder und wird deshalb allgemein zur Angabe von Lärmgrößen verwandt, wobei allerdings eine Differenzierung nach der Frequenzzusammensetzung nicht mehr ohne weiteres möglich ist.

Da bei der Beurteilung der Schädlichkeit von Lärm nicht nur die Gesamtlautstärke (in phon gemessen), sondern auch die Frequenzzusammensetzung eine wichtige Rolle spielt, wurden für diese Zwecke eigene Bewertungsmaßstäbe entwickelt, die die unterschiedlichen Verläufe der Kurven gleicher Lautstärke bei verschiedenen phon-Werten in bezug auf die Hörschwellenkurve berücksichtigen. Eine standardisierte Form von Frequenzbewertungskurven liefert dann die gemessene Gesamtlautstärke in DIN-phon. In die Meßgeräte werden Filter eingebaut, die die gemessene Lautstärke entsprechend dieser Bewertungskurve korrigieren. Der DIN-Kurve 2 entspricht die internationale dB-A-Bewertung, der DIN-Kurve 1 die Bewertung nach dB-B. Ein unbewerteter Schallpegel wird nach dB-C gemessen. In modernen Schallpegelmessern besteht die Möglichkeit, die Bewertungen nach den verschiedenen Skalen direkt abzulesen.

Während die Lautstärkenskala (phon) die subjektiv meßbare Beziehung zu einem physikalisch festgelegten Bezugspunkt darstellt, gibt die Lautheitsskala (sone; siehe S. 35) die Beziehungen subjektiver Empfindungen zueinander wieder. Es bestehen zwischen der sone-Skala und der Lautstärke natürliche Beziehungen, die zwischen 30 phon und 120 phon sogar fast linear sind (Tab. 4): Eine Verdoppelung der Lautheit entspricht in diesem Bereich einer Anhebung der Lautstärke um 10 phon.

Tab. 4: Die Beziehungen zwischen Lautstärke und Lautheit mit Angabe des ungefähren Schalldrucks und Beispielen entsprechender Schallereignisse.

Schallereignis	Schalldruck in N/m^2	Lautstärke in phon	Lautheit in sone
Hörschwelle	2×10^{-5}	0	
ruhige Wohnung	2×10^{-4}	20	0,25
Rauschen von Bäumen	$2 \times 10^{-3,5}$	30	0,5
Zerreißen von Papier, gedämpfte Unterhaltung	2×10^{-3}	40	1
Unterhaltungssprache	$2 \times 10^{-2,5}$	50	2
Schreibmaschine, Staubsauger, Straßenbahn, Eisenbahn, Rundfunk	2×10^{-2}	60	4
belebte Straße, Klavierspiel im Wohnraum	$2 \times 10^{-1,5}$	70	8
starker Straßenverkehr, lautes Rufen in 1 m Entfernung	2×10^{-1}	80	16
Preßluftbohrer in 5 m Entfernung, Webstuhl	$2 \times 10^{-0,5}$	90	32
Motorrad ohne Schalldämpfer, sehr laute Autohupe	2×10^{0}	100	64
Kesselschmiede, Blechbearbeitung	$2 \times 10^{0,5}$	110	128
Niethämmer, Flugzeugmotoren	2×10^{1}	120	256
Schmerzgrenze	$2 \times 10^{1,5}$	130	512

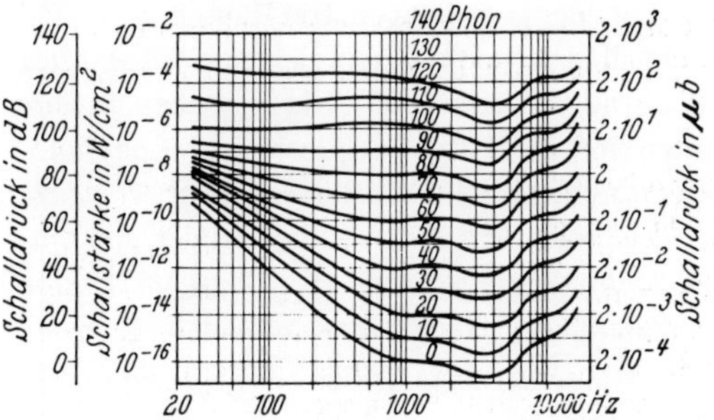

Abb. 20: Kurven gleicher Lautstärke [nach (6) – 7].

2.1.5. Tongemische: Klänge, Geräusche

In der Natur kommen reine Töne, wegen des Ablaufs ihrer Druckänderung auch *Sinustöne* genannt, praktisch nicht vor, sondern fast ausschließlich Gemische von Tönen in Form von Klängen und Geräuschen. Lediglich die durch Pfeifen mit den Lippen erzeugten Töne sind fast reine Sinustöne. Oft stehen jedoch die in einem Tongemisch enthaltenen Frequenzen in festen Verhältnissen zueinander. Handelt es sich in bezug auf einen Grundton um ganze Vielfache, so bezeichnet man die oberhalb des Grundtons vorhandenen Frequenzen als *Obertöne*.

Der erste Oberton ist die Oktave (2 : 1), der zweite die eingestrichene Quint (3 : 1), der dritte die zweite Oktave (4 bzw. 2 × 2 : 1) usw. Auch unterhalb des Grundtones treten „Obertöne" auf, deren Frequenz in ganzzahligem Verhältnis (1 : 2; 1 : 3 usw.) zu der Frequenz des Grundtones steht. Die Obertöne werden auch als *Harmonische* bezeichnet.

Auch dann, wenn mehrere Frequenzen gleichzeitig auftreten, aber keine harmonischen Beziehungen zueinander haben, bleibt ein tonaler Charakter des Frequenzgemisches erhalten, wenn die Zahl der Einzeltöne nicht zu groß wird. Solche Tongemische mit tonalem Charakter bezeichnet man als *Klänge*, wobei der Physiker nur das gleichzeitige Auftreten von Grundton und Obertönen als Klang bezeichnet, der Musiker auch das Zusammenklingen von verschiedenen musikalischen Tönen (z. B. Dreiklang, Mollklang), und dabei von harmonischen und dissonanten Klängen allein nach der subjektiven Beurteilung spricht.

Verliert ein Gemisch von Tönen seinen musikalischen Klangcharakter, so bezeichnet man es als Geräusch. Ein Geräusch besteht im physikalischen Sinne aus nicht in einem ganzzahligen Verhältnis zueinander stehenden Sinustönen; eine gleichzeitig erklingende Quint ist deshalb physikalisch gesehen ein Geräusch, musikalisch aber ein Klang. Geräusche können durch die in ihnen enthaltenen

Frequenzen gefärbt sein und z. B. tief oder hoch klingen. Ein Rauschen, in dem alle (hörbaren) Frequenzen gleichmäßig verteilt und mit gleichem Schalldruck vorhanden sind, bezeichnet man als *weißes Rauschen**). Ein Rauschen, in dem ebenfalls alle Frequenzen enthalten sind, diese aber entsprechend der physiologischen Hörschwellenkurve mit unterschiedlichem Schalldruck, wird als *gleichmäßig verdeckendes* Rauschen *(Feldtkeller und Zwicker)* bezeichnet und entspricht nahezu dem in den Atlas-Audiometern verwandten *„Langenbeck-Rauschen"*. Beide Geräuscharten werden in der Audiometrie verwandt.

Schneidet man aus einem weißen Rauschen einen beiderseits begrenzten Frequenzbereich heraus, was durch Verwendung entsprechender Filter möglich ist, so bezeichnet man dieses Geräusch als Bandrauschen oder Bandgeräusch, wobei man *Schmalbandgeräusche* und *Breitbandgeräusche* unterscheidet, je nach der Breite des Frequenzbandes, das das Rauschen enthält. Häufig werden Rauschbänder auch so um eine Mittenfrequenz geschnitten, daß die Breite des Bandes einem (musikalisch) harmonischen Tonverhältnis entspricht. Sie werden auch in der Technik als *Terzrauschen* oder *Oktavrauschen* häufig angewandt, wobei das Terzrauschen ein schmalbandiges, das Oktavrauschen ein breitbandiges Rauschen ist. Auch Schmalbandgeräusche, insbesondere Terzrauschen, werden in der Audiometrie, z. B. zur Vertäubung, gern verwandt. Der Schalldruck von Geräuschen wird ebenso gemessen wie der von reinen Tönen. Die Umrechnungen aus den Einzelschalldrücken oder Lautstärken der einzelnen Frequenzen in den Schalldruck oder die Lautstärke des Geräusches ist allerdings wegen der gleichzeitig auftretenden Verdeckungen und der logarithmischen Beziehungen sehr kompliziert.

Weißes Rauschen, das auch als *Röhrenrauschen* bezeichnet wird, weil es durch die Elektroden in einer Kathodenröhre erzeugt werden kann, ist in der Natur ebenso selten wie Sinustöne; diese beiden Schallereignisse stellen daher mit der absoluten Ordnung der Sinustöne und der absoluten Unordnung des weißen Rauschens Grenzfälle akustischer Signale dar. Die für den Menschen und seine Kommunikation mit den Mitmenschen besonders wichtige Sprache ist ein Gemisch aus Tönen und Geräuschen. In Abb. 19 ist in das Hörfeld, das zwischen der Hörschwellenkurve auf der Schmerzgrenze liegt, derjenige Bereich eingezeichnet, in dem die Frequenzen und die Intensitäten der Sprache und der Musik liegen.

---

*) Die Bezeichnung „weißes Rauschen" wurde aus der Optik abgeleitet, wo weißes Licht ebenfalls alle (sichtbaren) Frequenzen enthält.

2.2. Hörschwellenmessung

Wenn wir die Hörfähigkeit eines Menschen prüfen wollen, gibt es eine Reihe von Gesichtspunkten, unter denen diese Prüfung erfolgen kann. Eine wesentliche Aussage erhält man durch die Feststellung der Leistungsfähigkeit des Hörorgans in bezug auf das Hören von Tönen und Geräuschen als den am besten zu definierenden akustischen Signalen. Hierbei ist es am einfachsten, Grenzwerte („Schwellen") zu suchen. Ein Schwellenwert, der verhältnismäßig leicht zu bestimmen ist, ist derjenige, an dem gerade eben ein Höreindruck ausgelöst wird. Dieser Punkt wird als *Hörschwelle* bezeichnet. Die Hörschwelle erfordert für die einzelnen Tonhöhen (Frequenzen) verschiedene Schalldrücke (siehe 2.1.2.). Diese Schwellenschalldrücke lassen sich in Form einer *Hörschwellenkurve* darstellen (Abb. 19), die im Bereich von etwa 1000 bis 3000 Hz einen Extremwert aufweist und nach den tiefen und nach den hohen Frequenzen hin gekrümmt ist. Diese gekrümmte Form der Hörschwellenkurve ist für die praktische Audiometrie recht unbequem, und man hat deshalb alle Punkte der normalen Hörschwellenkurve gleich Null gesetzt und sie auf diese Weise zu einer Geraden gemacht, die allerdings nicht mehr die absoluten Schalldrücke erkennen läßt, die zu den einzelnen Schwellenwerten gehören. Diese sind aber in der Audiometrie auch recht unwichtig, es interessiert vielmehr, wie groß ein Hörverlust im Vergleich zu der normalen Hörschwellenkurve ist. Der Hörverlust läßt sich nach Begradigung der Hörschwellenkurve leicht ablesen, da er in allen Frequenzen gleichen Abstand zur jetzt geraden Nullinie hat. Da man gewohnt ist, einen Verlust, also etwas Negatives, unterhalb einer Nullinie einzuzeichnen, wurde nun der Schalldruckpegel, der zur Erreichung der individuellen Hörschwelle erforderlich ist, unterhalb der Nullinie zunehmend in das Koordinatensystem eingezeichnet. Da er auf die normale Hörschwellenkurve bezogen wird, wird er in dB HV gemessen (siehe S. 51).

In Abb. 21 ist das in der Audiometrie allgemein verwandte Schema abgebildet, in das die gemessenen Hörschwellenkurven eingetragen werden. Die in Abb. 19 dargestellte normale Hörschwellenkurve entspricht der Nullinie in dieser Abbildung, und im Gegensatz zu Abb. 19 nimmt die Schallintensität in diesem Schema von oben nach unten zu, da bei einem bestehenden Hörverlust größere Schallintensitäten zur Erreichung der Hörschwelle erforderlich werden. Zur Verdeutlichung ist in Abb. 22 noch einmal das Sprachfeld eingezeichnet, das jetzt natürlich unterhalb der Hörschwellenkurve liegt und durch die Verzerrung dieser Kurve ebenfalls seine Form verändert hat. Die in ein solches Schema eingezeichnete Hörschwellenkurve für Sinustöne bezeichnet man als *Tonaudiogramm*, oft auch nur kurz als *Audiogramm*. Die Schmerzschwelle, die in bezug auf die absoluten Schalldruckwerte für alle Frequenzen nahezu gleich ist, wird durch die Begradigung der Hörschwellenkurve ebenfalls verändert. Sie steigt entsprechend im audiometrischen

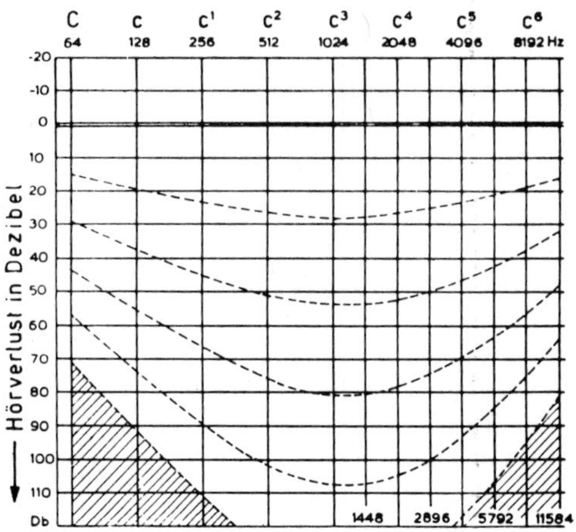

Abb. 21: Audiogrammschema für die (relative) Hörverlustdarstellung.

Schema nach den tiefen und hohen Frequenzen an und wird in vielen Audiogramm-Formularen in der rechten und linken unteren Ecke durch ein schraffiertes Feld gekennzeichnet (Abb. 21).

Es wird auch bisweilen ein Audiogrammschema verwandt, das die physiologische, also gekrümmte Hörschwellenkurve enthält, in dem aber die Hörverluste ebenfalls nach unten zunehmen (Abb. 22b). Dieses Schema behält den Nachteil bei, daß der Hörverlust für jede Frequenz dadurch abgelesen werden muß, daß man die Differenz zwischen dem Schwellenschalldruck des Patienten und dem für die Frequenz geltenden normalen Schwellenschalldruck bilden muß. Die Anwendung dieses Schemas erfordert eine entsprechende Eichung des Audiometers.

2.2.1. *Der tonaudiometrische Meßvorgang*

Vor jeder audiometrischen Messung muß durch eine Spiegeluntersuchung festgestellt werden, daß der Gehörgang frei ist, so daß der Schall das Trommelfell bzw. das Mittelohr ungehindert erreichen kann. Dagegen soll eine Durchblasung der Tuben vor der audiometrischen Untersuchung nicht vorgenommen werden, da sonst die Schalleitungsstörung als Symptom einer krankhaften Tubenfunktion nicht festgestellt werden kann. In diesen Fällen soll vielmehr bei Vorliegen einer Schalleitungsstörung durch Wiederholung des Audiogramms festgestellt werden, ob sie durch Tubendurchblasung beseitigt oder verringert werden kann.

Der praktische Meßvorgang zur Bestimmung der Tongehörschwellen erfolgt in der Form, daß zunächst eine Frequenz am Audiometer eingestellt und dann dieser Ton so lange gleichmäßig zunehmend verstärkt wird, bis der Patient an-

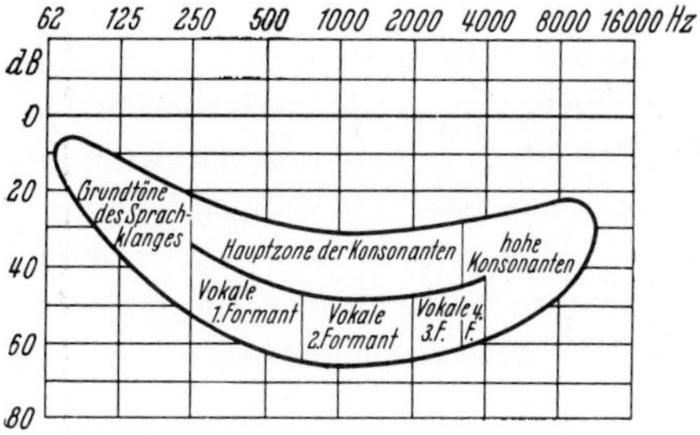

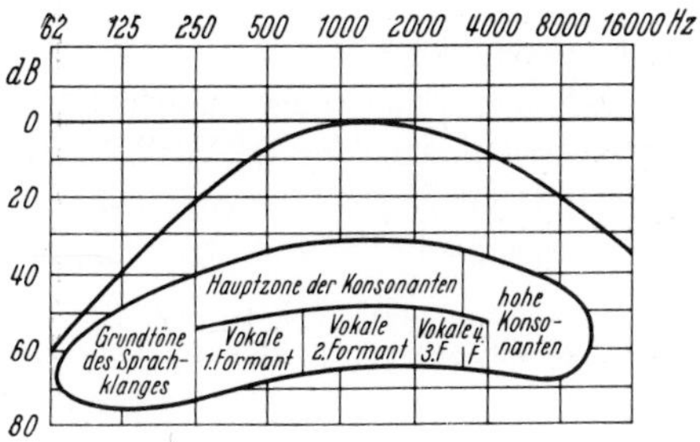

Abb. 22: Die Projektion des Sprachfeldes in das Audiogrammschema, a) in relativer, b) in absoluter Darstellung [nach (6) – 7].

gibt, er könne den Ton eben sicher hören. Diesen Vorgang wiederholt man nun mit den verschiedenen Frequenzen des Audiometers, bis für alle die Hörschwelle bestimmt ist. Dabei empfiehlt es sich, nach einem konstanten Schema vorzugehen: Man beginnt mit einer mittleren Frequenz, am besten 1000 Hz, und geht in Oktavsprüngen (2000, 4000, 8000 Hz) zunächst zu den höheren Frequenzen. Dann kontrolliert man die erste gemessene Hörschwelle, z. B. von 1000 Hz, und mißt anschließend die tiefen Frequenzen in absteigender Reihenfolge. Anschließend mißt man dann die bei den Oktavsprüngen ausgelassenen Zwischenfrequenzen, die das Audiometer enthält, z. B. 1500, 3000 und 6000 Hz sowie 750 Hz. Dieses Verfahren hat den Vorteil, daß der Patient weiß, in welchem Frequenzbereich etwa der zu erwartende Ton liegen wird. Andererseits bietet die Messung von zunächst jeder zweiten Frequenz und die erst spätere Ergänzung der Zwischenwerte eine gute Kontrolle über die Genauigkeit der Angaben des Patienten. Ergeben sich im Hörkurvenverlauf deutliche Zacken, so ist eine weitere Kontrolle der Meßwerte erforderlich (siehe auch 2.10.).

Die Audiometer sind im allgemeinen so geeicht, daß die Hörschwelle aus dem unterschwelligen Bereich, also dem Nichthörbaren, aufgesucht wird. Bei unsicheren Angaben des Patienten ist es aber empfehlenswert, auch den umgekehrten Weg zur Kontrolle zu gehen, d. h. zunächst die Hörschwelle aus dem unterschwelligen Bereich aufzusuchen, dann den Ton etwas über die Hörschwelle zu verstärken, so daß er deutlich hörbar ist, und dann den Patienten angeben zu lassen, wann der Ton bei abnehmender Verstärkung wieder verschwindet. Genaue Messungen zeigen, daß die auf diese Weise gewonnenen Hörschwellen nicht ganz übereinstimmen und die vom unterschwelligen Bereich her aufgesuchte Hörschwelle immer etwas höher liegt, d. h. größere Lautstärke erfordert, als die bei abnehmender Lautstärke gefundene. Die Differenz liegt jedoch im normalen Fehlerbereich und ist in der routinemäßigen Audiometrie durchaus zu vernachlässigen.

Ein weiterer, unter der gleichen Einschränkung in Hinblick auf eine geringe Schwellenänderung anwendbarer Weg zur Messung der Hörschwelle bei unaufmerksamen Patienten ist es, den Ton nicht kontinuierlich (———), sondern unterbrochen (------) zu geben. Einige Audiometer haben automatisch arbeitende Unterbrecher oder Amplitudenmodulationen, die ebenfalls dafür verwandt werden können. Die Dauer des Einzeltones darf aber eine halbe Sekunde nicht unterschreiten, damit nicht die Hörschwelle durch die Änderung des Zeitfaktors verändert wird (siehe S. 39).

Die Geschwindigkeit, mit der der Ton allmählich verstärkt wird, kann die feststellbare Hörschwelle ebenfalls beeinflussen. Gewöhnlich soll man den Verstärker nicht zu langsam bewegen, damit der Patient nicht zu lange auf das Auftauchen des Tones warten muß und seine Aufmerksamkeit nachläßt. Bei sonst gesunden und nicht zu alten Patienten beträgt die Reaktionszeit zwischen dem Einschalten des Tones durch den Prüfer und der Auslösung eines Signals durch den Patienten (z. B. Druck auf einen Signalknopf, Angabe „jetzt" oder „ja" usw.) nicht länger als $^{1}/_{10}$ sec. Wenn man also in 1 sec auf dem Audiometer drei bis vier Lautstärkestufen hintereinander einstellt, so ist diese Geschwindigkeit normalerweise ausreichend. Da die meisten handelsüblichen Audiometer in Stufen von 5 dB verstärken, kann man also innerhalb 1 sec um 20 dB verstärken. Bei intelligenten und aufmerksamen Patienten kann diese Geschwindigkeit noch etwas erhöht werden, bei älteren oder aus Krankheitsgründen nur langsam reagierenden Patienten muß die Verstärkungsgeschwindigkeit aber oft bis zu 5 dB pro sec herabgesetzt werden, da sonst die Reaktion erst dann erfolgt, wenn man schon um mehrere dB-Stufen über den Schwellenwert hinaus verstärkt hat. Durch Kontrolle eines der ersten Meßwerte mit einmal schneller, dann langsamer Verstärkung kann man im Zweifelsfall das Reaktionsverhalten des Patienten prüfen.

Bei Audiometern mit stufenweiser Schaltung der Frequenz- und Intensitätsregelung treten unvermeidlich Knacke und Transients (= hörbare Einschwingvorgänge) auf, die vom Patienten mituntern auch dann wahrgenommen werden, wenn der Prüfton noch unhörbar ist. Bei aufmerksamen Patienten führt dies leicht zu Fehlmessungen und kann nur dadurch vermieden werden, daß man den Patienten auffordert, lediglich auf den Dauerton oder besser noch auf regelmäßige Tonimpulse zu achten, die in hörbarer Lautstärke vor der Prüfung zum Kennenlernen vorgespielt werden müssen.

Die erhaltenen Meßpunkte werden durch gerade Striche miteinander verbunden zu der gesuchten Hörschwellenkurve. Auf die Verbindung der Meßpunkte mit schön geschwungenen Linien, die dann insgesamt eine „Kurve" ergeben, sollte man verzichten, da man über den zwischen den einzelnen Meßpunkten liegenden Verlauf der Hörkurve keine Aussage machen kann. Die Kurven des rechten Ohres werden rot, die des linken Ohres blau eingezeichnet. Bei Verwendung gleichfarbiger oder schwarzer Stifte – z. B. auch im Druck – werden die in Abb. 23 dargestellten Zeichen benutzt.

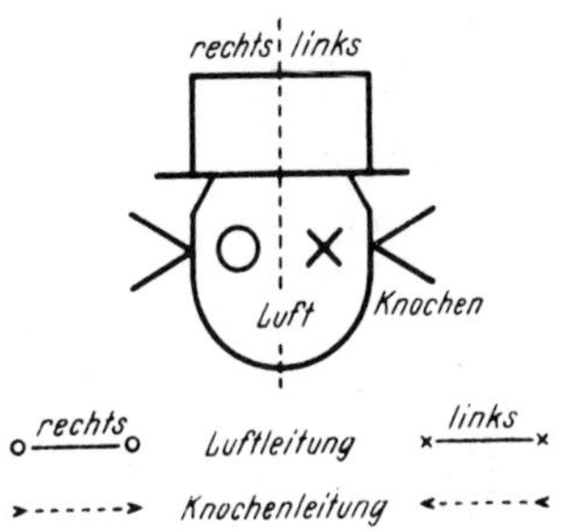

Abb. 23: Audiometrische Zeichen [nach (6) – 7].

Bei einem Normalhörenden sollen die Meßpunkte auf der Nullinie liegen. Man kann aber leicht feststellen, daß das nicht immer der Fall ist, sondern daß die Meßpunkte oft auch bei Normalhörenden von der Nullinie abweichen. Bei wiederholten Messungen findet man dann, daß die Abweichungen schwanken. Dieser Befund weist uns darauf hin, daß die audiometrischen Messungen ebenso wie alle psychophysischen Messungen Fehlern unterliegen. Die gemessenen Werte schwanken um einen Mittelwert, der beim Normalhörenden der Nullinie des Audiogramm-Schemas entspricht und an einer großen Zahl von Versuchspersonen ermittelt wurde. Als mittlere Abweichung vom Mittelwert muß man in der Audiometrie 10 dB annehmen, so daß ein Hörverlust von 10 dB noch durchaus einem normalen Gehör entsprechen kann. Der gleiche Fehler ist für alle audiometrischen Meßwerte bei sonst gesunden Erwachsenen anzunehmen, bei Kleinkindern und geistig Behinderten ist er wesentlich größer.

Ein ungefähres Bild von der Fehlerhaftigkeit der Angaben des Patienten kann man sich machen, wenn man während der audiometrischen Prüfung Kontrollen der gemessenen Werte durchführt. Stimmt der Kontrollwert mit dem vorher gemessenen Wert der gleichen Frequenz um 10 dB und mehr nicht überein, so ist eine dritte und eventuell vierte und fünfte Kontrolle erforderlich, bei der dann vorteilhafterweise auch die Geschwindigkeit der Verstärkung geändert wird, damit nicht eine langsame Reaktion des Patienten die Ursache des Fehlers ist. Zu häufige Kontrollen dehnen allerdings die Dauer der gesamten Untersuchung leicht zu sehr aus, so daß der Patient ermüdet oder unwillig und damit auch unaufmerksam wird. In allen Fällen, in denen die Richtigkeit des Audiogramms aus irgendeinem Grunde zweifelhaft erscheint, ist eine Kontrolle an einem der nächsten Tage erforderlich. Bei Kindern und Greisen sind oft mehrfache Kontrollaudiogramme erforderlich, ehe eine signifikante Hörschwellenkurve vorliegt. Die Dauer der einzelnen tonaudiometrischen Untersuchung soll 30 min nicht überschreiten.

Bei jeder tonaudiometrischen Untersuchung müssen insgesamt vier Hörschwellenkurven bestimmt werden: Je eine Kurve über Luftleitung mit Hilfe des Kopfhörers und eine Kurve über Knochenleitung für beide Ohren. Es empfiehlt sich, zunächst die Hörschwellen für Luftleitung zu bestimmen. Dabei prüft man gewöhnlich zunächst die Hörschwellen auf dem einen Ohr und wechselt dann auf das andere Ohr. Dabei beginnt man zweckmäßig stets mit dem nach der subjektiven Aussage des Patienten besser hörenden Ohr. Man kann auch – bei Verwendung von zwei Kopfhörern an einem Bügel, wie ihn heute die meisten Audiometer haben – in unregelmäßiger Reihenfolge einmal rechts und dann links oder umgekehrt die Töne anbieten. Allerdings wird dadurch die Prüfung um ein Geringes erschwert. Diese Methode setzt auch voraus, daß nicht vertäubt werden muß.

Die Messung der Hörschwellen für Töne wird ergänzt durch die Bestimmung der Geräuschschwelle, das ist die Hörschwelle für Rauschen. Da das in den Audiometern erzeugte weiße oder Langenbeck-Rauschen alle geprüften Frequenzen enthält, muß die Geräuschschwelle bei der gleichen Schallintensität liegen, bei der die Hörschwelle für die am besten gehörten Töne liegt. Die Bestimmung der Geräuschschwelle ist daher eine weitere Kontrolle der Angaben des Patienten.

Im Anschluß an die Prüfung der Luftleitungswerte erfolgt die Aufzeichnung der Hörschwellenkurven für Knochenleitung. Bezüglich der dafür notwendigen Bedienung des Audiometers und des Knochenleiters siehe 3.2.3., bezüglich der Auswertung der gemessenen Hörschwellenkurven und der Bedeutung der Knochenleitungswerte siehe 2.2.5.

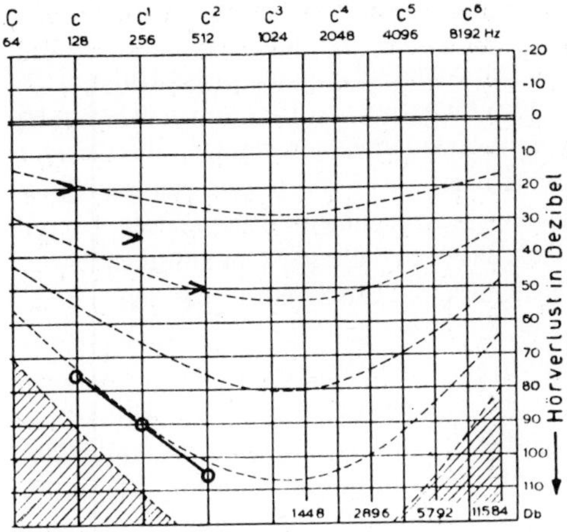

Abb. 24: Fühlkurven für Luft- und Knochenleitung [nach (6)–7].

2.2.2. *Fühlschwelle*

Bei der Prüfung der Knochenleitung muß berücksichtigt werden, daß die tiefen Töne unterhalb etwa 1000 Hz nicht nur gehört, sondern bei größerer Lautstärke auch gefühlt werden können. Die Grenzen des Hörens und des Fühlens überschneiden sich in diesem Bereich, so daß insbesondere bei den Frequenzen unter 300 Hz auch schon bei geringer Verstärkung die Vibrationen des Knochenleiters wahrgenommen werden. Bei den meisten Audiometern ist die Verstärkung für die Knochenleitung so begrenzt, daß die Fühlschwelle gerade eben erreicht wird; Schwellenwerte am Anschlag des Verstärkers können für die Knochenleitung daher schon gefühlte Werte sein, die nicht wirklich gehört wurden. Eine sichere Unterscheidung ist für den Patienten dabei kaum möglich. Ebenso wird auch über Luftleitung mit sehr hohen Lautstärken die Fühlschwelle erreicht. In Abb. 24 sind die *Fühlkurven* für Luft- und Knochenleitung aufgezeichnet, wie sie bei tauben Patienten gefunden wurden. Bei in diesem Bereich gefundenen Hörschwellenwerten ist eine sichere Differenzerung zwischen Gehörtem und Gefühltem mit tonaudiometrischen Methoden nicht möglich. Im Zweifelsfall prüft man, ob für die gemessene Schwellenlautstärke Sprache über Knochenleitung verstanden wird: Ist das der Fall, ist die Hörschwelle für Knochenleitung ein gehörter Wert, im anderen Falle nur gefühlt. Über 1000 Hz kommen Fühlwerte praktisch nicht mehr vor.

2.2.3. *Vertäubung*

Besteht zwischen dem Hörvermögen beider Ohren eine starke Differenz, so können die auf das schlechter hörende Ohr gegebenen Töne von dem besser hörenden Ohr unter Umständen bereits wahrgenommen werden, ehe die Hörschwelle des schlechteren Ohres erreicht ist. Da es schwierig ist, im Hörschwellenbereich eine Seitenunterscheidung vorzunehmen, insbesondere bei der Knochenleitung, muß in diesem Falle das besser hörende Ohr künstlich schwerhörig gemacht werden, damit es nicht mithören kann. Man tut das dadurch, daß man auf das Ohr ein Rauschen gibt, durch das das Mithören verhindert wird. Diese Form der Ausschaltung des nicht geprüften Ohres nennt man *Vertäubung*. Bei der Vertäubung sind zwei wesentliche Punkte zu beachten: 1. Die Vertäubung muß so stark sein, daß ein Überhören nicht möglich ist. 2. Die Vertäubung darf nicht so stark sein, daß sie auch auf das zu prüfende Ohr wirkt *(Übervertäubung)* und dessen Schwellenwerte ebenfalls verändert. Um diese Bedingungen einhalten zu können, muß man wissen, mit welchen Lautstärken ein *Überhören* möglich ist: Für die Luftleitung gilt, daß Schallpegel von etwa 50 dB und mehr in allen Frequenzen auf dem anderen Ohr hörbar werden, bei Knochenleitung beginnt das Überhören bereits bei 10–20 dB und ist in den tiefen Tönen besser als bei den hohen Tönen, wo bei 4000 Hz erst ab 30–40 dB überhört wird. Hört das eine Ohr normal, so muß also vertäubt werden, wenn auf dem anderen Ohr die Hörschwelle für Luftleitung bei mehr als 45 dB HV, für Knochenleitung bei mehr als 10 dB HV liegt. Besteht auf dem besser hörenden Ohr ebenfalls eine Schwerhörigkeit, so muß vertäubt werden, sobald die Differenz zwischen den beiden Ohren 45 dB für Luftleitung und 10 dB für Knochenleitung überschreitet, wobei als Bezugswert auf dem besser hörenden Ohr nur die Werte für die Knochenleitung genommen werden dürfen, da sie die Leistungsfähigkeit des Innenohres angeben, das beim Überhören auf dem Wege der Knochenleitung erregt wird. Bei einer seitendifferenten Schwerhörigkeit sollte man bei Prüfung des schlechten Ohres über Knochenleitung grundsätzlich vertäuben, da in diesem Falle unnötiges Vertäuben nicht schaden kann, das Fehlen einer Vertäubung aber leicht zu Fehlmessungen führt.

Ein häufiger Fehler durch unterlassenes Vertäuben tritt z. B. bei einseitiger Taubheit auf: Man erhält auf dem tauben Ohr durch das Überhören in das andere, normal hörende Ohr eine Hörschwellenkurve für Luftleitung, die zwischen 50 und 60 dB HV liegt, und eine Hörschwellenkurve für Knochenleitung bei 10–20 dB HV, so daß eine Schalleitungsstörung vorgetäuscht wird, die vergeblich mit eventuell langwieriger Behandlung oder sogar mit dem Versuch einer hörverbessernden Operation angegangen wird.

Die Frage, welche Lautstärke bei der Vertäubung anzuwenden ist, ist nicht so leicht zu beantworten. Da Knochenleitung schon bei mehr als 10 dB überhört werden kann, sollte mit dem Knochenleiter grundsätzlich nicht vertäubt werden, weil dabei das zu prüfende Ohr leicht mitvertäubt wird. Bis zu einem Schalldruckpegel von etwa 50 dB kann die Vertäubung über Luftleitung nicht überhört werden. Man sollte deshalb stets damit anfangen, 50 dB zur Vertäubung zu wählen. Bei der Prüfung der Luftleitungsschwellen kann unter dieser Vertäubung auf dem anderen Ohr ohne Bedenken bis zu einem Schallpegel von 80 dB nach der Hörschwelle gesucht werden, da bei 80 dB auf das vertäubte Ohr etwa 30 dB (80 minus 50 dB) gelangen und diese 30 dB durch das Vertäubungsgeräusch von 50 dB sicher verdeckt werden. Muß man auf dem zu prüfenden Ohr über 80 dB hinausgehen, sollte man auch die Vertäubung erhöhen, um ein Mithören auf dem besseren Ohr sicher auszuschließen, und zwar auf beiden Ohren in gleichen dB-Stufen, d. h. bei Verstärkung des Tones auf dem geprüften Ohr um 10 dB muß die Vertäubung ebenfalls um 10 dB verstärkt werden. Dabei gilt als Bezugswert immer die Hörschwelle des besseren Ohres für Knochenleitung. Die Vertäubung bei der Prüfung der Knochenleitung führt man ebenso durch, indem man mit einer Vertäubung von 50 dB beginnt. Hierbei muß man aber die Vertäubung schon weiter verstärken, wenn bis 50 dB die Hörschwelle nicht gefunden wurde, da die Knochenleitung schon sehr früh überhört werden kann. Bei Schalleitungsschwerhörigkeiten empfiehlt es sich sogar, bereits ab 40 dB die Vertäubung über 50 dB zu erhöhen, da bei reinen Schalleitungsstörungen die Knochenleitung besser als normal gehört werden kann. Eine grundsätzliche Vertäubung mit 80 dB, wie sie von manchen Untersuchern vorgenommen wird, ist falsch, weil dabei ein Übervertäuben in vielen Fällen nicht ausgeschlossen werden kann, das dann zu falschen Schwellenwerten führt.

Die meisten Audiometer enthalten für die Vertäubung nur weißes Rauschen oder ein gleichmäßig verdeckendes Rauschen, z. B. das *Langenbeck-Rauschen*. Da weißes Rauschen in allen Frequenzen gleiche Intensität aufweist, werden hohe und tiefe Töne wegen der Krümmung der Hörkurve stärker vertäubt als die Töne des mittleren Frequenzbereiches. Dieser Fehler wird bei Verwendung eines gleichmäßig verdeckenden Rauschens vermieden. Anstelle des Breitbandgeräusches des Audiometers kann auch ein Schmalbandgeräusch zur Vertäubung benutzt werden, wenn das Audiometer dafür eingerichtet ist. Dabei ist die Frequenz, deren Schwelle aufgesucht werden soll, gleichzeitig die Mittenfrequenz des Schmalbandgeräusches (2.1.5.). Man kann sogar den gleichen Ton zur Vertäubung des anderen Ohres verwenden, wenn man den Prüfton unterbrochen als Folge kurzer Einzeltöne gibt und den Vertäubungston als Dauerton. *Feldmann* empfiehlt bei diesem Verfahren, stets auf beiden Ohren die gleiche Intensität einzuhalten. Auf diese Weise ist eine fehlerhafte Vertäubung praktisch kaum möglich, insbesondere dann, wenn für Luftleitung über Luftleitung, d. h. beiderseits über Kopfhörer, bei der Prüfung der Knochenleitungsschwellen aber über einen zweiten Knochenleiter vertäubt wird. Aus diesem Grunde muß das Audiometer sowohl zwei Kopfhörerausgänge als auch zwei Knochenleiteranschlüsse aufweisen. Bei einem Einkanal-Audiometer darf ferner das Ein- und Ausschalten des Prüftones die Intensität des Vertäubungstones nicht verändern.

Von manchen Untersuchern wird – vor allem bei starken Schalleitungsstörungen – eine Vertäubung des zu prüfenden Ohres von der Stirn her über Knochenleitung empfohlen *(Rainville-Test)*. Dabei werden die Meßwerte für Luftleitung mit und ohne Vertäubung miteinander verglichen, ferner müssen sie mit den Vertäubungswerten von Normalhörenden verglichen werden. Ist die Innenohrfunktion intakt, dann wird sich das Vertäubungsgeräusch beim Patienten in gleichem Umfang auf die Luftleitungskurve auswirken wie beim Normalhörenden. Bei einer Innenohrschädigung wird der Vertäubungseffekt geringer sein als beim Normalhörenden. Abgesehen davon, daß durch unterschiedliche Beeinflussung der Knochenleitung durch verschiedene Schädelformen und Knochendicken Fehler möglich sind und bei den Vergleichsmessungen ohne Vertäubung Überhörfehler auftreten können, ist die Signifikanz bei Vergleichen von krankhaften Hörschwellenwerten mit denen Normalhörender infolge von zahlreichen Imponderabilien (z. B. Recruitment, Ermüdung, Verbesserung der Knochenleitungsschwellen bei Schalleitungsstörungen u. a. m.) recht zweifelhaft. Die Verwertbarkeit des *Rainville-Tests* wird deshalb von zahlreichen Autoren eingeschränkt oder gar bestritten.

2.2.4. Stimmgabelversuche

Für die Frage, ob eine Vertäubung erforderlich und wie sie durchzuführen ist, ist es gut, wenn man sich von der Art und dem Ausmaß der vorliegenden Hörstörung schon vor der tonaudiometrischen Prüfung ein ungefähres Bild machen kann. Dazu dienen die früher von den Ohrenärzten ausschließlich zur Hörprüfung angewandten, heute zu Unrecht weitgehend vernachlässigten Prüfungen mit Stimmgabeln. Da wir die Hörschwellenkurve mit dem Tonaudiometer ausmessen, brauchen wir nicht mehr, wie früher üblich, Stimmgabeln von 64 bis 8000 Hz und darüber, sondern es genügen eine oder zwei Stimmgabeln, mit denen wir eine orientierende Untersuchung durchführen. Dafür empfiehlt es sich, eine Stimmgabel des unteren Tonbereichs (a oder c^1 bzw. a^1 oder c^2, auch c^3 = 1024 Hz) und des oberen Tonbereichs (c^5) zu benutzen. Diese Stimmgabeln müssen zum Aufsetzen auf den Schädel einen flachen Fuß haben (Abb. 25). Angeschlagen werden Stimmgabeln am besten durch Zusammendrücken und plötzliches Loslassen der Gabelenden mit den Fingernägeln von Daumen und Zeigefinger. Zu starkes Anschlagen, z. B. an Möbeln, ist nicht sehr zu empfehlen.

Es sind vor allem drei Stimmgabelversuche, deren regelmäßige Durchführung vor der tonaudiometrischen Untersuchung uns für diese wichtige Hinweise geben können:

2.2.4.1. Der Webersche Versuch

Die angeschlagene Stimmgabel wird mit dem Fuß auf die Stirnmitte gesetzt und der Patient gefragt, ob er den Ton im Kopf, in den Ohren oder auf einer Seite hört. Wird der Ton in einer Seite des Kopfes oder in einem Ohr lokalisiert, spricht man von *Lateralisation*. Es ergeben sich aus der Antwort des Patienten mehrere Ergebnismöglichkeiten:

1. Keine Lateralisation:
   a. Normales Gehör beiderseits.
   b. Symmetrische Innenohrschwerhörigkeit*).
   c. Symmetrische Schalleitungsschwerhörigkeit*).
   d. Kombinierte Schwerhörigkeit beiderseits*).

2. Lateralisation:
   Lateralisation zeigt eine seitendifferente Schwerhörigkeit an.
   a. Bei Innenohrschwerhörigkeit: Lateralisation in das besser hörende Ohr.
   b. Bei Schalleitungsschwerhörigkeit: Lateralisation in das schlechter hörende Ohr.
   c. Kombinierte Schwerhörigkeiten: Nach Grad der Komponenten verschieden ausfallend.

2.2.4.2. Der Rinnesche Versuch

Die Hördauer der angeschlagenen Stimmgabel wird vor dem Gehörgangseingang (Luftleitung) und bei Aufsetzen auf den Warzenfortsatz (Knochenleitung) geprüft, beide Werte werden qualitativ miteinander verglichen:

a. Luftleitung länger gehört als Knochenleitung („Rinne positiv"): Bei normalem Gehör und bei Innenohrschwerhörigkeit.
b. Knochenleitung länger gehört als Luftleitung („Rinne negativ"): Schalleitungsschwerhörigkeit. Bei einseitiger Innenohrschwerhörigkeit oder Taubheit (durch den Weberschen Versuch festgestellt) ist durch Überhören ein „scheinbar negativer Rinne" möglich: Dann wird der „Weber" in das bessere Ohr lateralisiert, der „Rinne" ist aber auf dem schlechten Ohr negativ.
c. Luftleitung = Knochenleitung: Schalleitungsstörung von 10–20 dB.

---

*) Bezüglich der Begriffe „Innenohrschwerhörigkeit", „Schalleitungsschwerhörigkeit" und „kombinierte Schwerhörigkeit" siehe 2.2.5.

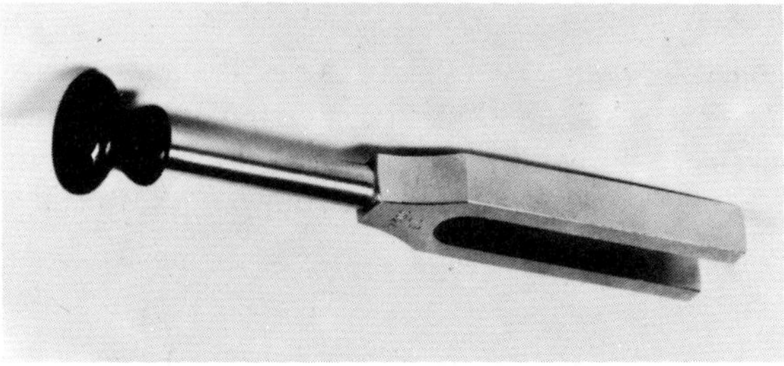

Abb. 25: Stimmgabel mit Fuß zum Aufsetzen auf den Schädel.

2.2.4.3. Der Schwabachsche Versuch

Die angeschlagene Stimmgabel wird mit dem Fuß abwechselnd auf den Warzenfortsatz des Patienten und des Untersuchers gedrückt und die Hördauer des Patienten mit der des Untersuchers verglichen. Voraussetzung ist, daß der Untersucher seine Hörfähigkeit genau kennt.

a. Hördauer des Patienten kürzer als normal („Schwabach positiv"): Innenohrschwerhörigkeit. Die Zeit (in sec), die der Untersucher den Ton länger hört, gibt ein Maß für den ungefähren Hörverlust.
b. Hördauer des Patienten normal: Normales Gehör, geringe Schalleitungsstörung oder kombinierte Schwerhörigkeit.
c. Hördauer des Patienten länger als Normal („Schwabach negativ"): Schalleitungsschwerhörigkeit.

2.2.4.4. Beispiele zu den Stimmgabelversuchen

Beispiel 1: Besser hörendes Ohr: links.

Weber:	Lateralisation nach links.
Rinne:	Beiderseits positiv.
Schwabach:	Beiderseits verkürzt, rechts mehr als links.
Diagnose:	Innenohrschwerhörigkeit beiderseits, rechts stärker als links. Beim Tonaudiogramm muß das linke Ohr bei der Prüfung des rechten Ohres vertäubt werden.

Beispiel 2: Besser hörendes Ohr: links.

Weber:	Lateralisation nach rechts.
Rinne:	rechts negativ, links positiv.
Schwabach:	beiderseits positiv, links stärker verkürzt als rechts.
Diagnose:	Beiderseitige Innenohrschwerhörigkeit mit zusätzlicher Schalleitungsstörung rechts. Beim Tonaudiogramm muß beiderseits vertäubt werden.

Bei kombinierten Schwerhörigkeiten, insbesondere bei seitendifferenten Innenohrkomponenten, können die Stimmgabelversuche bisweilen praktisch versagen, da eine eindeutige Auswertung der Ergebnisse unmöglich wird.

Bei dem Verdacht auf Taubheit eines Ohres empfiehlt sich vor der tonaudiometrischen Untersuchung die Kontrolle, ob das Ohr irgend etwas wahrnimmt. Diese Kontrolle führt man durch Vertäubung des hörenden Ohres mit einer *Báránwritten*Lärmtrommel durch, die mehr als 90 phon erzeugt. Wird während dieser Vertäubung auf dem als taub verdächtigen Ohr selbst lautes Rufen vor dem Ohr *(a. c. = ante concham)* nicht gehört, kann das Ohr als praktisch taub angesehen werden. Die Feststellung von Hörresten und gegebenenfalls ihrer Verstärkbarkeit ist dann Aufgabe der audiometrischen Prüfung.

Ähnlich wie beim Rinneschen Versuch wird beim *Gelléschen Versuch* das Hören eines Stimmgabeltones über Knochenleitung vom Warzenfortsatz geprüft. Gleichzeitig wird mit Hilfe eines Politzer-Ballons der Druck im Gehörgang und damit auch auf der Schalleitungskette rhythmisch erhöht und erniedrigt. Dadurch wird der Steigbügel regelmäßig in das runde Fenster hineingedrückt und so seine Relativbewegung zur Perilymphe (siehe 1.4.) verringert: der Ton wird leiser *(Gellé positiv)*. Wenn die Fußplatte, wie z. B. bei der Otosklerose, fixiert oder die Gehörknöchelkette unterbrochen ist, so bleibt dieser Effekt aus: *Gellé negativ*.

Einen ähnlichen Effekt kann man dadurch erzeugen, daß man den Gehörgang bei seitlich liegendem Kopf mit Wasser füllt. Dadurch wird die Gesamtmasse des Schalleitungsapparates erhöht, und bei Beweglichkeit des Steigbügels liegt die Knochenleitungskurve bei Wasserfüllung im tiefen Frequenzbereich besser und die Luftleitungskurve im höheren Frequenzbereich schlechter als die Kurven ohne Wasserfüllung *(Rungescher Versuch)*.

2.2.5. Bewertung der Ergebnisse der Hörschwellenmessung

Die mit Hilfe der Stimmgabelversuche und der Hörschwellenbestimmung für Töne ermittelten Kurven können uns über zwei wichtige Punkte Auskunft geben: den Hörverlust und die Art der vorliegenden Hörstörung.

Das Ausmaß einer Schwerhörigkeit läßt sich durch den Hörverlust in dB gegenüber der Norm ausdrücken. Dabei ergibt sich allerdings die Schwierigkeit, daß der Hörverlust in den einzelnen Frequenzen oft sehr unterschiedlich ist. Man muß deshalb die Angabe über den tonaudiometrischen Hörverlust mit der jeweiligen Frequenz koppeln und z. B. sagen: „Bei 1 kHz beträgt der Hörverlust in Luft- und Knochenleitung 40 dB, bei 4 kHz 75 dB.“ Man kann auch einen durchschnittlichen Hörverlust für alle Frequenzen berechnen, indem man die Hörverluste bei den einzelnen Frequenzen zusammenzählt und durch die Zahl der geprüften Frequenzen dividiert. Diese Angabe hat aber praktisch geringen Wert, da der Verlauf der Hörkurve nicht zum Ausdruck gebracht werden kann, der für die sich aus dem Hörverlust ergebenden Konsequenzen nicht ohne Bedeutung ist. Es hat nicht an Versuchen gefehlt, Tabellen zum Ablesen des Hörverlustes zu entwickeln, bei denen dann auch die unterschiedliche Wertigkeit der Frequenzen für das Sprachverständnis berücksichtigt wurde (siehe auch 2.12.), sie sind aber insgesamt unbefriedigend, da der tonaudiometrische Hörverlust nur ungenügende Angaben zur praktischen Auswirkung der Schwerhörigkeit zuläßt, die vor allem das Sprachverständnis anbelangt. Der Hörverlust und der Grad einer Schwerhörigkeit werden deshalb besser durch die sprachaudiometrisch ermittelten Werte bestimmt.

Im Gegensatz dazu kann allein die tonaudiometrische Untersuchung Angaben zur Art der vorliegenden Schwerhörigkeit liefern. Dabei ist für den Mediziner vor allem die Frage nach dem Ort der Hörschädigung von Interesse, weil davon die Möglichkeit einer ärztlichen Behandlung abhängt.

Liegt eine Störung der Schallzuleitung zum Innenohr im Bereich des Gehörgangs, des Trommelfells oder des Mittelohres vor, wobei aber die Funktion des Innenohres intakt ist, so wird der über Luftleitung zugeführte Schall das Innenohr und damit die Haarzellen nicht in vollem Umfang erreichen, wohl aber über Knochenleitung. Man findet dann also eine Differenz zwischen den Hörschwellenkurven für Luft- und Knochenleitung. Diese Art der Hörstörung wird als *Schalleitungsschwerhörigkeit* (Abb. 26) bezeichnet. Sie findet sich unter anderem bei Verlegung des Gehörganges durch Cerumen, bei chronischer Mittelohrentzündung mit Perforation des Trommelfells, bei Defekten der Gehörknöchel,

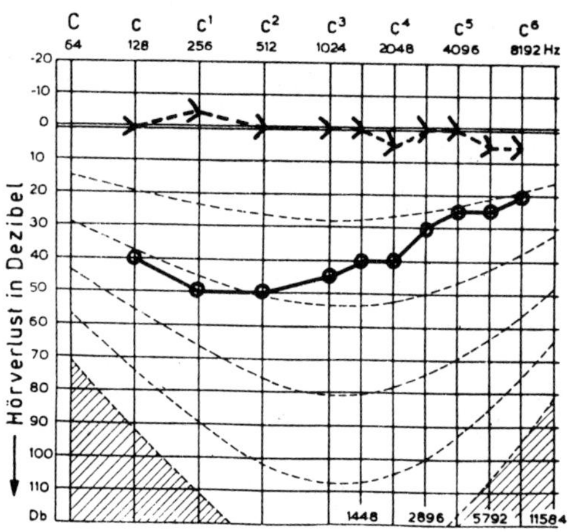

Abb. 26: Schalleitungsschwerhörigkeit.

bei Funktionsstörungen der Tube und bei Otosklerose. Bei Perforationen des Trommelfells hängt das Ausmaß der Schalleitungsschwerhörigkeit auch davon ab, in welchem Grade der in das Mittelohr einfallende Schall das runde Fenster direkt trifft, so daß zwischen der Größe der Trommelfellperforation und der Größe des Schalleitungsverlustes keine Beziehung besteht (siehe auch S. 9).

Luftleitungsschall, der stärker ist als etwa 50 dB, wird zusätzlich auch über Knochenleitung zum Innenohr geführt, so daß eine Differenz zwischen Luft- und Knochenleitung von mehr als 60 dB nicht möglich ist. Das Auftreten größerer Differenzen weist stets auf eine Fehlmessung hin, wobei am häufigsten ein Überhören die Ursache ist.

Liegt die Ursache der Schwerhörigkeit im Bereich der Sinneszellen oder der Hörbahnen, so wird nicht nur der über Luftleitung, sondern ebenso auch der über Knochenleitung zugeführte Schall in der Schnecke die gleiche Wanderwelle auslösen. Der Ort der Schädigung liegt jetzt hinter dem Treffpunkt dieser beiden Zuführwege, mit deren Unterscheidung jetzt also eine weitere Differenzierung der Ursache einer Hörstörung nicht mehr möglich ist. Das bedeutet, daß alle jenseits der Steigbügelfußplatte im Hörorgan liegenden Störungen sich sowohl auf die Luftleitungswerte als auch auf die Knochenleitungswerte des Audiogramms auswirken müssen. Man bezeichnet alle diese Hörstörungen als *Innenohrschwerhörigkeit* (Abb. 27), obwohl der Ort der Schädigung auch zentral vom Innenohr im Bereich der Hörbahnen oder -zentren liegen kann. Sie gleichen sich aber tonaudiometrisch dadurch, daß die Schwellenwerte für Luftleitung und für Knochenleitung identisch sind. Die Hörschwellenbestimmung ist zu einer weiteren Differenzierung nicht in der Lage, dazu sind weitergehende

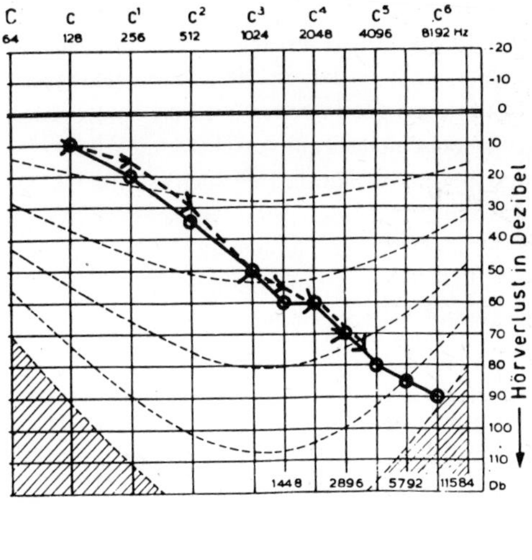

Abb. 27: Innenohrschwerhörigkeit (Schrägverlauf).

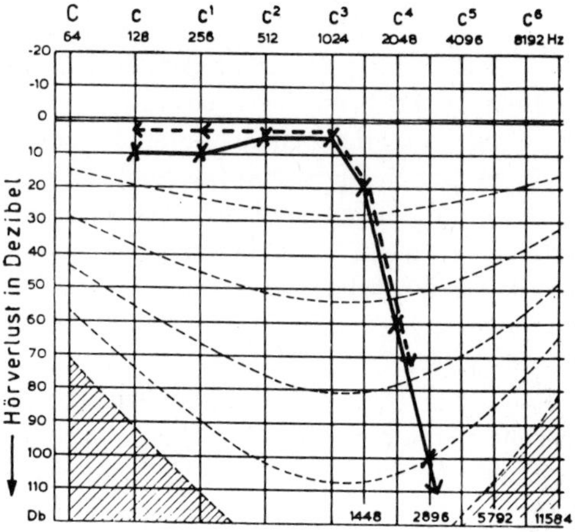

Abb. 28: Innenohrschwerhörigkeit (Steilabfall).

Methoden erforderlich (siehe Recruitment, Ermüdungstests, Geräuschaudiometrie, *Békésy*-Audiogramm, Prüfung der zentralen Verarbeitung). Erst mit Hilfe dieser Methoden können wir zwischen Schäden im Bereich der Schnecke *(cochleär)* und im Bereich der Hörbahnen *(retrocochleär)* unterscheiden und die letzteren eventuell noch genauer lokalisieren.

Bestehen eine Schalleitungsstörung und eine Innenohrschwerhörigkeit gleichzeitig auf einem Ohr, spricht man von einer *kombinierten Schwerhörigkeit.* Wegen der normalen Fehlerbreite audiometrischer Meßwerte (siehe S. 33) sollte aber von einer kombinierten Schwerhörigkeit erst gesprochen werden, wenn die Differenz zwischen der Luftleitungskurve und der Schwellenkurve für Knochenleitung größer ist als 10 dB. Auch soll in diesen Fällen der Rinnesche Versuch negativ ausfallen. Eine Differenz von 10 dB zwischen Luftleitungskurve und Knochenleitungskurve kann schon allein deshalb in allen Fällen nicht als signifikant für eine Schalleitungsstörung angesehen werden, weil die Knochenleitung allein durch das Aufsetzen des Knochenleiters auf verschiedene Punkte des Warzenfortsatzes verändert werden kann. An sich darf es auch nicht vorkommen, daß die Knochenleitungskurve schlechter liegt als die Hörschwellenkurve für Luftleitung; Abweichungen bis zu 10 dB müssen jedoch als natürlicher Fehler konzidiert werden. Der gleiche Fehler ist bei dem Vergleich von zwei zu verschiedenen Zeitpunkten aufgezeichneten Audiogrammen anzunehmen.

Man hat immer wieder versucht, aus dem Verlauf der Hörschwellenkurven Schlüsse auf die Ursache der Schwerhörigkeit zu ziehen. Solche Schlüsse sind aber im allgemeinen nicht möglich. Man kann lediglich als Regel ansehen, daß bei Schalleitungsstörungen die tiefen Töne schlechter gehört werden als die hohen Töne, so daß die Differenz zwischen Luft-

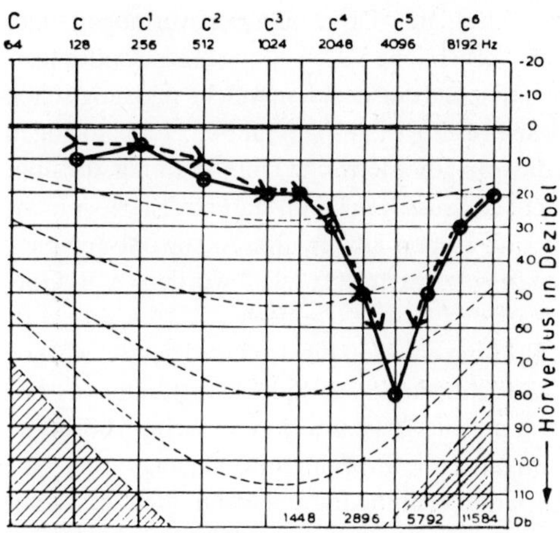

Abb. 29: c^5-Senke.

und Knochenleitungskurve von den tiefen nach den hohen Frequenzen abnimmt (Abb. 26). Bei den Innenohrschwerhörigkeiten findet man einen ähnlich von den tiefen nach den hohen Frequenzen ansteigenden Hörkurvenverlauf in Fällen von Menièrescher Krankheit, bisweilen auch bei Vergiftungen, z. B. durch Medikamentenmißbrauch, die aber auch ein wannenartiges Hörkurvenbild aufweisen können, bei dem die mittleren Frequenzen am schlechtesten gehört werden. Bei der Otosklerose findet man neben dem typischen Schalleitungsverlust oft ebenfalls eine Senke der Knochenleitungskurve in den mittleren Frequenzen *(Carhart-Senke)*, die nach der Stapedektomie dann meistens nicht mehr nachweisbar ist. Innenohrschwerhörigkeiten weisen zu einem großen Teil nach den hohen Frequenzen hin einen Abfall der Hörkurven auf, der steil *(Steilabfall)* oder gleichmäßig zunehmend *(Schrägverlauf)* sein kann (Abb. 27 und 28). Sehr charakteristisch ist bei Innenohrschädigungen durch Lärm oder durch Schädelverletzungen ein umschriebener Hörverlust bei etwa 4000 Hz, die sogenannte c5-Senke (Abb. 29). Bei akuten Hörstürzen und bei Durchblutungsstörungen kommen auch Innenohrschäden vor, die alle Frequenzen in gleichem Ausmaß betreffen.

2.3. Sprachaudiometrie

2.3.1. Umgangs- und Flüstersprache

Die einfachste Prüfung des Sprachverständnisses führt man durch, wenn man feststellt, wie der Patient normal laut gesprochene und geflüsterte Worte versteht. Dabei wird der Abstand gemessen, bei dem das Gesprochene eben noch voll verstanden wird. Zur Prüfung dienen zweistellige Zahlen, Worte oder Sätze. Der Pädagoge führt die Prüfung des Umgangssprachenverständnisses mit speziellen Testworten durch mit dem Ziel, das Diskriminationsvermögen und, durch Nachsprechenlassen, auch die sprachliche Entwicklung eines Kindes festzustellen und mit Hilfe dieses Ergebnisses zu entscheiden, welche pädagogischen Maßnahmen erforderlich sind. Diese Prüfung ist deshalb für den Heilpädagogen von noch größerer Bedeutung als die tonaudiometrische Untersuchung, die über die Diskrimination von Sprache nicht viel aussagen kann. Standardisierte sprachaudiometrische Tests für Kinder sind in den letzten Jahren sowohl aus pädagogischer Sicht wie auch aus phoniatrischer Sicht entwickelt worden (z. B. Göttinger Kindersprachtest).

Dem HNO-Facharzt gibt diese Prüfung ein Maß für den Grad der Schwerhörigkeit, der ebenfalls nach dem Gesichtspunkt des Sprachverständnisses bestimmt wird (siehe 2.12.). In bezug auf die Erkennung einer Schwerhörigkeit und der Bestimmung ihrer Art kann aber die Prüfung mit Umgangs- und Flüstersprache die tonaudiometrische Untersuchung nur ergänzen, nicht ersetzen.

Die Prüfung des Verständnisses für Umgangssprache erfolgt in zunehmendem Abstand vom Patienten mit normaler Sprechlautstärke. Der Patient steht so, daß das geprüfte Ohr zum Prüfer gerichtet ist und er nicht von den Lippen ablesen kann. Das nicht geprüfte Ohr wird zugehalten. Als Maß gilt die Entfernung, bei der noch eben alle Zahlworte verstanden werden. Ebenso wird bei der Prüfung des Verständnisses für Flüstersprache verfahren. Dabei darf nur mit der sogenannten Residualluft geflüstert werden, die nach normaler Ausatmung in den Atemwegen noch zur Verfügung steht; ein Pressen oder Anheben der Flüsterlautstärke ist unbedingt zu vermeiden.

Gewöhnlich steht für die Prüfung nur eine begrenzte Entfernung von wenigen Metern zur Verfügung, die bei geringen Schwerhörigkeitsgraden das Erreichen der Grenze des Verstehens nicht zuläßt. Da mit einem Wort- und Satzverständnis von 4 m und mehr eine Einschränkung des sozialen Gehörs nicht vorliegt, ist diese Entfernung als Maß anzusehen, das in jedem Falle zur Verfügung stehen sollte. Bei der Angabe der Entfernung sollte man nur die tatsächlich geprüfte Meterzahl angeben oder durch Dämpfung der Stimmlautstärke feststellen, ob über diesen Wert hinaus gehört werden würde, und dann angeben „über 4 m" o. ä. Eine Prüfung durch mehrere Räume sollte vermieden werden, da durch die Türen das Schallfeld erheblich verändert wird.

Die Prüfung des Verständnisses für Umgangs- und Flüstersprache ist mit zahlreichen Fehlermöglichkeiten belastet. Bei leichten Hörstörungen reicht, wie bereits erwähnt, die Entfernung, die zum Patienten eingenommen werden kann, oft nicht aus. Im Raum vorhandene Störpegel oder eine zu starke Reflexion von den Wänden können das Ergebnis erheblich beeinflussen. Die größte Fehlerquelle jedoch ist der Untersucher selbst: Allein die Stimmlage kann auf das Prüfungsergebnis großen Einfluß haben. So versteht ein Innenohrschwerhöriger mit einem Hochtonverlust meistens Männerstimme besser als Frauenstimme. Ferner ist die Artikulation, die Lautstärke und das Sprechtempo bei verschiedenen Untersuchern stark unterschiedlich, so daß die Ergebnisse kaum miteinander verglichen werden können. Insbesondere die Prüfung mit Flüstersprache hat nicht mehr als eine grob orientierende Bedeutung. Es ist deshalb notwendig, für die Prüfung des Sprachverständnisses eine standardisierte Methode anzuwenden, die eigentliche Sprachaudiometrie.

2.3.2. Freiburger Sprachtest

Im deutschen Sprachgebiet hat sich allgemein der *„Freiburger Sprachtest"* (DIN 45621) von *Hahlbrock* durchgesetzt und wird auch bei der Hörgerätanpassung angewandt. Andere Sprachtests (z. B. von *Ammersbach* und *Meister* sowie von *Schubert*) haben keine Verbreitung gefunden. Es handelt sich bei dem „Freiburger Sprachtest" eigentlich um einen Worttest und keinen Sprachtest im strengen Sinne des Wortes, da Sprache im allgemeinen aus Sätzen besteht. Deshalb wurde als Erweiterung und Ergänzung von *Niemeyer* der „Marburger Satztest" entwickelt.

Bei der sprachaudiometrischen Untersuchung wird der Sprecher durch eine Sprachkonserve – Tonband, Walze oder Schallplatte – ersetzt, die gleichbleibende Sprachqualitäten gewährleistet. In Deutschland hat sich die Verwendung einer männlichen Stimme durchgesetzt. Ein geschulter Sprecher hat ein „Mutterband" besprochen, von dem die für die sprachaudiometrischen Untersuchungen verwandten Konserven bespielt werden. Damit wird erreicht, daß bei Anwendung des gleichen Prüfverfahrens die sprachaudiometrischen Meßwerte verschiedener Untersucher vergleichbar werden.

Bei der sprachaudiometrischen Untersuchung werden zwei Prüfungen vorgenommen: Mit einem leichten Test, der aus zweistelligen Zahlen besteht, wird festgestellt, wie groß der Schalldruckpegel ist, bei dem überhaupt Sprache verstanden werden kann. Als Maß gilt der Schalldruckpegel, bezogen auf den entsprechenden Wert bei Normalhörenden, bei dem die Hälfte, also 50%, der Zahlen verstanden wird. Diesen Meßwert bezeichnet man als den *sprachaudiometrischen Hörverlust*, gemessen in dB. Er gibt an, um wieviel dB der Wert für 50% Zahlenverständnis schlechter liegt als beim Normalhörenden. Um diesen Wert leicht ablesen zu können, ist in manchen Vordrucken für Sprachaudiogramme neben dem Schalldruckpegel in bezug auf die normale Hörschwelle auch der Hörverlust für Zahlen als Skala aufgezeichnet. Beide Skalen differieren um etwa 20 dB, d. h., normalerweise wird mit 20 dB 50%iges Zahlenverständnis erzielt.

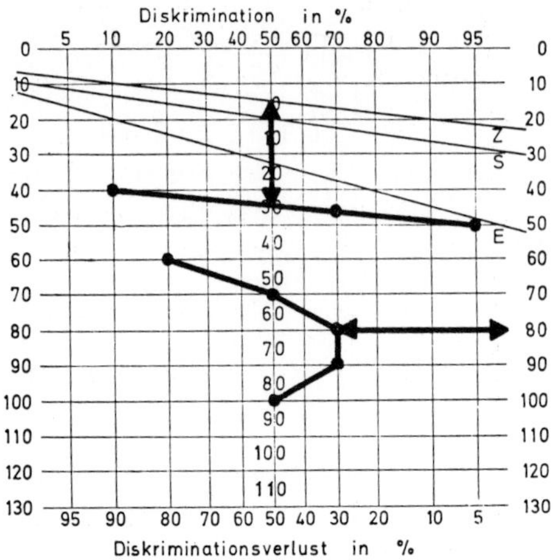

Abb. 30: Sprachaudiogramm: Der senkrechte Pfeil zeigt den Hörverlust (für Zahlen) an, der waagerechte Pfeil den Diskriminationsverlust (für Einsilber). Die Skalierung der Diskriminationswerte erfolgt nach einem Vorschlag von *Wagemann* entsprechend einer *Gauß*schen Verteilung; dadurch werden die dünn eingezeichneten normalen Diskriminationskurven – hier nach den alten Aufnahmen – begradigt (Z = Zahlen, S = Sätze des Marburger Satztestes, E = Einsilber).

Mit einem schwierigen Test, der aus einsilbigen Worten besteht*), wird das Verständnis, die *Diskrimination für Sprache* bestimmt. Dabei wird festgestellt, bei welcher Lautstärke die meisten Einsilber richtig verstanden werden. Bei Schwerhörigkeit findet man, daß 100% Verständnis nicht, wie normalerweise, bei etwa 50 dB, sondern erst bei höheren Lautstärken erreicht wird. Oft wird 100%iges Verständnis für Einsilber überhaupt nicht erzielt, auch wenn man die Lautstärke immer weiter anhebt, ja oft nimmt die Diskrimination, gemessen in Prozent, nach Erreichung eines Maximalwertes bei weiterer Verstärkung wieder ab, da die Sprache dem Patienten zu laut und verzerrt wird. Bei der Lautstärke, mit der das beste Sprachverständnis erzielt wird, mißt man die Differenz zwi-

*) Bei zweistelligen Zahlen genügt es, nur einen kleinen Teil des Wortes zu verstehen, damit die Zahl richtig erkannt werden kann. Die Zahlworte enthalten also einen relativ großen Anteil an Information, der zur Identifizierung nicht unbedingt erforderlich ist. Diesen Überschuß an Information bezeichnet man als *Redundanz*; die Zahlworte enthalten demnach eine große Redundanz. Im Gegensatz dazu enthalten die Einsilber, die bei falschem Verstehen oft nur eines einzigen Buchstabens nicht mehr eindeutig identifiziert werden können, nur eine sehr geringe Redundanz.

schen dem erreichten %-Wert und 100% und bezeichnet sie als den *Diskriminationsverlust,* der in Prozent gemessen wird. In den meisten Vordrucken für Sprachaudiogramme findet man sowohl eine Skala für die Diskrimination als auch eine numerisch umgekehrte Skala für den Diskriminationsverlust, beide in %-Werten.

Ein Diskriminationsverlust findet sich vor allem bei Innenohrschwerhörigkeiten, während bei Schalleitungsschwerhörigkeiten meist mit entsprechend hoher Verstärkung 100% Diskrimination erreicht werden; die Verständniskurven für Zahlen und Einsilber liegen bei Schalleitungsschwerhörigkeit meistens sehr nahe beieinander. Bei zentralen Hörstörungen ist der Diskriminationsverlust oft sehr hoch im Verhältnis zum Hörverlust und erreicht dabei kein ausgesprochenes Maximum, sondern bleibt trotz weiterer Verstärkung gleich (Abb. 31).

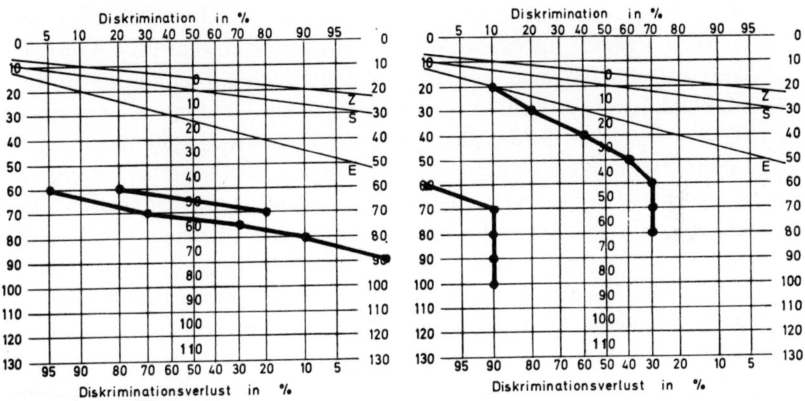

a) b)

Abb. 31: Sprachaudiogramm bei a) Schalleitungsschwerhörigkeit, b) zentraler Schwerhörigkeit. (Verkleinerung 2/3)

Die für die Bestimmung des sprachaudiometrischen Hörverlustes verwandten Zahlenreihen bestehen aus je 10 Zahlen, insgesamt liegen im „Freiburger Sprachtest" 10 solche Reihen vor. Die 20 Wortreihen für die Bestimmung des Diskriminationsverlustes bestehen aus je 20 Einsilbern. Jede Reihe wird bei gleicher Lautstärke ganz durchgespielt. Eine nur unvollständige Abspielung der Reihen führt zu nicht signifikanten Ergebnissen, weil zwar jede Reihe phonetisch so ausgewogen ist, daß unter diesem Gesichtspunkt alle Reihen gleichwertig sind, die einzelnen phonetischen Charakteristika jedoch innerhalb der einzelnen Reihen verschieden verteilt sind. Der Patient wiederholt die verstandenen Zahlen oder Worte, wobei er auch raten darf. Der Prüfer zählt die richtig verstandenen Zahlen und Worte aus und errechnet den für die geprüfte Lautstärke erreichten %-Wert. Dabei hat jede Zahl den Wert von 10% ($^1/_{10}$ der Reihe), jeder Einsilber den Wert von 5% ($^1/_{20}$ der Reihe).

Die Prüfung des Hörverlustes beginnt man mit der ersten Zahlenreihe und einem Schallpegel, der 10 dB über dem tonaudiometrischen Hörverlust bei 1000 Hz liegt. Erreicht man bei dieser Laustärke ein Zahlenverständnis von mehr als 50%, wird für die nächste Zahlenreihe der Schalldruckpegel um 10 dB verringert. Bei Erreichung eines Zahlenverständnisses von weniger als der Hälfte der 10 Zahlen wird die nächste Reihe um 10 dB stärker angeboten. Hat man gleich bei der ersten Reihe genau 50% Zahlenverständnis erzielt, kontrolliert man am besten mit der zweiten Reihe und der gleichen Laustärke.

Die Prüfung der Diskrimination für Einsilber beginnt man wegen ihrer Schwierigkeit am besten nicht zu leise. Es empfiehlt sich, 30–40 dB über der Lautstärke zu beginnen, mit der 50% Zahlenverständnis erzielt wurde. Von diesem Wert aus verstärkt man die nächsten Wortreihen um jeweils 10 dB, bis 100% Diskrimination erreicht sind oder die maximale Diskrimination zweimal hintereinander gleichblieb oder wieder abnahm. Erst danach prüft man mit den leisen Intensitäten unterhalb derjenigen, mit der man den Einsilbertest begonnen hat. Auch hier verbindet man alle Meßpunkte mit geraden Strichen. Kleine Stufenbildungen, selbst Zackenbildungen kommen dabei durchaus vor, da auch hier natürlicherweise mit einer Varianz gerechnet werden muß, die mit 10 dB bzw. 10% in beiden Richtungen nicht zu niedrig angesetzt ist. Somit ist z. B. eine 95%ige Diskrimination (d. h. ein Wort nicht verstanden) einer 100%igen praktisch gleichzusetzen, und *Wagemann* hat wegen dieser natürlicherweise stets vorhandenen Fehlermöglichkeiten vorgeschlagen, ein logarithmisches System für die Aufzeichnung des Sprachaudiogramms zu verwenden (siehe Abb. 30). In der gutachterlichen Beurteilung von Schwerhörigkeit erfolgt die Bestimmung des prozentualen Hörverlustes ebenfalls vorwiegend nach dem Sprachaudiogramm, wobei nach Boenninghaus und Röser neben dem Hörverlust (für Zahlen) das Einsilberverständnis bei 60 dB, 80 dB und 100 dB Sprachschallpegel zu einem sogenannten „Gesamtwortverstehen“ zusammengezogen wird. Aus dem Hörverlust und dem Gesamtwortverstehen ergibt sich dann nach einer Tabelle (siehe Tabelle 6, S. 118) der prozentuale Hörverlust, und aus den prozentualen Hörverlusten beider Ohren kann dann ggf. die Minderung der Erwerbsfähigkeit (siehe Tabelle 8, S. 119) ermittelt werden.

Die Auswertung des Sprachaudiogramms erfolgt so, daß man den Hörverlust (für Zahlen) in dB und den Diskriminationsverlust (für Einsilber) in Prozent angibt. Dabei wird der Hörverlust nicht von der Hörschwelle, der Nullinie im Vordruck, sondern von dem 50%-Wert Normalhörender an gerechnet. Das in Abb.

30 dargestellte Audiogramm würde also wie folgt beurteilt: „Sprauchaudiometrisch besteht ein Hörverlust von 30 dB und ein Diskriminationsverlust von 40%.“ Das besagt, daß der Patient Sprache erst ab etwa 30 dB über dem Normalwert verstehen kann und dabei über ein Verständnis von 60% der einzelnen Worte auch bei weiterer Verstärkung nicht hinauskommt. Nun ist die Diskrimination von Einsilbern schwerer als die von ganzen Sätzen, weil Sätze eine höhere Redundanz (siehe Fußnote S. 74) besitzen; eine Diskrimination für Einsilber von etwa 50% läßt meistens ein Satzverständnis von 100% zu*), da die Patienten dann den nicht verstandenen Rest erraten können und die Sätze zumindest inhaltlich voll verstehen. Eine wichtige Ergänzung des „Freiburger Sprachtests“ stellt deshalb der „Marburger Satztest“ dar, mit dem das Sprachverständnis, das ja mehr ist als eine alleinige Hörleistung, geprüft werden kann. Dabei werden wie im Sprachaudiogramm Satzfolgen angeboten, ihre Verständlichkeit ausgezählt und daraus die Diskrimination errechnet, wobei berücksichtigt wird, ob der Satz wörtlich oder inhaltlich richtig wiedergegeben wird. Dieses Verfahren ist vor allem für die Hörgerätanpassung wichtig, weil die Entscheidung über die Notwendigkeit eines Hörgerätes nicht nur von der Diskrimination einzelner Worte, sondern auch vom gesamten Verständnis für Sprache abhängig gemacht werden muß. Die sprachaudiometrischen Meßmethoden sind deshalb als Grundlage für eine ordnungsgemäße Hörgerätanpassung anzusehen.

2.4. Dynamikbreite und Recruitment

Ton- und Sprachaudiometrie bilden die Grundlagen jeder Hörprüfung, die für die Erkennung von Ausmaß und Art einer Hörstörung notwendig sind. Es wurde jedoch schon darauf hingewiesen, daß diese Prüfmethoden keine sichere Aussage erlauben darüber, ob es sich bei einer Innenohrschwerhörigkeit um eine cochleäre oder um eine retrocochleäre Schädigung handelt (siehe S. 70). Hier müssen spezielle Prüfmethoden angewandt werden, die Eigenheiten dieser verschiedenen Formen der Hörstörungen berücksichtigen. Da diese Methoden das Hörvermögen für Töne prüfen, die höhere Lautstärken als Schwellenwerte haben, d. h. im hörbaren Bereich liegen, werden sie als *überschwellige Audiometrie* bezeichnet.

Bei der Besprechung der Lautheitsempfindung im Rahmen der Gesamtfunktion des Hörorgans (1.6.1.) wurde eine Erscheinung ausführlich geschildert, die

---

*) Zum Beispiel sind Telefone so gebaut, daß sie ein Einzelwortverständnis von mindestens 50% zulassen, was für ein volles Satzverständnis ausreicht.

zu einer Änderung der Lautheitsempfindung bei cochleären Schwerhörigkeiten führt, das Recruitment, und es wurde dabei auch darauf hingewiesen, daß eine Einengung der Dynamikbreite des Ohres mit dem Recruitment in enger Beziehung steht. Der Nachweis des Recruitments wird daher zu einem audiometrischen Nachweis einer cochleären Schädigung. Es gibt eine Reihe von Meßverfahren, von denen die meisten indirekt sind, da ein direkter Nachweis des Recruitments nur dann möglich ist, wenn das andere Ohr normal hört. Die indirekten Verfahren haben aber den Nachteil, daß ihr Ergebnis oft nicht eindeutig ist. Man muß deshalb möglichst mehrere indirekte Prüfungen durchführen mit verschiedenen Methoden und ihre Ergebnisse miteinander vergleichen, wenn man eine relevante Aussage über das Vorliegen von Recruitment (sog. Recruitmentäquivalente) haben will.

2.4.1. Bestimmung der Dynamikbreite des Ohres (Intensitätsbreite nach Zangemeister)

Diese Untersuchungsmethode ist sehr einfach und sollte bei Vorliegen einer Innenohrschwerhörigkeit stets als Ergänzung vorgenommen werden, da sie sowohl diagnostische als auch therapeutische Konsequenzen hat. Man verstärkt das Audiometergeräusch, anschließend auch einzelne Frequenzen (z. B. 1 und 4 kHz) über die Hörschwelle hinaus so lange, bis der Patient angibt, die Lautheit werde ihm unangenehm. Diese Angabe scheint zunächst mit einer großen interindividuellen Fehlerbreite behaftet zu sein, es hat sich aber gezeigt, daß die Angaben der Patienten gut reproduzierbar sind und sogar für eine große Patientenzahl eine Übereinstimmung nachweisbar ist, wenn man eine Fehlerbreite von 10–20 dB berücksichtigt. Der Normalhörende empfindet Schalldruckpegel von etwa 90–100 dB HV als unangenehm. Liegt die Unbehaglichkeitsschwelle trotz eines bestehenden tonaudiometrischen Hörverlustes in diesem Bereich oder sogar schon bei geringerer Lautstärke, so ist die Dynamikbreite des Ohres eingeengt. In diesem Falle liegt mit großer Wahrscheinlichkeit eine cochleäre Schwerhörigkeit vor, es läßt sich auch meistens ein positives Recruitment nachweisen. Auf die Bedeutung dieses Befundes für die Hörgerätanpassung wurde bereits hingewiesen (siehe auch 4.2.6.).

2.4.2. Fowler-Test

Die klassische Methode zur Feststellung eines Recruitments ist das von *Fowler* angegebene Verfahren, das allerdings voraussetzt, daß das andere Ohr normal hört. Der Test beruht auf der Tatsache, daß bei beiderseits normalem Gehör gleiche Lautstärke beiderseits gleich laut empfunden wird. Trägt man die Lauta)

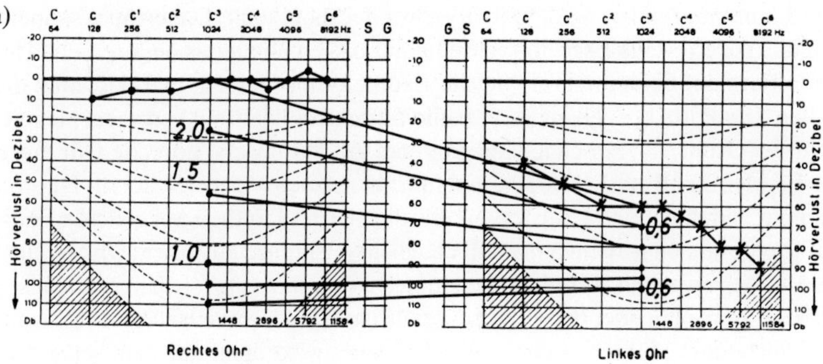

b)

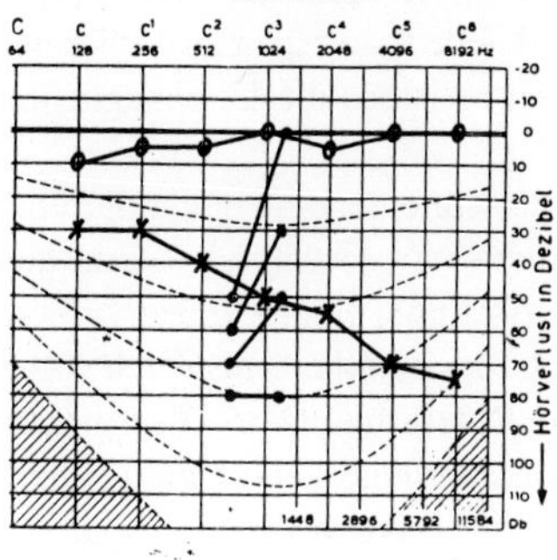

Abb. 32: Eintragung der Ergebnisse des Fowler-Tests in das Audiogramm-Schema,
a) bei getrennter Aufzeichnung beider Ohren,
b) bei gemeinsamer Aufzeichnung beider Ohren in ein Schema.

heitsempfindung links und rechts als Abszisse und Ordinate in ein Koordinatensystem ein, so ist der Abstand für beide Ohren stets gleich, man erhält eine Winkelhalbierende (Abb. 15). Ist die Hörschwelle, normalerweise für beide Ohren im Nullpunkt (Origo) der Koordinaten, auf einem Ohr schlechter, so verschiebt sich (z. B. auf der Abszisse) der Ausgangspunkt der Geraden, die die Vergleichspunkte miteinander verbindet. Steigt die Lautheitsempfindung auf dem schwerhörigen Ohr schneller an als auf dem gesunden Ohr *(positives Recruitment)*, so wird die Gerade keinen Steigungswinkel von 45° mehr haben, sondern eine stärkere Steigung, so daß sie die Winkelhalbierende irgendwann schneidet oder aber, was häufiger ist, sich ihr asymptomatisch nähert. Bei fehlendem Recruitment wird die Gerade den Steigungswinkel von 45° beibehalten und parallel zur Winkelhalbierenden verlaufen. Bei negativem Recruitment ist der Steigungswinkel geringer als 45° (Abb. 15).

Der praktische Meßvorgang ist nur mit einem Zwei-Kanal-Audiometer möglich, d. h., es muß für jedes Ohr getrennt verstärkt werden können. Man stellt nach der Hörschwellenbestimmung auf dem normalhörenden Ohr eine mittlere Lautstärke ein und sucht nun auf dem anderen Ohr diejenige Lautstärke, die gleich laut empfunden wird. Dabei verwendet man keine Dauertöne, sondern gibt die Töne jeweils 1 sec abwechselnd auf das eine und das andere Ohr. Hat der Patient auf beiden Ohren gleiche Lautheitsempfindung, markiert man die beiden Schalldruckpegel auf dem Audiogrammformular und verbindet sie miteinander (Abb. 32). Anschließend gibt man auf das normal hörende Ohr einen um 10 oder 20 dB stärkeren Ton und führt denselben Vergleich durch. Dies tut man mit zunehmenden Lautstärken, bis die gleiche Lautheit bei gleicher Lautstärke empfunden wird oder die Unbehaglichkeitsgrenze auf einem Ohr erreicht ist. Um festzustellen, ob ein sogenanntes „overshooting" („Überschießen") vorliegt, kann man über den Punkt des vollständigen Lautheitsausgleichs hinaus Vergleiche durchführen. Beim „overshooting" wird dann auf dem schlechter hörenden Ohr ein geringerer Schalldruck für gleiche Lautheit erforderlich als auf dem gesunden Ohr. In diesem Falle liegt auch meistens die Unbehaglichkeitsschwelle tiefer als normal.

Konvergieren die auf dem Vordruck eingezeichneten Linien vom guten zum schlechten Ohr (Abb. 32), so liegt Recruitment vor (positives Recruitment), wird eine Horizontale einzeichenbar, d. h. herrscht bei einer Lautstärke beiderseits gleiche Lautheit, ist das Recruitment oder der Lautheitsausgleich vollständig. Verlaufen die Geraden parallel, liegt kein Recruitment vor. Divergieren die Geraden, liegt negatives Recruitment vor. Anschließend kann man die gleicher Lautheit entsprechenden Punkte, die durch die Linien verbunden sind, in das Koordinatensystem für rechtes und linkes Ohr (Abb. 15) einzeichnen.

2.4.3. Bestimmung der Lautstärken-Unterschiedsschwelle

Bei raschem Anstieg der Lautheitsempfindung in Vergleich zu dem Anstieg der Lautstärke, wie er bei positivem Recruitment vorliegt, ist zu vermuten, daß schon relativ kleine Lautstärkeänderungen wahrgenommen werden, die normalerweise nicht gehört werden (siehe auch 1.6.1.). Dies ist tatsächlich der Fall, und die Bestimmung der Hörschwelle für die Änderung der Lautstärke hat deshalb in der Audiometrie als eine indirekte Methode zum Nachweis des Recruitments so weite Verbreitung gefunden, daß ein großer Teil der handelsüblichen Audiometer für die Durchführung dieses Testes mit einem Zusatzgerät ausgerüstet ist oder werden kann. Nach seinen ersten Beschreibern wird er als „Test von Lüscher und Zwislocki" oder auch kurz *„Lüscher-Test"* bezeichnet.

Die normalerweise gehörten Lautstärkeänderungen, die in der audiometrisch üblichen Form auch als *Amplitudenmodulation* bezeichnet werden, sind aus Tabelle 1 zu ersehen. Man erkennt, daß die Lautstärken-Unterschiedsschwelle vom Schallpegel abhängig ist, bei dem geprüft wird. Dieser Schallpegel wird rhythmisch um die angegebene Zahl von dB verändert. Dabei kann die Änderung der Lautstärke sowohl als Verstärkung (Inkrement, I + dI) als auch als Abschwächung (Dekrement, I − dI) erfolgen; welche Form das jeweils verwandte Gerät bringt, muß der Beschreibung entnommen werden. Als optimal hat sich für die Häufigkeit dieser Amplitudenänderungen eine Frequenz von 2–4 Hz erwiesen, d. h. pro Sekunde 2–4 Anstiege und Abstiege des Pegels, also die doppelte Zahl an Veränderungen der Lautstärke. An einigen Audiometern kann die Häufigkeit der Lautstärkeänderungen, die Modulationsfrequenz, variiert werden, bei anderen ist sie fest eingestellt. Als Unterschiedsschwelle gilt derjenige Wert, bei dem die Lautstärkeänderungen gerade eben sicher erkannt werden.

Die praktische Durchführung des *Lüscher-Testes* erfolgt in der Form, daß man dem Patienten über Kopfhörer jeweils auf ein Ohr zunächst eine sicher hörbare Modulation, z. B. 4 oder 6 dB bei größerer Lautstärke, und zum Vergleich einen nicht modulierten Ton anbietet. Die Dauer der Töne soll etwa 1–1,5 sec betragen, so daß in dieser Zeit etwa 6–8 Änderungen der Amplitude stattfinden; bei längerer Tondauer ändert sich mit der Länge des Tones die Empfindlichkeit des Ohres für Lautstärkenänderungen merklich, so daß dadurch ein erheblicher Fehler eintreten kann. Wenn der Patient die Aufgabe verstanden hat, bietet man die einzelnen Töne mit zunehmender Amplitudenmodulation an, und der Patient signalisiert, wenn er Schwankungen hört. Der niedrigste gehörte Modulationsgrad wird als Lautstärkenunterschiedsschwelle registriert. Bei ungenauen Angaben des Patienten können die verschiedenen Modulationsgrade auch in unregelmäßiger Reihenfolge angeboten werden.

Die Frage, bei welcher Lautstärke die Prüfung der Unterschiedsschwelle für Amplitudenmodulationen erfolgen soll, wird nicht einheitlich beantwortet. *Lüscher* und *Zwislocki* hatten ursprünglich vorgeschlagen, den Test stets bei 40 dB SL (d. h. über der Hörschwelle des Patienten) durchzuführen, später hatte jedoch *Lüscher* die generelle Verwendung von 80 dB HV (d. h. über der normalen Hörschwelle) empfohlen. In Hinblick darauf, daß der Lautheitsanstieg bei Recruitment in der Nähe der Hörschwelle am steilsten ist, ist hier auch die im Vergleich zum Normalhörenden am stärksten abweichende Unterschiedsschwelle zu erwarten; berücksichtigt man ferner, daß 10 dB SL für den Normalhörenden und für den Patienten ohne Recruitment sehr leise, für den Patienten mit Recruitment aber schon deutlich lauter ist, oft schon von angenehmer Lautheit, erscheint es am vorteilhaftesten, bei 10 dB SL die Unterschiedsschwelle für Amplitudenmodulationen zu messen. Mißt man sie bei mehreren Intensitäten, z. B. 10 und 40 dB SL, kann man beobachten, daß bei positivem Recruitment die Unterschiedsschwelle zwar auch kleiner wird wie beim Normalhörenden, daß der Unterschied aber geringer ist als bei diesem. Aus diesem Grunde hat es sich – insbesondere in Hinblick auf die Auswertung der Meßergebnisse – als vorteilhaft erwiesen, die Lautstärken-Unterschiedsschwelle jeweils mit 10 und 40 dB für jede Frequenz zu prüfen (dI-Differenztest, *Jerger*). Gewöhnlich reicht die Prüfung mit zwei oder drei Frequenzen aus verschiedenen Frequenzbereichen aus.

Bei der *Auswertung des Lüscher-Tests* gibt man an, welche Amplitudenmodulationen (in dB oder %)*) für die geprüften Frequenzen und Intensitäten eben sicher hörbar waren. Im Audiogrammformular werden für die entsprechende Frequenz die gemessenen dB-Werte bei der jeweiligen Intensität eingetragen (Abb. 32), bei Verwendung eines gemeinsamen Schemas für beide Ohren rechts bzw. links der Frequenzlinie. Die Unterschiedsschwellen unterliegen einer verhältnismäßig großen Varianz, so daß zu empfehlen ist, nur wenige Schwellenwerte zu bestimmen, diese Werte aber mehrfach zu kontrollieren. Durch Übung des Patienten werden die Schwellenwerte etwas kleiner, dafür aber besser reproduzierbar.

Normalerweise liegt die Lautstärken-Unterschiedsschwelle für alle Frequenzen bei 10 dB SL über 2,0 dB, bei 40 dB SL um 1,5 dB (siehe Tab. 1). Liegt Recruitment vor, sind die beiden Werte deutlich kleiner bis 1,0 und weniger, vor allem findet man bei 10 dB SL kleinerer Werte als 2,0 dB. Im dI-Differenztest *(Jerger)* wird Recruitment angezeigt, wenn der Lautstärken-Unterschiedsschwellenwert bei 10 dB SL gleich oder kleiner ist als der Wert bei 40 dB SL. Da hierbei nur das Verhältnis der beiden Werte zueinander, unabhängig von den Absolutwerten, ausgewertet wird, ist der dI-Differenztest weniger empfindlich gegen endogene und exogene Einflüsse und besitzt deshalb eine sehr viel größere Signifikanz als der ursprüngliche Lüscher-Test. Bei retrocochleären Schäden sind die Unterschiedsschwellen groß, oft noch wesentlich größer als bei Normalhörenden.

Der Lüscher-Test und der dI-Differenztest liefern nur dann brauchbare Meßwerte, wenn sie nach möglichst strengem Schema durchgeführt werden. Dabei ist auf konstante Modulationsfrequenz und Einhaltung der Höchstzeit von 1–2 sec Tondauer für den einzelnen Reiz besonders zu achten, ferner darauf, daß stets bei den gleichen Schallpegeln (SL) geprüft wird, damit die Ergebnisse vergleichbar bleiben.

Im Gegensatz zu der Unterschiedsschwelle für Lautstärkenänderungen hat die Unterschiedsschwelle für Frequenzänderungen keine sicheren Beziehungen zum Recruitment. Man findet ferner sowohl bei cochleären als auch bei retrocochleären Schwerhörigkeiten eine Vergrößerung dieser Unterschiedsschwelle, so daß ihre Bestimmung für die Lokalisation von Hörstörungen nicht geeignet zu sein scheint.

---

*) Zur Umrechnung von dB in % dient folgende Tabelle:

0,1	0,2	0,3	0,4	0,6	1,0	1,5	2,0	3,0	4,0	5,0	6,0	dB
1,0	2,1	3,4	4,2	6,5	10,9	15,8	20,6	29,5	36,9	43,8	50,0	%

2.4.4. *SISI-Test*

SISI = Short Increment Sensitivity Index. Dieser von *Jerger* beschriebene Test stellt eine standardisierte Meßmethode dar, bei der ein Dauerton von 20 dB SL in Abständen von 5 sec für eine Dauer von 200 msec um genau 1 dB verstärkt wird. Der Dauerton wird für etwa 2 min auf das Ohr gegeben, so daß in dieser Zeit insgesamt 20 Inkremente erfolgen. Da das Inkrement konstant bleibt und es unter der Einwirkung des Dauertones zu einer vollen Adaption des Ohres kommt, bestehen zur Bestimmung der Lautstärken-Unterschiedsschwelle keine direkten Beziehungen. Trotzdem wird mit Hilfe des SISI-Testes der Nachweis von Recruitment auf Grund der gleichen Überlegungen wie beim Lüscher-Test möglich, da ein Patient mit positivem Recruitment den Ton von 20 dB SL lauter empfindet als ein Normalhörender und dadurch sowie infolge des steileren Anstiegs der Lautheitsempfindung eine Schallpegeländerung von 1 dB für ihn leichter erkennbar ist. So hört ein Patient mit positivem Recruitment 60–100% (= 12–20) der Inkremente, bei fehlendem Recruitment und bei Normalhörenden werden nur 0–20% (= 0–4 Inkremente) gehört.

Die Durchführung des SISI-Testes erfordert eine spezielle Einrichtung im Audiometer oder ein Zusatzgerät. Ohne einen solchen Zusatz ist die Einhaltung der Zeitabstände, der Dauer der Inkremente und die Anhebung um genau 1 dB praktisch nicht möglich.

2.4.5. *Auswertung der Recruitment-Bestimmungen*

Die Ergebnisse der indirekten Meßmethoden zur Feststellung des Recruitments (= Recruitmentäquivalent, z. B. Bestimmung der Dynamikbreite, Lautstärken-Unterschiedsschwellen-Bestimmung, SISI-Test) sind als Einzelwerte oft nicht eindeutig. Die einzige Methode, die ein Recruitment mit Sicherheit nachweist oder ausschließt, ist der Fowler-Test, der aber leider wegen der Bedingung des normalen Gehörs auf dem einen Ohr nur in seltenen Fällen angewandt werden kann. Will man das Vorliegen von Recruitment auf Grund indirekter Messungen nachweisen, empfiehlt es sich, mehrere der angegebenen Methoden durchzuführen oder weitere Tests, die für die Unterscheidung von cochleären und retrocochleären Hörstörungen möglich sind, z. B. die Langenbecksche Geräusch-Audiometrie, Ermüdungs-Tests, die Bestimmung des Metz-Recruitments mit Hilfe der Impedanzmessung (siehe 2.11.) oder das Békésy-Audiogramm. Nur dann, wenn die Mehrzahl der Tests für eine Art der Schädigung spricht, darf ihr Vorliegen als gesichert angenommen werden.

Beim Vergleich der verschiedenen Tests kommt diesen durchaus eine unterschiedliche Wertigkeit zu. Abgesehen vom Fowler-Test, der allein zum Nachweis des Recruitments ausreicht, kann auch bei einer deutlichen Einschränkung der Dynamikbreite mit großer Sicherheit auf das Vorliegen von Recruitment geschlossen werden. Der SISI-Test und das Békésy-Audiogramm geben ebenfalls in einem hohen Prozentsatz richtige Hinweise auf das Recruitment, der Lüscher-Test nur dann, wenn er unter strenger Vermeidung möglicher Fehlerquellen durchgeführt wird. Bei partiellem Recruitment können aber alle indirekten Tests versagen, so daß in solchen Fällen – z. B. bei alten Patienten mit einer Innenohrschädigung und einer zentralen Hörstörung infolge von Durchblutungsstörungen – ein sicheres Ergebnis nicht zu erhalten ist.

Der Nachweis von Recruitment läßt im allgemeinen die Annahme zu, daß eine cochleäre Hörstörung vorliegt. Es gibt jedoch Ausnahmefälle, in denen sich auch bei einer retrocochleären Schädigung, insbesondere bei Neurinomen des Hörnervs, positives Recruitment findet. Aus diesem Grunde empfiehlt es sich, stets auch einen weiteren Test durchzuführen, der auf eine cochleäre Schädigung hinweist. Dafür kommt vor allem die Langenbecksche Geräusch-Audiometrie in Frage, ferner ein Ermüdungstest. Während die Geräusch-Audiometrie bisweilen ebenfalls versagt, kann der positive Ausfall eines Ermüdungstests als sicheres Zeichen für das Vorliegen einer retrocochleären Schädigung gelten. Auch hier muß man jedoch beachten, daß es bei ursprünglich rein cochleären Hörschäden (z. B. bei alten Lärmschwerhörigkeiten) nachfolgend zu einer Degeneration im Bereich der ersten Neurone kommen kann, so daß dann zusätzlich eine retrocochleäre Störung nachweisbar wird oder die Zeichen für eine cochleäre Störung unsicher werden. Die Beurteilung in solchen Fällen ist schwierig und kann nicht immer mit der Ursache der Hörstörung in Zusammenhang gebracht werden. Sie erfordert viel Erfahrung und sollte stets dem Facharzt überlassen bleiben, der sich mit audiometrischen Fragen beschäftigt.

2.5. Geräuschaudiometrie

Neben der Feststellung, ob Recruitment vorliegt, können auch andere Tests Hinweise darauf geben, ob einer audiometrischen Innenohrschwerhörigkeit eine cochleäre oder eine retrocochleäre Schädigung zugrunde liegt. Neben der Békésy-Audiometrie, die in einem eigenen Abschnitt besprochen werden soll (2.7.), sind es vor allem zwei Untersuchungsmethoden, die relativ leicht und mit nahezu allen handelsüblichen Audiometern durchführbar sind: die Geräusch-Audiometrie nach *Langenbeck* und die Ermüdungstests (2.6.).

Die Geräusch-Audiometrie beruht auf dem Effekt, daß ein Ton oder ein Geräusch einen leiseren Ton verdeckt. Treffen mehrere Töne gleichzeitig das Ohr, werden leise Töne gegenüber lauten Tönen schlecht oder gar nicht gehört. Diese *Verdeckung* hängt nicht nur von der Lautstärkebeziehung zwischen den Tönen ab, sondern auch von ihrer Frequenz. Hohe Töne werden von tiefen Tönen stärker verdeckt als umgekehrt, was leicht erklärbar ist, da die von tiefen Tönen ausgelösten Wanderwellen über die der hohen Töne hinweglaufen. Dieser Verdeckungseffekt zeigt, daß zwischen dem Hören der Tonhöhe und der Lautheit von Tönen direkte Beziehungen bestehen. Bei einem gleichmäßig verdeckenden Rauschen bleiben alle Töne so lange unhörbar, bis ihr Schalldruckpegel den des Geräuschs überschreitet, da ja bei dem Geräusch die gesamte Basilarmembran in gleichartiger Bewegung ist.

Durch Untersuchungen von *Langenbeck* hat sich gezeigt, daß die Verdeckung von Tönen durch Rauschen sich bei cochleären Hörstörungen anders verhält als bei retrocochleären Schädigungen. *Langenbeck* gab auf das Ohr Rauschen verschiedener Lautstärke und prüfte für jede Lautstärke die Hörbarkeit von Tönen, also die Hörschwellen bei gleichzeitiger Gabe des Geräuschs. Dadurch wurde die Hörschwellenkurve bei Normalhörenden etwa um den Betrag des Rauschpegels verschoben (Abb. 33a). Bei cochleären Schwerhörigkeiten fand er, daß die verschobene Hörschwellenkurve dann in die ohne zusätzliches Geräusch gemessene Hörschwellenkurve übergeht, wenn diese unter die dB-Zahl des Geräusches sinkt (Abb. 33b). Von diesem Punkte an verläuft die Hörschwellenkurve unter gleichzeitiger Verdeckung mit dem Geräusch wieder ebenso wie ohne Geräusch. Bei retrocochleären Hörschäden laufen die Hörschwellenkurven nicht ineinander, sondern behalten einen gewissen Abstand voneinander (Abb. 33c). Es besteht hier also eine Möglichkeit, cochleäre Schädigungen von retrocochleären zu unterscheiden.

Die praktische Durchführung erfolgt nach Feststellung der Hörschwellen für Töne und Geräusche. Dann wird das Geräusch mit konstanter Lautstärke 20 dB über der Hörschwelle für dieses Rauschen eingestellt. Während das Rauschen unverändert bleibt, wird nun auf dem gleichen Ohr die Hörschwelle für Töne erneut bestimmt in der üblichen Weise. Dabei muß das Audiometer so eingestellt sein, daß Ton und Geräusch auf dem gleichen Kopfhörer sind. Hat man die Hörschwellenkurve bei gleichzeitiger Gabe von Rauschen mit 20 dB SL bestimmt, führt man weitere Hörschwellenbestimmungen für Töne bei 30, 40, 50 usw. dB SL Rauschen durch. Es empfiehlt sich, nach jeder Messung einer Hörschwellenkurve eine kurze Pause zu machen und die Meßpunkte miteinander zu verbinden, da man sich später durch die Vielzahl der eingezeichneten Punkte sonst nicht mehr durchfindet. Nach einiger Übung reicht es aus, die Verdekkungsschwellen nur noch in dem Bereich aufzusuchen, in dem zu erwarten ist, daß die Hörkurven ineinanderlaufen oder nicht, d. h. bei Senken im Extremwert und bei Steilabfällen und Schrägverläufen im Bereich um 55 dB *(Lehnhardt)*. Es genügt dann oft die Aufzeichnung einer einzigen Verdeckungskurve zwischen 1 und 4 kHz um ein Ausweichen oder ein Einmünden in den Bezugspunkt zu er-

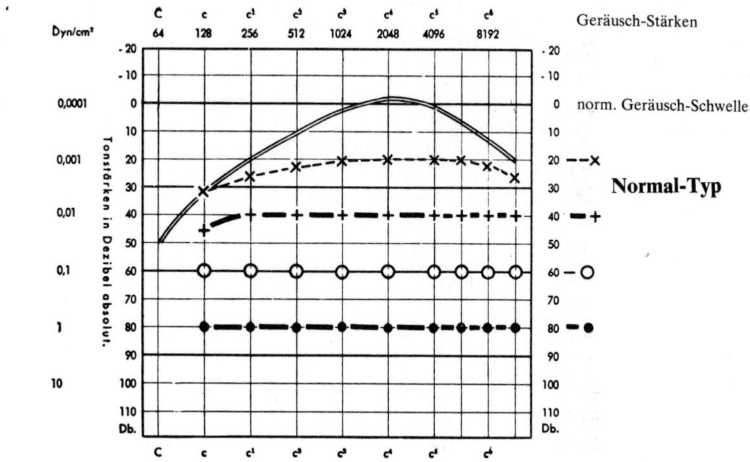

a) Normales Verhalten der Hörschwelle unter Vertäubung.

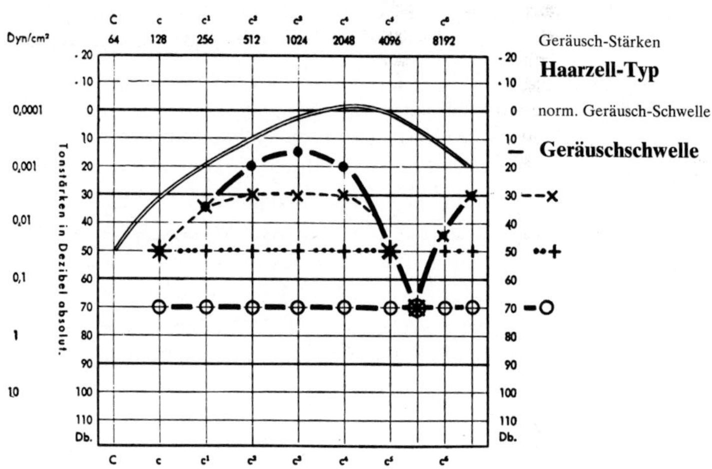

b) Verhalten der Hörschwelle unter Vertäubung bei cochleärer Schwerhörigkeit.

Abb. 33: Geräusch-Audiometrie nach *Langenbeck.*

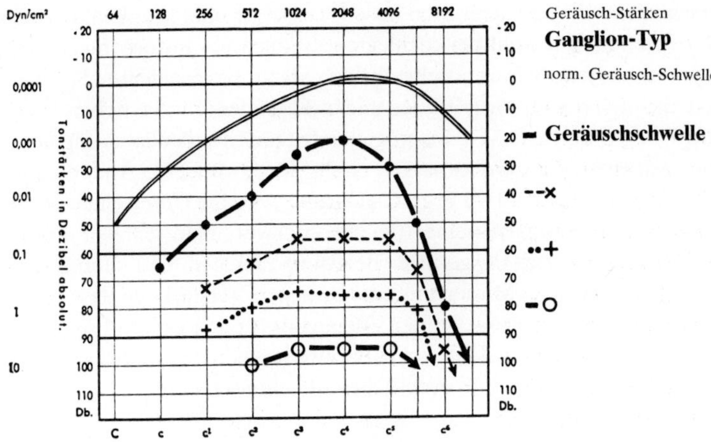

c) Verhalten der Hörschwelle unter Vertäubung bei retrocochleärer Schwerhörigkeit.

kennen. Bei schrägem Verlauf der Hörverlustkurve von weniger als 20 dB pro Oktave ist die Durchführung des Langenbeck-Testes nicht mehr sinnvoll.

Für die Aufzeichnung der Ergebnisse der Geräusch-Audiometrie ist es sehr wichtig, welche Art von Geräusch man verwendet. Wird ein sogenanntes „Langenbeck“-Rauschen gegeben, das einem gleichmäßig verdeckenden Rauschen weitgehend entspricht, muß man die Absolut-Darstellung des Audiogramms verwenden (siehe 2.1.3.). Verdeckt man dagegen mit einem weißen Rauschen, kann man die Aufzeichnung in der sonst üblichen „relativen“ Darstellung durchführen. Um Fehler zu vermeiden, ist es empfehlenswert, möglichst gar kein breitbandiges Rauschen zu verwenden, sondern zur Verdeckung Schmalbandgeräusche zu benutzen, ebenso wie zur Vertäubung, wobei allerdings die geprüfte Frequenz stets Mittenfrequenz des Schmalbandrauschens sein muß. Unter dieser Bedingung kann stets die Relativ-Darstellung des Audiogramms verwandt werden.

2.6. Ermüdungstests

Adaptation und Ermüdung sind Erscheinungen, die natürlicherweise auch beim gesunden Ohr auftreten. Bei krankhaften Veränderungen kommt es jedoch zu auffällig starken Schwellenverschiebungen, die sich experimentell auf verschiedene Weise nachweisen lassen. Dabei ist eine krankhafte Adaptation oder Ermüdung sowohl bei cochleären als auch bei retrocochleären Schäden nachweisbar, jedoch in unterschiedlichem Maße: Bei cochleären Schäden findet man, daß sich nur für die mittleren und insbesondere für die hohen Frequenzen eine über das normale Maß hinausgehende Hörschwellenänderung unter Belastung zeigt bzw. die Verdeckbarkeit größer wird, wobei die Änderung gewöhnlich zwischen 20 und 40 dB liegt. Gleichzeitig wird die Unterschiedsschwelle für Lautstärkenänderungen kleiner. Bei retrocochleären Hörschäden sinkt dagegen die Hörschwelle auch bei geringer Belastung rapide ab und kann bisweilen innerhalb von wenigen Minuten mit der höchsten Verstärkung des Audiometers nicht mehr erreichbar sein. Dieser Vorgang ist für den ganzen Frequenzbereich gleich. Die Lautstärken-Unterschiedsschwelle ändert sich dabei nicht oder wird noch größer, als sie es in diesen Fällen ohnehin schon ist.

Man kann sich den Unterschied des Verhaltens dadurch erklären, daß es bei der cochleären Schädigung vor allem zu einer schnellen Ermüdbarkeit der Sinneszellen im Schnekkenbasis-nahen Teil des *Corti*schen Organs kommt, weil diese Sinneszellen bei allen Reizungen stärker belastet werden als die zur Schneckenspitze hin gelegenen Zellen, in deren Bereich das Maximum der Wanderwelle bei tiefen Tönen liegt. Betrifft die Schädigung jedoch den Bereich der Ganglien und ihrer Neurone, so muß die schnelle Ermüdbarkeit alle Frequenzen betreffen, da die Fortleitung der Information über die Tonfrequenzen in Form von Signalmustern erfolgt, an denen ein großer Teil der Nervenfasern aus allen Windungen der Schnecke beteiligt ist.

Für die Feststellung der krankhaften Adaptation und Ermüdung sind eine Reihe von Tests erarbeitet worden. Ein von *Kietz* entwickelter Test, der als einziger in der Lage ist, die sehr schnell ablaufende Rückbildung der normalen Adaptation zu messen, indem die Hörbarkeit von Tönen in sehr kurzen Geräuschpausen geprüft wird, ist nicht nur technisch sehr aufwendig, sondern mißt neben der Adaptation auch die Hörschwellenänderung für Töne, die kürzer sind als 100 msec. Da über das Verhalten von Kurztönen beim kranken Ohr nur unsichere Kenntnisse vorliegen (siehe S. 48ff.), kann dieser Fehler die Adaptationsmessung ohne ausreichende Kontrolle beeinflussen. Die Kietzsche Adaptationsmessung ist deshalb für klinische Zwecke bisher nicht geeignet. Es haben sich vor allem zwei einfache Tests gut bewährt, die allerdings nur die sogenannte Langzeitadaptation bzw. Ermüdung messen, damit aber um so sicherer ein krankhaftes Verhalten erfassen: der *Carhart*-Test und der *Feldmann*-Test. Ferner gibt die *Békésy*-Audiometrie sehr gute Möglichkeit, das Verhalten der Ermüdung gleichzeitig mit der Hörschwellenkurve aufzuzeichnen (2.7.).

2.6.1. *Carhart-Test*

Bei dem Carhart-Test, auch als „*Threshold Tone Decay-Test*“ (Tonschwellenschwund-Test) bezeichnet, wird ein eben hörbarer Ton, der also möglichst dicht an der Hörschwelle liegt, als Dauerton auf das Ohr gegeben. Der Patient wird aufgefordert anzuzeigen, wenn er den Ton nicht mehr hört; dies geschieht z. B. vorteilhaft in der Form, daß der Patient, ähnlich wie bei der Hörschwellenaudiometrie, das Hören des Tones durch Druck auf den Signalgeber anzeigt und bei Verschwinden des Tones losläßt. Ermüdet das Ohr so, daß der Patient den Ton nicht mehr wahrnimmt, wird der Ton solange verstärkt, bis er eben wieder hörbar wird. Auf dieser dB-Stufe bleibt er stehen, bis er eventuell wieder unhörbar wird, dann wird erneut nachreguliert. Der Ton muß für eine Minute ohne weitere Verstärkung hörbar bleiben. Man mißt die dB-Zahl, um die der Ton verstärkt werden mußte, damit er für eine Minute hörbar blieb. Normalerweise werden 10 dB nicht überschritten, ab 20 dB muß eine pathologische Ermüdbarkeit angenommen werden.

2.6.2. *Adaptogramm (Feldmann)*

Bei dem von *Feldmann* beschriebenen Ermüdungstest wird das Ohr ebenfalls mit einem Dauerton belastet, aber im Gegensatz zum *Carhart*-Test mit einem lauten Ton von 80 dB HV. Bei Schalleitungsstörungen kann man um den Betrag des Schalleitungsverlustes über 80 dB hinausgehen, bei Innenohrschwerhörigkeiten ist das wegen der Gefahr einer Dauerschädigung durch 90 dB und mehr

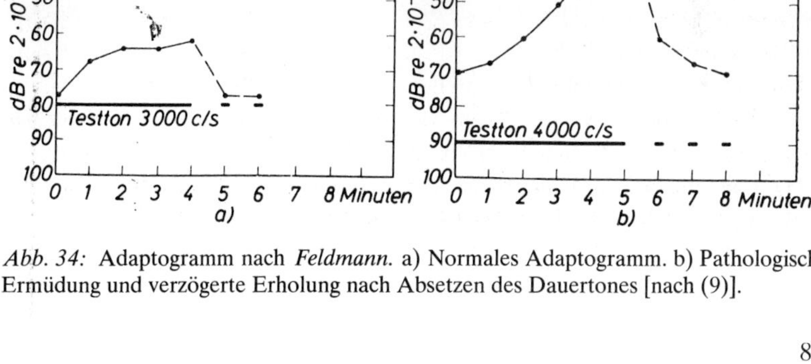

Abb. 34: Adaptogramm nach *Feldmann.* a) Normales Adaptogramm. b) Pathologische Ermüdung und verzögerte Erholung nach Absetzen des Dauertones [nach (9)].

nicht zu empfehlen. Zu Beginn ermittelt man die Lautstärke eines auf das gleiche Ohr gegebenen Geräusches, die erforderlich ist, den Ton eben gerade zu verdekken. Dann gibt man den Dauerton und prüft nun jede Minute erneut, welche Geräuschstärke zur Verdeckung erforderlich ist. Der Ton bleibt dabei ständig gleich laut eingeschaltet. Normalerweise wird in den ersten Minuten infolge der Adaptation eine geringere Geräuschstärke zur Verdeckung erforderlich sein als zu Beginn der Prüfung, nach zwei bis drei Minuten wird ein konstanter Wert bei normalerweise etwa 10–20 dB weniger als zu Beginn erreicht. Nach Erreichung dieses gleichbleibenden Adaptationszustandes wird auch der Ton abgeschaltet. Danach wird in Minutenabständen erneut gleichzeitig mit 80 dB Ton und Geräusch geprüft, welche Geräuschstärke zur Verdeckung des Tones erforderlich ist. Normalerweise wird 1–2 min nach Beendigung des Dauertones der ursprüngliche Wert wieder erreicht, wobei Ton und Geräusch etwa gleiche Lautstärke haben (Abb. 34a). Bei pathologischer Adaptation wird die zur Verdekkung des Tones notwendige Geräuschstärke sehr klein und kann bis zur Hörschwelle für den Ton zurückgehen. Ferner braucht das Ohr nach Abschalten des Dauertones eine längere Zeit bis zur Erreichung der ursprünglichen Werte (Abb. 34b).

2.7. Békésy-Audiometrie

Bei den bisher beschriebenen Hörprüfmethoden besteht ein Nachteil darin, daß die bei allen psychophysischen Experimenten unvermeidlichen Varianzen durch Einflüsse des Prüfers vergrößert werden können: Zu schnelles oder zu langsames Vorgehen, Unaufmerksamkeiten bei der Aufzeichnung der Meßwerte, direkte Beeinflussung des Probanden („Hören Sie noch immer nichts?“) u. a. m. können die Prüfergebnisse verfälschen. Ferner erfordert die Durchführung der Hörprüfungen erhebliche Zeit, insbesondere dann, wenn im Anschluß an die Tongehörprüfungen überschwellige Tests erforderlich sind. Diese beiden Nachteile können durch das von *G. von Békésy**) entwickelte halbautomatische Audiometer vermieden werden.

Beim *Békésy*-Audiometer wird der Ton oder das Geräusch automatisch allmählich verstärkt. Überschreitet der Ton die Hörschwelle des Patienten, so daß

---

*) *Georg von Békésy*, geb. 3. 6. 1899 in Budapest. Bis zum Kriege am Institut für Nachrichtentechnik in Budapest, seit dem Kriege in den USA. Hat gleichzeitig mit *Ranke* durch seine experimentellen und theoretischen Arbeiten über die Funktion des Hörorgans die Grundlagen der heutigen Kenntnisse über das Hören geschaffen, wofür er 1961 den Nobelpreis für Medizin erhielt.

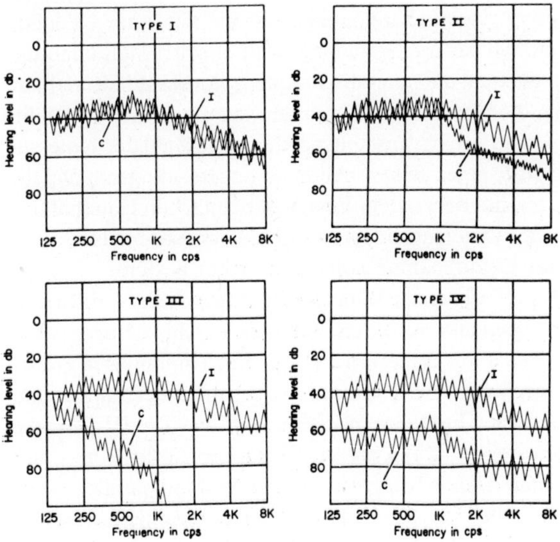

Abb. 35: Békésy-Audiogramme Typ I bis IV [nach (9)].

dieser ihn wahrnimmt, drückt er auf einen Knopf, den er in der Hand hält. Dadurch wird der Ton automatisch in der gleichen Geschwindigkeit wieder abgeschwächt, in der er vorher verstärkt wurde. Sobald der Ton für den Patienten nicht mehr hörbar ist, läßt dieser den Knopf los. Dadurch wird automatisch wieder der Ton zunehmend verstärkt, bis der Patient, der ihn wieder hört, erneut auf den Knopf drückt. Die Lautstärke wird gleichzeitig fortlaufend aufgezeichnet, so daß eine Zick-Zack-Kurve entsteht (Abb. 35). Die Geschwindigkeit der Lautstärkeänderung läßt sich variieren. Gleichzeitig kann automatisch der Ton die gesamte Frequenzskala durchlaufen, so daß die erhaltene Zick-Zack-Kurve eine Hörschwellenkurve darstellt. Die Genauigkeit der Angaben des Patienten kann durch Übereinanderzeichnen mehrerer Kurven geprüft werden. Ferner erhält man gleichzeitig eine Reihe von weiteren Angaben: Liegt eine große Unterschiedsschwelle für Lautstärkeänderungen vor, so werden die einzelnen Zacken groß sein, liegt eine kleine Unterschiedsschwelle vor, werden die Zacken klein sein. Man prüft also gleichzeitig indirekt das Vorliegen von Recruitment durch eine Lautstärken-Unterschiedsschwellen-Bestimmung, wobei allerdings bei Verwendung eines Dauertones ein Fehler durch die Adaptation bzw. Ermüdung entsteht, so daß auch Parallelen zum SISI-Test bestehen. Auch eine pathologische Ermüdung kann gleichzeitig geprüft werden: Bei krankhafter Ermüdung durch den Dauerton sinkt die Hörschwelle ab. Daß dieses Absinken Folge der Ermüdung ist, erkennt man dadurch, daß man die mit einem Dauerton ermittelte

Hörschwellenkurve mit einer zweiten Kurve vergleicht, die mit kurzen Tonimpulsen ermittelt wurde und bei der die Ermüdung nicht eintritt. Man kann die Ermüdung auch dadurch messen, daß man die Frequenz konstant hält und nur für den einen Ton ständig die Hörschwelle durch den Patienten anzeigen läßt. Dieses Verfahren würde dem Carhart-Test entsprechen. Die Zahl der Untersuchungsmöglichkeiten mit Hilfe eines *Békésy*-Audiometers ist sehr groß, und die Verwendung dieses Gerätes gibt neben dem Vorteil der einfachen Handhabung und der Zeitersparnis bei der Untersuchung zahlreiche diagnostische Hinweise, ohne daß die Gefahr einer Einflußnahme durch den Prüfer besteht.

Es hat sich gezeigt, daß sich bei den mit dem *Békésy*-Audiometer ermittelten Hörschwellenkurven vier Typen unterscheiden lassen, die in Abb. 35 dargestellt sind. Dabei werden stets je eine mit Dauerton und eine mit Tonimpulsen ermittelte Kurve miteinander verglichen. Bei Typ I decken sich diese beiden Kurven, bei Typ II gehen sie in den hohen Frequenzen auseinander, bei Typ III weist die Kurve für Dauerton einen steilen Abfall auf im Gegensatz zu der Kurve mit Tonimpulsen, bei Typ IV laufen beide Kurven in weitem Abstand parallel zueinander. In den Abbildungen (Abb. 35) ist auch deutlich die unterschiedliche Zakkengröße, insbesondere bei Typ II, zu erkennen. Nach dem bereits Gesagten können die Typen der *Békésy*-Audiogramme leicht bestimmten Arten der Hörschädigung zugeordnet werden: Normales Gehör und Schalleitungsstörungen zeigen Typ I, cochleäre Schäden Typ I oder Typ II, retrocochleäre Schäden Typ III oder IV, wobei Nervenschwerhörigkeiten meistens Typ III, zentrale Schwerhörigkeiten Typ IV ergeben.

2.8. Prüfung der zentralen Verarbeitung akustischer Reize

Die Untescheidung zwischen cochleären und retrocochleären Hörstörungen gelingt nicht immer, trotz der Anwendung zahlreicher Tests. Oft kann man sich dadurch weiterhelfen, daß man versucht zu klären, ob die Hörstörung im Bereich der zentralen Verarbeitung der akustischen Reize liegt. Diese Prüfung erfolgt schon dadurch, daß man die Leistung des gesamten Hörorgans prüft, was eigentlich bei allen Formen der nichtobjektiven Audiometrie erfolgt. Stellt man bei der audiometrischen Untersuchung bereits eine auffällige Unaufmerksamkeit oder Konzentrationsschwäche des Patienten fest, oder streuen die angegebenen Werte weit über das übliche Maß, so muß man den Verdacht auf eine zentral bedingte Hörstörung äußern. Die Lautstärken-Unterschiedsschwellen sind in diesen Fällen ungewöhnlich groß (4–6 dB selbst bei hohen Lautstärken), die Ermüdung erfolgt rasch und in starkem Ausmaß, im Sprachaudiogramm wird innerhalb eines großen Lautstärkebereichs eine gleichbleibend schlechte Diskrimination registriert, und im *Békésy*-Audiogramm findet man neben sehr großen Zacken auch starke Abfälle der Hörschwellenkurven, die nach Typ IV verlaufen, oft aber auch für Tonimpulse ein schnelles Absinken der Hörschwelle selbst bei konstanter Frequenz aufweisen. In vielen Fällen finden sich pathologische Befunde bei der überschwelligen Audiometrie trotz normaler Tongehörschwelle. Das Vorhandensein einer Agnosie, d. h. eines Nichtverstehens von Worten und Sätzen, ist im allgemeinen mit anderen neurologischen Störungen verbunden und so auffällig, daß es nur noch einer sprachaudiometrischen Bestätigung bedarf, die allerdings als reproduzierbare Kontrolle stets durchgeführt werden sollte. Ferner kann eine wichtige Leistung der zentralen Bahnen, die Synthese von beiden Ohren einlaufenden Informationen, mit Hilfe von binauralen Tests geprüft werden. Nur ihr positiver Ausfall ist ein Hinweis auf eine Hirnerkrankung; der negative Ausfall schließt eine solche nicht aus. Die binauralen Tests erfordern teilweise eine zusätzliche apparative Einrichtung.

2.8.1. Binaural-Test nach Matzker

Aus mehrsilbigen Testworten werden mit Filtern zwei Frequenzbänder herausgeschnitten: Das eine reicht von 500 bis 800 Hz, das andere von 1815 bis 2500 Hz. Jedes dieser Frequenzbänder ist für sich nicht mehr verständlich. Gibt man jedoch gleichzeitig das tiefe Frequenzband auf das rechte Ohr, das höhere auf das linke Ohr, kann ein Gesunder die Testworte wieder verstehen. Liegt jedoch eine Störung der zentralen Synthese vor, bleiben die angebotenen Frequenzbänder unverständlich. Eine Störung der zentralen Synthese kann auch bei normalem Tonaudiogramm vorhanden sein; im Sprachaudiogramm findet man dann aber gewöhnlich einen hohen Diskriminationsverlust. Die Durchführung des Tests erfordert ein 2-Spur-Tonbandgerät und ein speziell für diesen Test bearbeitetes Tonband.

In ähnlicher Weise wie beim Binaural-Test von *Matzker* können die Testworte auch in anderer Form durch Filter verzerrt werden, so daß ihre Verständlichkeit schlecht wird. Ferner können die Testwörter bei gleichzeitigem Geräusch oder bei unterschiedlicher Verstärkung der einzelnen Frequenzen dargeboten werden. In allen Fällen müssen sie für den Gesunden noch eben verständlich sein, werden aber für den zentral Hörgestörten unverständlich (Phonetischer Test nach *Lafon*). Der technische Aufwand für diese Tests ist erheblich.

2.8.2. Binaural-Test nach Feldmann

Normalerweise kann man zwei Worte, die gleichzeitig gesprochen werden, verstehen und wiederholen, auch dann, wenn jedes der Worte auf ein Ohr gegeben wird. Im Feldmann-Test werden dreisilbige Worte mit Artikel bei einer Lautstärke, mit der sie einzeln gut verstanden werden, so von einem speziell für diesen Zweck bespielten Tonband abgespielt, daß jeweils zwei Worte zur gleichen Zeit und im gleichen Rhythmus je auf ein Ohr treffen. Der Gesunde kann beide Worte wiederholen. Bei zentralen Hörstörungen können zwei Fehler auftreten:

a) Der Patient versteht meistens nur ein Wort, mal links, mal rechts. Das weist auf eine Konzentrationsschwäche hin oder allgemeine Veränderungen, wie sie zum Beispiel bei Arteriosklerose auftreten. Erhöhung der Lautstärke ändert das Ergebnis nicht wesentlich.

b) Der Patient versteht überwiegend die Worte einer Seite, obwohl bei der monauralen Vorprüfung auch über das andere Ohr gut verstanden wurde. Dieser Befund weist auf eine Schädigung im Bereich der Hörrinde oder der zur Hirnrinde führenden Bahnteile hin.

Die Durchführung des Tests erfordert ein 2-Spur-Tonbandgerät und ein speziell für diesen Test bearbeitetes Band.

2.8.3. Prüfung des Richtungshörens (Matzker)

Das Richtungshören ist eine Leistung der zentralen Hörbahnen und ihrer Umschaltstellen. Bei Störungen in diesem Bereich muß die Fähigkeit zur Lokalisation von Schallquellen herabgesetzt sein. Bei dem von *Matzker* beschriebenen Test werden die für die Lokalisation wichtigen Zeitdifferenzen zwischen den beiden Ohren so verändert, daß trotz gleicher Intensität der Signale ein Richtungseindruck entsteht. Durch Änderung der Zeitdifferenz von 0,018 bis 0,648 msec (1 Millisekunde = 1 Tausendstel einer Sekunde) kann der Richtungseindruck verstärkt werden. Bei zentralen Hörstörungen weicht der Richtungseindruck je nach Lage des Herdes zur einen oder zur anderen Seite ab. Die Voraussetzung richtiger Messungen ist hierbei, daß auf beiden Ohren gleiche Lautheit besteht. Für die Durchführung dieses Testes ist ein spezielles Zusatzgerät erforderlich.

2.8.4. Messung der Reaktionszeit (Maspetiol)

Die Zeit, die verstreicht, bis vom Probanden eine Reaktion auf ein akustisches Signal erfolgt, beträgt unter Verwendung von Lautstärken über 40 dB weniger als 100 msec. Die optische Reaktionszeit beträgt etwa das Dreifache. Man vergleicht die akustische Reaktionszeit des Patienten einerseits mit der normalen akustischen Reaktionszeit, andererseits mit seiner optischen Reaktionszeit und kann daraus schließen, ob eine Verzögerung Folge einer allgemeinen zentralen

Störung ist oder einer Störung, die speziell die zentrale Hörverarbeitung betrifft. Die Durchführung des Tests erfordert ein Chronoskop oder ein schnell laufendes Tonband zur Aufzeichnung der Signale und der Reaktionen des Patienten.

2.8.5. Reinton-Integrationstest (Maspetiol)

Normalerweise wird die Lautstärken-Unterschiedsschwelle für einen Ton größer, wenn der gleiche Ton mit 40 dB SL auf das andere Ohr gegeben wird, und kleiner, wenn ein Ton unterschiedlicher Frequenz auf das andere Ohr gegeben wird. Dieses Phänomen wird als Folge zentraler Hemmungen und Bahnungen angesehen. Das Ausbleiben dieser Veränderungen der Unterschiedsschwelle kann auf eine zentrale Schädigung hinweisen. Dieser Test kann mit jedem Audiometer durchgeführt werden, bei dem die Möglichkeit zur Amplitudenmodulation auf einem Kanal besteht.

2.9. Kinderaudiometrie (Pädoaudiometrie*))

In der Audiometrie ist man auf Angaben des Patienten über seine Wahrnehmungen angewiesen. Bei Kindern, geistig Behinderten und bei infolge des Alters nicht mehr ausreichend kooperativen Patienten kann die Mitarbeit so schlecht sein, daß mit den üblichen Methoden eine audiometrische Untersuchung nicht möglich ist. Bei alten Patienten kommt man gewöhnlich mit Geduld und mehrfachen Wiederholungen zu brauchbaren Ergebnissen, und bei geistig Behinderten kann in schwierigen Fällen alle Mühe umsonst sein. Dann wird auch die Relevanz der Meßergebnisse einer Hörprüfung im Vergleich zu den vorherrschenden Behinderungen unwesentlich.

Anders ist es bei Kindern: Bei ihnen hängt vom Hörvermögen die gesamte sprachliche Entwicklung ab. Ein Kind, das nicht hört, bleibt auch stumm – taubstumm, obwohl seine Sprechorgane und seine Fähigkeit zum Sprechen nicht gestört sind. Bei Vorliegen einer Schwerhörigkeit bleibt die sprachliche Entwicklung in Abhängigkeit vom Ausmaß der Hörstörung zurück. Neben dem Ausbleiben oder der Unvollständigkeit des Spracherwerbs und gleichzeitig auch als Folge dieser sekundären Störung bleiben diese Kinder ohne ausreichenden

---

*) Audiometrie ist die „Gehör-Messung", Audiologie dagegen die „Wissenschaft vom Hören". Der Ausdruck „Pädoaudiologie" wird häufig fälschlich für „Kinderaudiometrie" verwandt, er bedeutet aber im strengen Sinne des Wortes die „Wissenschaft vom Hören des Kindes", umfaßt also sehr viel mehr als nur die verschiedenen Formen der Hörprüfung.

Kontakt mit ihrer Umwelt, weil diese weitgehend auf akustische Kommunikation eingestellt ist: Die Sprache ist das wichtigste Mittel zur Äußerung unserer Gedanken und Ansichten, alles Geschriebene, das optisch erfaßbar ist, setzt das Vorhandensein von Sprache voraus. So ist auch die Wissensmitteilung abhängig von Sprache, und Abstraktes kann nur sprachlich an andere weitergegeben werden. Schwerhörige und Gehörlose bleiben daher nicht nur ohne ausreichenden Kontakt mit ihren Mitmenschen, sie können auch nicht das ihrer Intelligenz entsprechende Wissen vermittelt bekommen, sie bleiben „dumm". Die ethymologische Beziehung zwischen „doof" und „taub" – im Englischen „dumb" und „deaf", wobei „dumb" den Sinn von „stumm, unfähig zu sprechen" hat – kennzeichnet diesen Zusammenhang in charakteristischer Weise.

Durch die moderne Technik sind wir heute in derLage, den meisten dieser schwerhörigen und gehörlosen Kindern zu helfen. Hörstörungen, die durch angeborene oder später erworbene Veränderungen des Gehörgangs, des Trommelfells oder des Mittelohres und seiner Begrenzungen bedingt sind, können mit Hilfe von Operationsmikroskopen, feinsten Instrumenten und subtilen Operationsmethoden zu einem großen Teil gebessert oder behoben werden (Tympanoplastik, siehe S. 10). Bei Innenohrschäden kann ein Hörgerät den Hörschaden zumindest teilweise ausgleichen und in Verbindung mit einer speziellen Erziehung dazu führen, daß die Kinder eine ihren Fähigkeiten entsprechende Ausbildung erhalten und in guten Kontakt zu ihren Mitmenschen kommen. Auch bei Gehörlosen kann das Hörgerät bei der Gehörlosenerziehung eine wesentliche Hilfe sein.

Die Voraussetzung für wirksame Maßnahmen zur Besserung, Behebung oder Kompensation von Hörschäden ist die genaue Kenntnis ihrer Art und ihres Ausmaßes. Diese Angaben müssen audiometrisch gewonnen werden. Ergänzt werden sie durch die Feststellung des Einflusses der Hörstörung auf das Sprachverständnis und die sprachliche, geistige und psychische Entwicklung des Kindes, die für die pädagogische Betreuung wichtige Hinweise geben. Die audiometrischen Methoden, wie sie beim Erwachsenen angewandt werden und wie sie in den vorhergehenden Abschnitten beschrieben wurden, sind beim Kinde leider erst ab etwa dem sechsten bis siebenten Lebensjahr anwendbar. Jüngere Kinder verstehen die an sie gestellten Aufgaben nicht oder verlieren so schnell das Interesse an der Mitarbeit, daß brauchbare Meßwerte nicht zu erhalten sind. Man muß bei kleinen Kindern deshalb eigene Prüfmethoden anwenden, die teilweise auch für ältere und geistig behinderte Patienten brauchbar sind. Bei diesen kinderaudiometrischen Methoden muß das Alter und das entsprechende Verhalten des Kindes berücksichtigt werden, und so gibt es für jede Altersstufe in den ersten Lebensjahren eigene Prüfmethoden. Ihre Genauigkeit nimmt mit steigendem Alter zu, aber auch schon recht ungenaue Ergebnisse können dem Prüfer wichtige Hinweise auf das Ausmaß der Schwerhörigkeit geben, die für die weitere Behandlung erforderlich sind. Da diese Behandlung bei einer großen Zahl der Kinder nur in Form einer Sondererziehung erfolgen kann, müssen bei der Frühdiagnostik bereits pädagogische Gesichtspunkte berücksichtigt werden. Es ist daher anzustreben, daß die Diagnostik ebenso wie der sich daraus ergebende Behandlungsplan von Fachärzten für Hals-Nasen-Ohren-Krankheiten und Pädagogen gemeinsam durchgeführt werden. In einer Reihe von Ländern, z. B. in England, den USA, in Dänemark, Holland und Frankreich sowie den Ostblockstaaten, hat diese Erkenntnis zur Bildung von Hörzentren geführt, an denen nicht nur die Diagnostik, sondern auch die Hörgerätanpassung und die Sondererziehung sowie die ständige Überwachung durchgeführt werden. Dabei hat sich neben den Fachärzten und Pädagogen ein spezieller Beruf des Audiologen ausgebildet, der sich ausschließlich mit der Gehörmessung und -forschung befaßt. In der Bundesrepublik wird die Kinderaudiometrie dagegen vorwiegend an den großen Hals-Nasen-Ohren-Kliniken und an den Sonderschulen für Schwerhörige und Gehörlose durchgeführt, wobei in den Kliniken medizinische, in den Sonderschulen pädagogische Gesichtspunkte im Vordergrund stehen, oft zum Schaden der Kinder, die durch die Einseitigkeit der Diagnostik dann nicht immer der optimalen Therapie zugeführt werden können. Auf diesem Gebiet ist eine bessere Kooperation zwischen Fachkliniken und Sonderschulen anzustreben, damit die bestehenden Möglichkeiten der Behandlung kindlicher Hörstörungen in jeder Beziehung voll ausgenutzt werden können.

Bei Verdacht auf einen Hörschaden ist es wichtig, schon vor Beendigung des zweiten Lebensjahres, möglichst schon im ersten Lebensjahr festzustellen, ob wirklich eine Beeinträchtigung des Hörvermögens vorliegt und wie groß sie ist, da sonst wertvolle Zeit für die Hörerziehung und die Sprachanbahnung verlorengeht. Beim normalhörenden Kind erfolgt der Spracherwerb im zweiten bis vierten Lebensjahr. Dieser Tatsache wird die Hörgeschädigtenpädagogik in zunehmendem Maße durch den Aufbau einer Frühspracherziehung gerecht, die unter Einbeziehung der Eltern schon möglichst im zweiten, spätestens im dritten Lebensjahr mit der Hör- und Spracherziehung beginnt. Sie muß ergänzt werden durch regelmäßige Kontrollen des Hörvermögens unter Ausnutzung der wachsenden Fähigkeit des Kindes zur aktiven Mitarbeit und der inzwischen mit Hilfe eines Hörgerätes erzielten Lerneffekte. Scheinbare Hörverbesserungen gegenüber früheren Audiogrammen sind stets nur als solcher Lerneffekt anzusehen; eine Verbesserung der eigentlichen Hörfunktionen gibt es nicht, es sei denn durch Beseitigung von Schalleitungshindernissen, die neben einer Innenohrschwerhörigkeit häufig bei Kindern bestehen. Demgegenüber sind Hörverschlechterungen infolge einer degenerativen Erkrankung des Innenohres oder der nervösen Hörbahnen nicht selten. Aus diesem Grunde sind regelmäßige

Hörkontrollen auch dann erforderlich, wenn gut reproduzierbare Audiogramme erstellt worden sind.

Verschiedentlich ist vorgeschlagen worden, alle Neugeborenen einem audiometrischen Auslesetest (Screening) zu unterziehen. Diese Versuche haben sich trotz hohen technischen Aufwandes letztlich nicht bewährt: Falsch positive und falsch negative Reaktionen können zu Fehlinterpretationen und zu schwerwiegenden Konsequenzen führen, in deren Gefolge es zu einer völligen Fehlbeurteilung des Kindes kommen kann. Wichtiger ist die regelmäßige Untersuchung aller Kinder im Rahmen der Vorsorgeuntersuchungen und die besonders sorgfältige Beobachtung der sogenannten Risikokinder, bei denen aufgrund erblicher Belastung, Erkrankungen der Mutter in der Schwangerschaft – vor allem in den ersten drei Monaten –, aufgrund erschwerter oder vorzeitiger Geburt, Mißbildungen, nach schweren Erkrankungen insbesondere des Gehirns oder der Hirnhäute oder nach Unfällen eine erhöhte Gefahr gegeben ist, daß eine Hörstörung vorliegt, die nicht selten mit den Jahren fortschreitet. Bei diesen Kindern müssen in mindestens halbjährlichen oder jährlichen Abständen Kontrollen des Hörvermögens durchgeführt werden.

2.9.1. Hörprüfung in den beiden ersten Lebensjahren

In den ersten beiden Lebensjahren ist von dem Säugling bzw. dem Kleinkind eine aktive Mitarbeit bei der Hörprüfung in irgendeiner Form nicht zu erwarten. Man ist deshalb darauf angewiesen, unbewußte Reaktionen dieser Kinder auf akustische Reize zu beobachten. Diese unbewußten Reaktionen sind in den ersten Lebensmonaten besonders lebhaft, weil der Säugling in dieser Zeit noch nicht zwischen wichtigen und unwichtigen Geräuschen unterscheiden gelernt hat und praktisch alles, was er mit einer gewissen Lautheit hört, Schreckbewegungen in Form einer Streckung des ganzen Körpers auslöst *(Moro-Reflex)*. Diese Geräusche müssen einen Schallpegel von etwa 50–60 dB haben, bei geringeren Schallpegeln werden die Reaktionen ungewiß und nicht sicher reproduzierbar.

Im vierten Lebensmonat beginnen dann Hinwendereaktionen des Kopfes zur Schallquelle. Diese können besonders gut beobachtet werden, wenn das Kind in einem Kinderbett liegt, in dem beiderseits des Kopfes Lautsprecher angebracht sind. Der Prüfer sitzt hinter dem Kopfende des Bettes so, daß er das Kind in einem Spiegel sieht, der über dem Fußende des Bettes hängt. Dadurch wird das Kind nicht zu Kopfwendungen zum Untersucher hin verleitet. Die Hinwendereaktionen lassen sich bei einem Halbjährigen normalerweise mit etwa 40 dB SL reproduzierbar auslösen.

Durch die Wahl von Lärminstrumenten mit Geräuschen verschiedener Frequenzzusammensetzung (z. B. Rasseln, Trommeln, Blasinstrumente, Glocken) oder durch Filtern von auf Tonband oder Schallplatte eingespielten Geräuschen verschiedener Art (Hundebellen, Kinderlachen, Autohupen, menschliche Sprache usw.) kann man auch eine Differenzierung in bezug auf die verschiedenen Tonhöhen vornehmen. Bei diesen Prüfungen wird stets nur binaural geprüft. Bei mehrmonatigen Kindern, bei denen bereits sichere akustische Lokalisation zu erwarten ist, kann allerdings das Fehlen dieser Fähigkeit oder eine auffällige Unsicherheit dabei den Verdacht auf eine seitendifferente Hörstörung lenken.

Gegenüber den Schreck- und Hinwendereaktionen ist der durch akustische Reize ausgelöste Lidschlag *(„auro-palpebraler Reflex")* ebenso wie die Pupillenverengung bei Beschallung *(„auro-pupillärer Reflex")* nur ein relativ unsicherer Hinweis auf die Hörfähigkeit des Kindes, weil die Beobachtung, insbesondere bei den doch meist nicht ganz ruhigen Kleinstkindern, schwer ist. Die Gabe von Beruhigungsmitteln setzt auch diese Reaktionen herab, so daß das Ergebnis verfälscht wird. Lediglich dann, wenn man die Kinder durch eine Einwegscheibe beobachten kann, bei der sie selbst den Beobachter nicht wahrnehmen, sondern sich eventuell sogar selbst im Spiegel entdecken und interessant finden, ist eine ausreichend genaue Beobachtung des Lidreflexes möglich. Zur Auslösung des auro-palpebralen Reflexes sind beim Normalhörenden Lautstärken von 110–120 dB erforderlich.

Vorteilhaft bei allen Prüfungen der Reaktion von Kindern über Lautsprecher ist die Verwendung von Schmalbandrauschen, eventuell mit Unterbrechungen, oder von Tönen mit deutlich hörbarer Amplituden- oder Frequenzmodulation. Die dadurch bedingte Ungenauigkeit ist im Verhältnis zur Fehlerbreite dieser Prüfmethoden unwesentlich, sie wird auch durch den Vorteil der besseren Reaktionen des Kindes aufgewogen.

Neben den äußerlich erkennbaren, unbewußten Reaktionen der Säuglinge und Kleinkinder kann man auch den Einfluß des Schalls auf die vegetativen Körperfunktionen als Anzeige für das Hörvermögen ausnutzen. Ein bekanntes Beispiel dafür ist die *Schlafbeschallung*: Durch Schall von 50 dB SL wird die Schlaftiefe und damit auch die Atmung des Kindes beeinflußt. Man registriert die Atmung mit Hilfe einer Druckmanschette, die um den Brustkorb des Kindes gelegt ist. Man kann auch die Hirnströme (EEG) ableiten und Änderungen des Schlafrhythmus im EEG-Ablauf beobachten.

Eine andere Methode zur Beobachtung der vegetativen Reaktion auf Schallreize hat *Kumpf* beschrieben: Er fand, daß jedes gehörte Schallereignis eine kurzfristige Änderung der Atemfrequenz (der Häufigkeit der Atemzüge) auslöst, und zwar vor allem in Schwellennähe. Dadurch wird die Aufzeichnung der Hörschwelle auch schon bei Säuglingen möglich. Bisher ist die apparative Ausrüstung und der Zeitaufwand für alle diese Methoden jedoch so groß, daß sie praktisch nur im Rahmen einer großen Klinik durchführbar sind. Bezüglich der EEG-Audiometrie siehe 2.11.2.

Mit den genannten Prüfmethoden gelingt es in den meisten Fällen, eine zumindest vorläufige Diagnose zu stellen in Hinblick auf die Frage, ob eine Hörstörung vorliegt und welches Ausmaß sie hat. Lediglich bei Kindern, bei denen eine geistige Behinderung besteht, kann man in den ersten Lebensjahren bisweilen zu keinem Resultat kommen. In jedem Falle müssen die Prüfergebnisse gut reproduzierbar sein, und für die Sicherung der Diagnose ist es erforderlich, daß mehrere Testergebnisse vorliegen, die sich decken und möglichst auf verschiedene Weise erzielt wurden. Dabei muß als allgemeine Regel gelten, daß in den ersten Lebensjahren der negative Ausfall einer Hörprüfung, also das Ausbleiben jeglicher Reaktionen des Kindes, zwar verdächtig, niemals aber beweisend ist für das Vorliegen einer Schwerhörigkeit. Als gesichert kann das Vorliegen einer Hörstörung nur dann angesehen werden, wenn ein normales Reaktionsverhalten bei unnormal hohen Schallpegeln wiederholbar zu beobachten ist. Bei an Taubheit grenzenden Schwerhörigkeiten oder nur geringen Hörresten kommt man, da die Reaktionen erst bei einer Lautstärke von 40–60 dB SL erfolgen, leicht in den Bereich der Fühlschwelle oder der Schmerzgrenze, so daß dann eine Abgrenzung des Fühlens gegen das Hören fragwürdig wird. Bei solchen Fällen muß die endgültige Diagnose auf spätere Zeit verschoben werden, im Zweifelsfall aber stets das Vorhandensein von Hörresten angenommen werden, da in dem Falle, daß sie tatsächlich vorliegen, ein frühzeitiges Hörtraining eingeleitet werden muß, dagegen im Falle, daß sie tatsächlich nicht bestehen, diese Annahme keine schädlichen Folgen hat, es sei denn die, daß sich das Hörtraining als wenig erfolgreich erweist. Zur Frage der Hörgerätanpassung bei geringen Hörresten siehe auch Anhang 4.3.

2.9.2. Hörprüfung ab drittem Lebensjahr

Im dritten Lebensjahr erreicht das Kind eine geistige Entwicklungsstufe, in der es bereit ist, bei audiometrischen Untersuchungen mitzuarbeiten, wenn diese Mitarbeit einem der für dieses Alter charakteristischen Impulse entgegenkommt: dem Spieltrieb. Der Zeitpunkt, von dem ab die allgemein als „*Spielaudiometrie*" zu bezeichnenden Methoden der Hörprüfung unter Ausnutzung des Spielimpulses und des beginnenden Sinns für Anordnungen und Zuordnungen anwendbar sind, hängt von der natürlichen Varianz der geistigen Entwicklung auch gesunder Kinder ab, fällt aber gewöhnlich in die Zeit des dritten Lebensjahres. Bei Kindern dieses Alters muß deshalb zunächst geprüft werden, ob sie für spielaudiometrische Methoden geeignet sind, und gegebenenfalls wird man unsichere Ergebnisse bei dieser Art der Höruntersuchung durch Reaktionsprüfungen ergänzen, wie sie bei kleineren Kindern angewandt werden. Durch diese Prüfung kann man sich auch schon vor der Spielaudiometrie ein ungefähres Bild von dem vorliegenden Hörvermögen machen und dadurch die Länge der spielaudiometrischen Untersuchung abkürzen.

Die tonaudiometrische Untersuchung soll möglichst mit Kopfhörern durchgeführt werden, damit jedes Ohr für sich geprüft werden kann. Manche Kinder lehnen jedoch den Kopfhörer, insbesondere beiderseitige Hörer mit Kopfbügel, so rigoros ab, daß auch durch Spiele und Vorführungen am Prüfer und an begleitenden Eltern diese Abneigung nicht zu überwinden ist. Beim Kind, das sich gegen den Kopfhörer wehrt, ist jede Audiometrie über den Kopfhörer sinnlos. Das dann oft geübte Anhalten eines Hörers an das Ohr durch Begleitpersonen führt zu so großen Fehlern infolge von Druckänderungen und Ablenkungen des Kindes, daß die eventuell zu erzielenden Ergebnisse irrelevant werden. In solchen Fällen muß man sich mit den unter 2.9.1. beschriebenen Methoden begnügen oder durch die Anbietung von Lautsprechertönen unter Anwendung spielaudiometrischer Methoden ein vorläufiges Ergebnis zu erzielen suchen, wobei auch bei Benutzung von mehreren Lautsprechern stets beide Ohren gleichzeitig geprüft werden und eine Seitendifferenzierung nicht möglich ist. Durch die Auslösung von Hinwendereaktionen oder Lokalisationsangaben kann dabei eventuell lediglich das Vorliegen einer Seitendifferenz festgestellt werden. Grundsätzlich – darauf muß immer wieder hingewiesen werden – ist eine isolierte Prüfung eines Ohres, insbesondere des schlechteren Ohres, mit Hilfe von Lautsprechern nicht möglich, sondern nur mit Kopfhörer und Knochenleiter. Im sogenannten Schallfeld, das durch Lautsprecher erzeugt wird, werden beide Ohren gleichzeitig beschallt, und bei einer Seitendifferenz prüft man dann nur das besser hörende Ohr.

Läßt sich das Kind Kopfhörer aufsetzen und ist nach vorbereitenden Spielen ohne Hörprüfung zur Mitarbeit bereit, liefert die Spielaudiometrie sehr genaue Ergebnisse. Diese müssen allerdings durch mehrfache Wiederholungen kontrolliert werden. Dabei ergibt sich oft eine scheinbare Verbesserung der audiometrischen Werte, weil das Kind sich an den Test gewöhnt und seine Aufmerksamkeit größer wird.

Das *Prinzip aller spielaudiometrischen Methoden* ist gleich: Das Kind soll lernen, einen gehörten Ton als Aufforderung für eine Spielhandlung anzusehen. Wenn es den Ton oder das Geräusch vernimmt, darf es spielen, wenn der Ton oder das Geräusch nicht mehr zu hören sind, muß es wieder aufhören. Zunächst muß man diese Reaktion einüben *(Konditionierung)* wie einen bedingten Reflex. Dies geschieht dadurch, daß man dem Kind akustische Signale so laut anbietet, daß es sie sicher hört. Die dafür erforderlichen Lautstärken hat man bei der Vorprüfung über Lautsprecher oder mit Lärminstrumenten, vielleicht auch schon über Kopfhörer, ermittelt, bei der es nur um die Frage ging, ob das Kind auf akustische Signale reagiert oder nicht. Unmittelbar nach Einsetzen des Signals wird das Kind darauf hingewiesen, daß es spielen darf und nach Aufhören des Signals den Spielvorgang abbricht. Dieser Vorgang wird mit verschiedenen

Tönen und Geräuschen so oft wiederholt, bis das Kind ohne Anweisung sofort reagiert. Gewöhnlich genügen zur „Konditionierung" eine oder zwei Sitzungen von je einer halben Stunde.

Für die Spielhandlungen werden der Fantasie des Untersuchers praktisch keine Grenzen gesetzt, die Spiele müssen nur altersgerecht sein: Es sind eine Fülle von audiometrischen Methoden für Kinder beschrieben worden, die im Grunde alle auf der Spielaudiometrie beruhen. In der einfachsten Form dürfen die Kinder Bausteine in einen Kasten räumen oder ordnen, sie aufeinandertürmen oder nach Fantasie etwas bauen, ein Mosaik zusammenlegen, eine Puppe anziehen, u. v. m. Man kann die Kinder auch eine Spieleisenbahn fahren lassen, was bei Jungen gewöhnlich großes Interesse weckt *(„Spieleisenbahn-Audiometrie")*, sie durch einen Druck auf einen Knopf Diapositive mit altersgemäßen Darstellungen aufleuchten *(„Peep-show")* oder einen Film in Bewegung setzen lassen *(„Film-Audiometrie")*. Die Anwendung möglichst zahlreicher Spiele bei den gewöhnlich erforderlichen Kontrollen vermeidet es, daß den Kindern ein Verfahren langweilig wird. Die dafür erforderliche Umkonditionierung benötigt bei nicht allzu krassem Wechsel der Spielart kaum zusätzliche Zeit. Ebenso empfiehlt es sich beim Spielen, für jedes akustische Signal nur eine Spielhandlung vornehmen zu lassen (einen Stein legen, ein Kleidungsstück anziehen usw.), damit die Untersuchung nicht zu lang wird. Sie soll eine halbe Stunde nicht überschreiten und lieber öfter wiederholt werden.

Wenn das Kind konditioniert ist, beginnt man mit der Schwellenmessung. Dabei ist wieder die Anwendung von unterbrochenen oder von amplituden- und/ oder frequenzmodulierten Tönen oder Schmalbandgeräuschen zu empfehlen anstelle von Dauertönen. Nach einiger Übung erfolgen die Angaben der Kinder mit zunehmender Genauigkeit. Auch das Alter hat einen Einfluß auf die Exaktheit der Angaben, bei 4- bis 5jährigen sind oft nur zwei oder drei Sitzungen erforderlich zur Erzielung genauer Schwellenwerte. Nach der Prüfung der Luftleitung erfolgt die Bestimmung der Knochenleitungsschwellen mit der gleichen Methode. Dabei muß bei Kindern stets ein Knochenleiter verwandt werden, der an einem Kopfbügel oder einem elastischen Band befestigt ist, damit ein gleichbleibender Druck auf den Warzenfortsatz gewährleistet ist. Das Andrücken durch eine dritte Person erfolgt mit zu starken Druckwechseln und irritiert das Kind.

Es ist nicht zu verhehlen, daß die spielaudiometrische Untersuchung in zahlreichen Fällen sowohl beim Kind als vor allem beim Prüfer einige Geduld erfordert. Sie darf nicht unter zeitlichem Druck durchgeführt werden, sondern das Kind soll den Eindruck haben, daß dies ein Spiel von vielen ist, die man mit ihm spielt. Wichtig ist, daß die Eltern oder andere Begleitpersonen sich nicht im Prüfraum aufhalten. Ihre Anwesenheit irritiert das Kind stets, und oft wird die

Untersuchung durch wohlgemeinte Einmischungen besorgter Mütter so gestört, daß ihre Fortsetzung praktisch sinnlos wird.

Die Spielaudiometrie mit Kopfhörer und Knochenleiter liefert von allen kinderaudiometrischen Methoden die besten Ergebnisse. Insbesondere kann durch sie die Hörschwellenkurve sowohl für Luftleitung als auch für Knochenleitung bestimmt werden, was als Grundlage für jede Diagnostik anzusehen ist. Jeder Heilplan und jede erforderliche Hörgerätanpassung kann lege artis nur aufgrund dieser Hörprüfergebnisse durchgeführt werden. Alle Prüfungen, die mit Hilfe von Lautsprechern oder anderen Schallquellen durchgeführt werden, sind in dieser Hinsicht unzureichend und deshalb der Spielaudiometrie unterlegen. Wenn sie auch wichtige Hinweise auf einen Hörschaden geben und als Basis für einen rechtzeitigen Behandlungsbeginn erforderlich sind, müssen sie doch stets später bei Erreichung des entsprechenden Alters mit spielaudiometrischen Methoden bestätigt und ergänzt werden. Ebenso müssen die spielaudiometrischen Hörprüfergebnisse im Verlauf der nächsten Jahre mehrfach kontrolliert werden, einmal, weil mit zunehmendem Alter die Angaben der Kinder besser werden, wobei die Hörschwellen scheinbar ansteigen können, zum anderen, weil nicht selten Schwerhörigkeiten im Verlauf der Zeit zunehmen und dann eine Verschlechterung der Hörschwellenkurven feststellbar wird. Ferner soll man versuchen, mit zunehmendem Alter des Kindes und entsprechend besserer Kooperation durch überschwellige Prüfungen die Diagnosestellung zu vervollständigen.

Es hat nicht an Versuchen gefehlt, entsprechend der Sprachaudiometrie auch Sprachtests für Kinder zu entwickeln. Bisher hat sich keiner dieser Tests durchsetzen können. Der „Freiburger Sprachtest“ ist für Kinder ungeeignet, weil eine große Zahl der Worte für Kinder inhaltslos und damit unverständlich ist, so daß ein zu schlechtes Ergebnis vorgetäuscht wird. Kindgerechte Sprachtests müßten praktisch für jede Altersstufe aufgestellt werden. Erfolgreich kann man lediglich in einem *kombinierten Sprach-Bild-Test* die Diskrimination des Kindes prüfen *(Beckmann)*, bei dem die Kinder auf Bildtafeln die ihnen vorgesprochenen Gegenstände zeigen müssen. Dieser Test hat sich auch beim Hörtraining bewährt und kann in umgekehrter Form für die Prüfung der sprachlichen Entwicklung verwandt werden, indem das Kind die Gegenstände, auf die der Prüfer zeigt, benennt.

Eine weitere Gruppe von Tests prüft objektiv verschiedene Körperreaktionen auf akustische Reize, z. B. den Hautwiderstand und die Kontraktionen der Mittelohrmuskeln. Da diese Methoden bei Kindern nur in beschränktem Umfang anzuwenden sind, werden sie gesondert besprochen (2.11.).

2.10. Simulationstests

Bei den ton- und sprachaudiometrischen Untersuchungen ist man auf die Mitarbeit des Prüflings angewiesen, da er Angaben über seine akustischen Wahrnehmungen machen muß, aufgrund derer man erst das Prüfergebnis ermitteln kann. Neben Kindern, bei denen die unzureichende Mitarbeit durch spezielle Untersuchungsmethoden umgangen werden muß, gibt es auch Erwachsene, die zu einer richtigen Angabe ihrer Wahrnehmungen nicht bereit sind. Dabei sind drei Gruppen zu unterscheiden:

a) Der Patient versucht vorzutäuschen, er höre besser, als es wirklich der Fall ist *(Dissimulation)*.
b) Der Patient versucht vorzutäuschen, er höre schlechter, als es wirklich der Fall ist *(Aggravation)*.
c) Der Patient versucht vorzutäuschen, er höre gar nichts, obwohl er nur schlecht oder sogar normal hört *(Simulation*))*.

Alle drei Formen der Täuschung können sich auf ein Ohr oder auf beide Ohren beziehen. Bei Verdacht auf eine Simulation ist es gewöhnlich sinnlos, den Patienten aufzufordern, richtige Angaben zu machen, da er uneinsichtig ist und glaubt, man könne ihm den wahren Sachverhalt nicht nachweisen. Dieser Nachweis ist aber möglich und soll erfolgen – möglichst, ohne daß der Patient merkt, man wolle ihn überführen.

Eine Dissimulation ist stets leicht dadurch nachzuweisen, daß man die an den Patienten gestellte Aufgabe nur geringfügig erschwert, z. B. etwas vertäubt oder die Form der Signale (Tonimpulse oder Dauerton) bzw. die geprüfte Seite angeben läßt, wobei zwischen linkem und rechtem Ohr unregelmäßig gewechselt wird. Bei der sprachaudiometrischen Prüfung versagt der Dissimulant restlos.

Erste Hinweise auf eine Simulation kann man bei der tonaudiometrischen Hörschwellenprüfung erhalten: Verfährt man wie beschrieben (2.2.1.) in der Form, daß man zunächst nur jede zweite Frequenz und erst später die Zwischenwerte prüft, und verwendet man darüber hinaus nicht Dauertöne, sondern Tonimpulse, die es dem Patienten unmöglich machen, die hörbaren Stufen der Verstärkung zu zählen, so werden sich in der Hörschwellenkurve starke Unregelmäßigkeiten des Verlaufs ergeben. Bei Kontrolle von bereits gemessenen Werten unter Veränderung der Verstärkungsgeschwindigkeit oder der Frequenz der Tonimpulse oder unter Vertäubung des anderen Ohres zeigt sich bei

*) Im allgemeinen Sprachgebrauch wird die Aggravation häufig als Simulation bezeichnet, der simulierende oder aggravierende Patient als Simulant. Diese Vereinfachung wird auch im folgenden weitgehend vorgenommen.

Simulation meist eine sehr starke Streuung. Die Geräuschschwelle wird von Simulanten gewöhnlich deutlich besser angegeben als die am besten gehörte Frequenz, weil die Lautheit von Geräuschen größer ist als die von Tönen. Im Sprachaudiogramm findet man dann besonders auffällige Streuungen, die kaum eine rechte Diskriminationskurve ergeben, vor allem, wenn man die einzelnen Lautstärken nicht kontinuierlich, sondern durcheinander prüft.

Alle diese Auffälligkeiten können auf einen Täuschungsversuch des Patienten hinweisen. Eine Täuschung darf aber erst angenommen werden, wenn sie bewiesen ist. Die beschriebenen Abweichungen können nämlich auch bei zentralen Störungen vorkommen, ohne daß der Patient böswillig ist. Zum Nachweis der Simulation und Aggravation dienen eine Reihe von Tests, die teilweise gleichzeitig Angaben über das tatsächlich bestehende Hörvermögen zulassen. Ferner sind alle Methoden der objektiven Audiometrie (2.11.) für die Überführung von Simulanten geeignet. Eine Simulation, Aggravation oder Dissimulation darf nur dann als gesichert gelten, wenn möglichst viele Simulationstests eine solche nachweisen. Der Ausfall eines einzigen Simulationstests kann nicht als Beweis für oder gegen Simulation ausreichen.

2.10.1. Lombard-Test

Anwendung: Bei angeblicher beiderseitiger Taubheit oder hochgradiger Schwerhörigkeit.

Prinzip: Normalerweise wird die Stimme unter der Einwirkung von lauten Geräuschen unbewußt angehoben. Der angeblich Taube spricht dabei ebenfalls lauter, der wirklich Taube dagegen nicht.

Durchführung: Der Patient liest einen leichten Text oder wird in ein Gespräch verwickelt. Plötzlich wird auf dem angeblich tauben Ohr oder auf beiden Ohren ein lautes Geräusch eingeschaltet (90 dB). Verstärkt der Patient sofort die Lautstärke seiner Stimme, so hört er das Geräusch, es kann keine Taubheit bestehen. Die Änderung der Stimmlautstärke kann man zur Dokumentation auf ein Tonband aufnehmen. Weitere Prüfungen zur Feststellung der wahren Hörschwelle sind erforderlich. Der Test kann durch Übung, z. B. auch bei Chorsängern, versagen.

2.10.2. Lee-Test

Anwendung: Bei angeblicher einseitiger oder beidseitiger Taubheit oder hochgradiger Schwerhörigkeit.

Prinzip: Die Sprache des Patienten wird auf ein Tonband aufgenommen und sofort mit einer Verzögerung von etwa 0,2 sec wieder auf das Ohr bzw. beide Ohren des Patienten gegeben, so daß er das, was er sagt, mit etwas Verspätung hört. Durch diese Verspätung wird bei ausreichender Lautheit die akustische Kontrolle der eigenen Sprache stark gestört, der Patient spricht ebenso wie beim Lombard-Test lauter, fängt aber auch an zu stottern. Zur Auslösung dieses Effektes reicht eine Lautstärke von etwa 50 dB SL aus.

Durchführung: Der Patient liest einen präparierten Text, der zahlreiche Doppelsilben enthält*), mit normaler Lautstärke vor und hört seine Stimme zunächst ohne Verzögerung in den Kopfhörern. Man schaltet dann die Verzögerung plötzlich mit etwa 50 dB HV ein. Reagiert der Patient nicht, schaltet man nach einigen Sekunden wieder ab. Dann erhöht man die Verstärkung um 10 dB und wiederholt die Verzögerung. Spricht der Patient bei Anhebung der Lautstärke lauter und wird durch die Einwirkung der Verzögerung irritiert, muß er über den Kopfhörer seine eigene Stimme gehört haben, es kann keine Taubheit bestehen. Nach Übung, z. B. auch bei Chorsängern, kann der Test versagen. Die Lautstärke, bei der ein beginnender Einfluß bemerkbar wird, liegt bei etwa 50 dB über der tatsächlichen Hörschwelle. Das Ergebnis des Testes kann auf dem Tonband zur Dokumentation konserviert werden. Unter Vertäubung des anderen Ohres zur Vermeidung eines Überhörens kann der Test bei Verwendung von Kopfhörern auch einseitig durchgeführt werden. Da Simulanten oft angeben, sie könnten den Text nicht lesen, weil sie ihre Brille vergessen haben, empfiehlt es sich, zumindest einen Teil des empfohlenen Textes in großen Lettern aufzuschreiben.

Bei Stotterern hat die verzögerte Sprachrückkopplung den paradoxen Effekt, daß das Stottern unterbleibt. Der Lee-Effekt wird deshalb auch in der Therapie des Stotterns eingesetzt.

---

*) *Lerche* und *Nessel* haben folgenden Text vorgeschlagen:

Ist das Zeitungslesen nicht ein ununterbrochener Nervenkitzel? Die spannende Lektüre steigert das Atemtempo, und lesend fliegen die Augen über die Meldungen und die verbindenden Zeilen. Im Mittelpunkt steht die langerwartete Moskau-Audienz des französischen Botschafters. Mau-Mau-Krieger haben britische Kartoffelfelder verwüstet. Und noch Interessanteres ist zu lesen über das neue Goggomobil, über den Bau eines Riesensenders, über ein U-Boot mit Tiefenfenster und über die schreckliche Auswirkung eines selbstverfertigten Reifenventils. Wie gerne sähe man Gina Lollobrigida in dem Film „Bali-Liebe". Ein Klaviervirtuose soll der Künstlerin auf der Theaterterrasse am Ammersee eine Bonbonniere überreicht haben. Die Klänge einer Toreroromanze und seiner Hawaii-Weisen rissen den Vorstand des Schiffsverbandes „Hipp-Hipp-Hurra" zu stürmischem Beifall hin. Ein Liliputaner schlug starke Männer im Tatar-Essen in Rekordzeit. Zweimal Malheur brachte ein von den Urgroßeltern ererbtes Gläserservice; bei schwerem Wein hatten die Markenkenner zu viel philosophiert, trotz Haltetau taumelten sie in den Ententümpel. Berberhengst Xerxes siegte sicher im Springturnier. Und dann die vielen Werbebekanntmachungen! Mate-Tee vom Titicaca-See! Ein Mittel für Rheumamassage, prima Matratzen, garantiert nicht verfärbend. Und zum Schluß: Viel Glück allen einsendenden Leserns für den nächsten Toto-Tip.

2.10.3. *Überhör-Versuch*

Anwendung: Bei angeblich einseitiger Taubheit.

Prinzip: Bei einseitiger Taubheit wird Luftleitung ab etwa 50 dB, Knochenleitung ab etwa 20 dB auf das hörende Ohr überhört. Der tatsächlich einseitig Taube gibt bei diesen Lautstärken an, er höre etwas. Der Simulant hört den Ton im angeblichen tauben Ohr und bemerkt die Miterregung des anderen Ohres nicht. Er behauptet deshalb auch dann nichts zu hören, wenn er überhören müßte.

Durchführung: Feststellung der Hörschwellenkurve des hörenden Ohres. Dann Verstärkung der Töne auf dem angeblich tauben Ohr ohne Vertäubung des hörenden Ohres bis auf 50 dB und mehr über der Hörschwelle des guten Ohres für Luftleitung bzw. 20 dB und mehr für Knochenleitung. Gibt der Patient kein Überhören an, besteht dringender Verdacht auf Simulation.

2.10.4. *Stengerscher Versuch*

Anwendung: Bei angeblich einseitiger Taubheit oder Schwerhörigkeit.

Prinzip: Hört man auf einem Ohr einen lauten Ton, nimmt man einen leisen Ton gleicher Frequenz auf dem anderen Ohr nicht mehr wahr. Gibt man auf das angeblich nicht oder schlecht hörende Ohr Töne, die in Wirklichkeit gehört werden, wird dadurch die Wahrnehmung auf dem anderen Ohr beeinflußt. Der Patient achtet nur auf das angeblich nicht hörende Ohr und merkt nicht oder erst verspätet, daß auch das „gute“ Ohr geprüft wird. Dadurch kann für das angeblich nicht oder schlecht hörende Ohr die Hörschwelle annähernd bestimmt werden.

Durchführung: Zunächst wird die Hörschwellenkurve für das hörende Ohr bestimmt. Dann wird auf das angeblich nicht hörende Ohr ein Dauerton gegeben und für die gleiche Frequenz die Hörschwelle des guten Ohres nochmal bestimmt. Hört der Patient den Dauerton entgegen seiner Angabe doch, wird die Hörschwelle des guten Ohres schlechter werden als vorher. Durch Änderung der Lautstärke des Dauertones kann festgestellt werden, wann auf dem guten Ohr wieder die ursprüngliche Hörschwelle angegeben wird. Die echte Hörschwelle des „schlechten“ Ohres liegt dann etwa 10–20 dB besser als der Dauerton. Auf diese Weise kann die ganze Hörschwellenkurve festgestellt werden.

Man kann auch umgekehrt vorgehen: Dann gibt man auf das gute Ohr einen eben überschwelligen Dauerton und fordert den Patienten auf, zu signalisieren, wenn er hört. Gleichzeitig verstärkt man auf dem „schlechten“ Ohr die gleiche Frequenz. Der wirklich Taube gibt an, daß er den Ton auf dem guten Ohr die ganze Zeit hört; der wirklich Schwerhörige gibt das Hören des Tones auf dem guten Ohr so lange an, bis die Lautheit des Tones auf dem schlechten Ohr überwiegt, und zeigt diesen Seitenwechsel an. Der Simulant wird bei Erreichen der tatsächlichen Hörschwelle auf dem schlechten Ohr angeben, er höre nichts mehr, weil er den Ton auf dem guten Ohr nicht mehr wahrnimmt, aber auch nicht zugeben will, daß er jetzt auf dem schlechten Ohr hört. Bei Verwendung von Tonimpulsen kann man diese Methode in der Form durchführen, daß der Patient ebenfalls nur anzugeben braucht, ob er etwas hört oder nicht. Tonimpulse machen dem Simulanten eine Täuschung noch schwerer, und je mehr er sich bemüht, für das „gute" Ohr glaubhafte Angaben zu machen, desto leichter ist er zu überführen. Bei einer dritten Modifikation des *Stengerschen Versuchs* stellt man auf dem angeblich nicht hörenden Ohr zunächst eine geringe Intensität ein, z.B. 20 dB, und verstärkt dann gleichmäßig auf beiden Ohren, so daß die anfängliche Lautstärkedifferenz zwischen beiden Ohren bestehenbleibt. Gibt der Patient die Hörschwelle für das „gute" Ohr unverändert an, ist die Differenz zwischen den Hörschwellen beider Ohren größer als 20 dB. Wird die Hörschwelle des „guten" Ohres verändert, beträgt die Differenz 20 dB oder weniger. Dieses Verfahren führt man mit veschiedenen dB-Unterschieden zwischen beiden Ohren solange durch, bis die Hörschwelle für das „schlechte" Ohr annähernd bestimmt ist: Sie liegt um soviel dB schlechter als auf dem „guten" Ohr, wie der eingestellte dB-Unterschied bei richtiger Angabe der Hörschwelle des „guten" Ohres beträgt.

2.10.5. Azzi-Test

Anwendung: Bei angeblich einseitiger Schwerhörigkeit oder Taubheit.

Prinzip: Ein lauter Dauerton wird dadurch, daß auf das andere Ohr ein eben überschwelliger, unterbrochener Ton gegeben wird, im Rhythmus der Unterbrechungen schwankend gehört, ohne daß die Tonimpulse auf dem anderen Ohr wahrgenommen werden. Ist das Ohr, auf das die Tonimpulse gegeben werden, wirklich taub, können auch keine Intensitätsschwankungen auf dem anderen Ohr wahrgenommen werden.

Durchführung: Auf das gute Ohr wird ein Ton mit 80 dB SL gegeben; falls auch hier eine Schwerhörigkeit besteht, durch die dieser Schallpegel nicht erreichbar ist, wird die größtmögliche Lautstärke verwandt. Der Patient wird aufgefordert, darauf zu achten, ob der Ton glatt ist oder schwankt, und die Schwankungen mit der Hand anzuzeigen. Nun wird auf das angeblich schlechte Ohr die gleiche Frequenz in Form von Tonimpulsen gegeben und von 0 dB an allmählich verstärkt. Wird die tatsächliche Hörschwelle des „schlechten" Ohres überschritten, gibt der Patient ein Schwanken des Dauertones im guten Ohr an. Auf diese Weise kann die Hörschwelle des „schlechten" Ohres mit nahezu 10 dB Genauigkeit bestimmt werden. Am Audiometer muß die Möglichkeit zu Unterbrechung je eines der beiden Kanäle bestehen.

2.10.6. *Lokalisationstest (Matzker)*

Anwendung: Bei angeblich einseitiger Taubheit oder Schwerhörigkeit.

Prinzip: Im Stengerschen Versuch wurde das Überwiegen der Lautheit in einem Ohr als Indikator für die Lokalisation der Schallquelle zur Aufdeckung der Simulation verwandt. Zur Lokalisation von Schallquellen dienen aber nicht nur Lautheitsdifferenzen, sondern auch die zwischen den beiden Ohren bestehenden Zeitdifferenzen (siehe 1.6.3.). Gibt man bei gleicher Lautheit den Ton auf das eine Ohr mit einer geringen Verzögerung, so wird er in das andere Ohr lokalisiert. Gibt man den Ton auf das angeblich nicht hörende Ohr zuerst, hört der Patient ihn in diesem Ohr und behauptet, nichts gehört zu haben, obwohl der später auf dem anderen Ohr eintreffende Ton gleich laut ist und gehört worden sein muß.

Durchführung: Auf dem „guten" Ohr wird zunächst die Hörschwellenkurve bestimmt. Dann gibt man dem Patienten über eine elektronische Verzögerungskette einen Ton mit einer Zeitdifferenz von 0,6 msec auf beide Ohren, wobei die Lautstärke auf dem „guten" Ohr sicher hörbar ist. Der Ton trifft abwechselnd rechts und links zuerst ein. Trifft er auf dem „guten" Ohr zuerst ein, wird er vom Patienten auf dieser Seite wahrgenommen und als gehört angegeben. Trifft er zuerst auf dem „schlechten" Ohr ein, bestehen zwei Möglichkeiten: Wird der Ton im „schlechten" Ohr wahrgenommen, gibt der Patient an, nichts zu hören. Wird der Ton auf dem „schlechten" Ohr tatsächlich nicht gehört, nimmt der Patient den verzögerten Ton auf dem „guten" Ohr wahr und gibt an, ihn dort gehört zu haben. Durch Änderung der Lautstärke läßt sich auf diese Weise die echte Hörschwelle auf dem „schlechten" Ohr auffinden.

2.11. Objektive Audiometrie

Der Wunsch, bei der Untersuchung des Hörvermögens von den Angaben des Patienten unabhängig zu sein, hat zur Entwicklung zahlreicher Methoden geführt, bei denen ohne aktive Mitwirkung des Probanden Auskünfte über sein Hörvermögen zu erlangen sind. Dabei werden vor allem Reflexe registriert, die durch akustische Signale ausgelöst werden. Bei der Besprechung der kinderaudiometrischen Methoden hatten wir solche Verfahren bereits kennengelernt (2.9.1.); die Schlafbeschallung und die Messung der Atemfrequenz nach *Kumpf* lassen sich auch bei Erwachsenen durchführen, dürften aber wegen des erheblichen Aufwandes nur selten zur Anwendung kommen.

Relativ einfach sind Messungen der reflektorischen Kontraktionen der Gehörknöchel. Diese Kontraktionen erfolgen bei Schallpegeln von etwa 70 dB SL und mehr und führen zu einer vermehrten Spannung des Trommelfells (siehe

1.2.). Dadurch wird die Schwingungsfähigkeit des Trommelfells herabgesetzt, die Amplitude der Schwingungen kleiner. Gleichzeitig wird der Schallwiderstand (Impedanz) größer, es wird ein größerer Anteil des auf das Trommelfell treffenden Schalls in den Gehörgang reflektiert. Diese beiden Veränderungen kann man mit Hilfe der Impedanzmessung feststellen (siehe 2.11.1.). Der Nachweis des Stapediusreflexes im Bereich der Norm bedeutet aber nicht, daß das Gehör normal ist; denn bei cochleären Schäden mit Recruitment bleibt die Reflexschwelle ebenso wie die Unbehaglichkeitsgrenze im Normbereich. Nur eine nachweisbare Verschiebung der Reflexschwelle kann als Hinweis auf eine Hörschädigung gelten. Rückschlüsse auf die tatsächliche Hörschwelle können allerdings aus dem Verhältnis zwischen den Stapediusreflexschwellen für Töne und für Geräusche gezogen werden. Das Fehlen des Stapediusreflexes auch bei höheren Intensitäten ist stets verdächtig auf das Vorliegen einer schwerwiegenden Hörstörung; nur vereinzelt findet man bei Normalhörigen keinen nachweisbaren Stapediusreflex.

Eine weitere objektive Messung des Hörvermögens ist die Registrierung des *psycho-galvanischen Reflexes*. Dieser besteht in einer Änderung des Hautwiderstandes, die auf der Oberfläche der Haut gemessen werden kann und durch Angst oder psychische Anspannung ausgelöst wird. Schleift man dem Patienten mit akustischen Signalen als Anzeige für leichte elektrische Schläge oder grelle Lichtblitze einen bedingten Reflex ein, so kann nach ausreichender Konditionierung alleine die Wahrnehmung des akustischen Signals durch Erwartung des elektrischen Schlages oder des Lichtblitzes den Hautwiderstand meßbar ändern. Diese Methode ist apparativ und zeitlich sehr aufwendig, die Ergebnisse sind unterschiedlich gut wegen des raschen Verschwindens des konditionierten Reflexes und der dadurch ständig erforderlichen Rekonditionierung. Da die elektrischen Schläge und auch die Lichtblitze recht unangenehm sind, sollte die Methode bei Kindern nicht angewandt werden.

Schließlich ist als objektive Hörprüfmethode die EEG-Audiometrie anzuführen (Seite 114).

2.11.1. Impedanzmessung am Ohr

Die auf das gesunde Trommelfell auffallende Schallenergie wird überwiegend mit Hilfe des Trommelfell-Gehörknöchelchen-Apparates (TGA) auf das Innenohr übertragen, nur geringe Energieanteile werden reflektiert. Bei Veränderungen der schallübertragenden Eigenschaften des TGA ändert sich auch die Größe der reflektierten Schallenergie. Je mehr Schall reflektiert wird, desto größer ist der Schallwiderstand (= Schallimpedanz). Die Impedanz des TGA läßt sich durch Registrierung des Schalldrucks im Gehörgang messen, wenn dieser

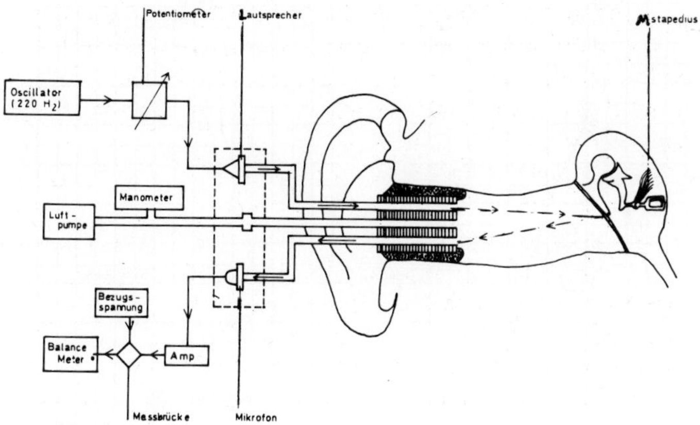

Abb. 36A: Impedanzmessung: Schema der Versuchsanordnung (nach *Plath*). (Mit freundlicher Genehmigung des Schattauer-Verlages)

nach außen abgeschlossen ist: Änderung der Impedanz und damit der reflektierten Schallenergie hat Änderung des Schalldrucks im abgeschlossenen Gehörgang zur Folge.

Die Vorrichtung zur Impedanzmessung am Ohr ist einfach (Abb. 36 A): Ein Stöpsel, der den Eingang des Gehörgangs luftdicht verschließt, besitzt drei Bohrungen: Die erste führt zum Lautspecher, der einen Testton (von etwa 300 oder 600 Hz) bzw. ein Geräusch in den Gehörgang abstrahlt. Die zweite Bohrung führt zu einem Meßmikrofon, das den Schalldruck im Gehörgang aufnimmt. Durch die dritte Bohrung kann der Druck im Gehörgang mit Hilfe einer Luftpumpe verändert werden. Bei Erhöhung oder bei Erniedrigung des Luftdrucks im Gehörgang wird das Trommelfell entsprechend aus seiner Ruhelage gebracht und gespannt, wodurch sich seine Impedanz ändert *(Tympanometrie)*. Die Auslenkung in das Mittelohr hinein bei Überdruck und in den Gehörgang hinein bei Unterdruck im Gehörgang ist bei gesunden Ohren fast symmetrisch (Abb. 36B, a). Bei Unterdruck oder Überdruck im Mittelohr treten entsprechende Asymmetrien auf (Abb. 36B, b), bei eingeschränkter Beweglichkeit des TGA wird die Kurve abgeflacht (Abb. 36B, c). Sekretansammlungen im Mittelohr haben zur Folge, daß kein Gipfel in der Tympanometrie-Kurve mehr erkennbar ist (Abb. 36B, d), sondern die Kurve von den niedrigsten nach den höchsten Drücken hin infolge der Imkompressibilität der Flüssigkeit gleichmäßig abfällt. Bei Defekten im Trommelfell und erhaltener Tubenfunktion führt die Druckänderung im Gehörgang zu keinen Änderungen der gemessenen Impedanzwerte;

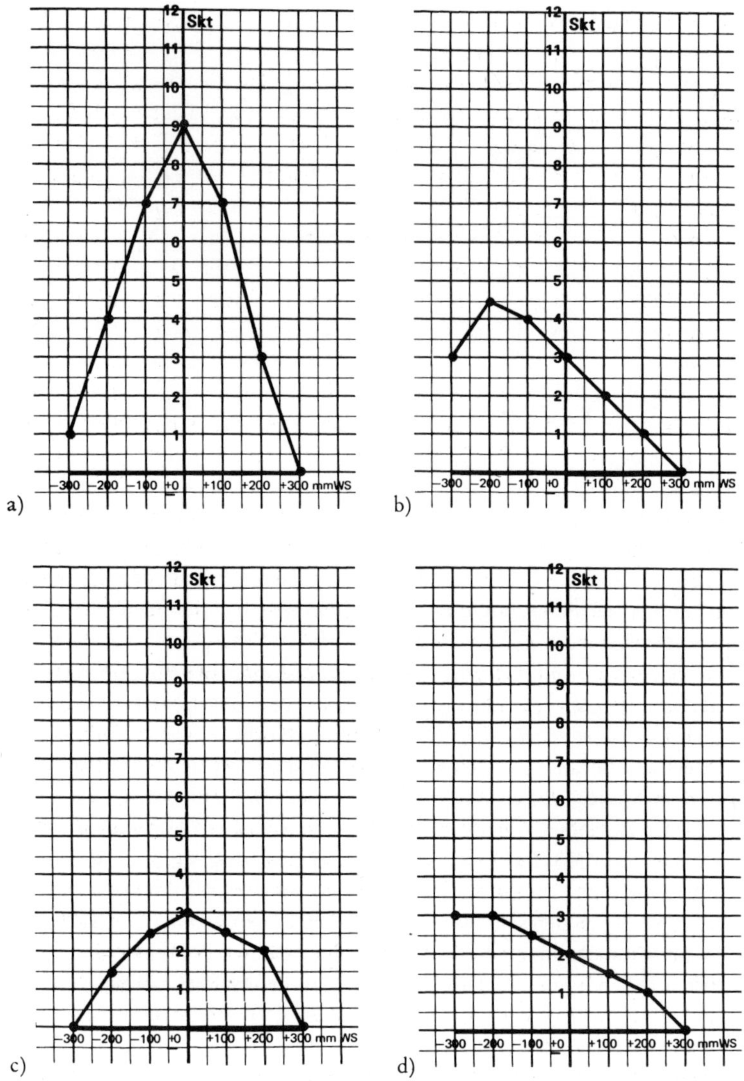

Abb. 36 B: Normale (a) und pathologische (b–d) Tympanometrie-Kurven:
b = Unterdruck im Mittelohr;
c = Versteifung des TGA;
d = Paukenerguß.

dies geschieht auch dann, wenn das Meßsystem selbst undicht ist oder der TGA völlig starr geworden ist durch krankhafte Veränderungen. Die Funktion der Tuba Eustachii kann mit Hilfe der Tympanometrie ebenfalls leicht geprüft werden, da beim Schlucken oder Pressen Luft in das Mittelohr gedrückt und dadurch die Spannung des Trommelfells und seine Impedanz verändert wird. Auf diese Weise ist die Tympanometrie ein wichtiges Hilfsmittel zur Erkennung von Funktionsstörungen des gesamten Mittelohres und insbesondere des TGA. Auch bei Kindern, die bei der audiometrischen Untersuchung nur unzureichend mitarbeiten, können durch die Impedanzmessung mittelohrbedingte Hörstörungen, die bei Kindern ja sehr häufig sind (siehe S. 10), frühzeitig erkannt und dann auch rechtzeitig behandelt werden, bevor es zu schwerwiegenderen Störungen kommt.

Schließlich dient die Impedanzmessung auch der indirekten Hörprüfung, wobei die Tatsache ausgenutzt wird, daß der Stapediusreflex auch vom anderen Ohr ausgelöst werden kann (siehe Seite 8): Beschallt man das eine Ohr (= „Reizohr") mit lauten Tönen oder Geräuschen, dann kommt es in beiden Ohren zu einer Kontraktion des M. stapedius, die eine kurzfristige Änderung der Trommelfellimpedanz zur Folge hat. Sie kann mit Hilfe der beschriebenen Versuchsanordnung am anderen Ohr (= „Sondenohr") registriert werden (siehe auch 2.11.). Der Reflex des M. tensor tympani ist dagegen akustisch nur schwer auslösbar, besser durch kurzes Anblasen des Auges. Die Reflexschwelle des M. stapedius liegt, je nach Empfindlichkeit des Meßgerätes, bei etwa 70–80 dB, und sie korreliert gut mit der Unbehaglichkeitsgrenze, die gewöhnlich 20–30 dB darüber liegt. Die Bestimmung der Stapediusreflexschwelle dient deshalb auch als Mittel zur Bestimmung des Dynamikbereichs und damit als indirekter Recruitment-Nachweis. Rückschlüsse auf einen bestehenden Hörverlust sind aus der Registrierung des Stapediusreflexes allerdings direkt nicht möglich. Die Hörschwelle kann in grober Annäherung dadurch geschätzt werden, daß man die Stapediusreflexschwelle einmal für Töne, zum anderen für Geräusche bestimmt. Aus dem Verhältnis der Reflexschwellen für Töne, weißes Rauschen und Schmalbandrauschen kann man die ungefähre Lage der tatsächlichen Hörschwelle errechnen. Dieses Verfahren ist jedoch aufwendig, seine Signifikanz sehr begrenzt, und daher ist eine Aussage über den Hörverlust anhand der Stapediusreflexschwellen stets als sehr unsicher anzusehen.

Die Impedanzmessung ist in den letzten Jahren zu einem integralen Bestandteil der gesamten audiometrischen Diagnostik geworden. Inzwischen stehen Meßgeräte zur Verfügung, die leicht zu bedienen sind und dieses Verfahren allseits gut anwendbar sein lassen. Insbesondere bei der Diagnostik kindlicher Hörschäden ist die Durchführung der Impedanzmessung absolute Notwendigkeit.

2.11.2. ERA und ECoG

Während im Tierversuch Untersuchungen an den nervösen Hörbahnen durch direkte Ableitungen möglich sind, ist dies beim Menschen wegen der Lage im Schädelinneren undurchführbar. Die Potentiale einzelner Nerven und Kerne verschwinden in der Fülle von gleichartigen Signalen einer Unzahl anderer nervöser Strukturen. Mit Hilfe elektronischer Rechner ist es allerdings möglich, spezifische Signale aus dem allgemeinen Rauschen herauszumitteln, auch wenn die Ableitelektroden außen am Schädel oder im Gehörgang angebracht sind. Ursprünglich wurde mit im Schläfenbereich angelegten Elektroden vor allem das akustisch evozierte Hirnrindenpotential aus dem EEG abgeleitet (siehe S. 30), es zeigte sich aber mit der Zeit, daß dieses EEG-Audiogramm erheblich abhängig war von zahlreichen Einflüssen wie Aufmerksamkeit, Wachheitszustand, Störungen durch andere Reize u. a. m. Eine erhebliche Verfeinerung der Ableittechnik und insbesondere der Verstärkertechnik ermöglicht es heute, die akustisch ausgelösten Potentiale auch von der Schnecke (Elektrocochleographie = ECoG), vom Hörnerv und von den Zentren und Bahnen des Stammhirns zu registrieren. Die Gesamtheit der Ableittechniken aus dem Bereich der Hörbahn einschließlich des Innenohres wird als ERA (= electric response audiometry) bezeichnet. Bei der Elektrocochleographie und bei der Ableitung von Stammhirnpotentialen ist von besonderem Vorteil, daß die Signale sehr gut mit der Größe des Reizes korrelieren, und daß infolge der geringen Latenzzeiten höhere Reizfolgen gegeben werden können. Die zunehmende Entfernung zwischen Elektrode und Entstehungsort der Potentiale erfordert allerdings auch eine größere Zahl von Einzelreizen für die rechnerische Auswertung.

Der rechnerische Vorgang hat zum Ziel, das gesuchte Signal (Potential) aus einem lauteren Störpegel herauszuholen, ähnlich wie dies bei der Übertragung von Signalen aus dem Weltraum erforderlich ist. Die Reize müssen deshalb gleichartig sein, und der Beginn jeder Speicherung im Rechner muß zum Reiz in einem festen zeitlichen Verhältnis stehen. In der Praxis wird meist so verfahren, daß der akustische Reiz gleichzeitig zur Auslösung eines Speichervorgangs führt (Triggerung). Die einzelnen Speichervorgänge, die somit reizsynchron sind, werden übereinandergerechnet. Alle Signale, die in einem konstanten Zeitverhältnis (Latenz) zum Reiz stehen, werden summiert und damit verstärkt, während alle anderen, statistisch verteilten Signale bei genügend häufiger Übereinanderrechnung allmählich gegen Null gehen. Dadurch werden alle Signale, die zum Reiz ein konstantes Zeitverhältnis haben, erkennbar.

Für die Hörbahn können auf diese Weise heute praktisch alle Stufen abgegriffen und auf ihre Funktionsfähigkeit geprüft werden. Die ERA umfaßt somit alle Ableitungen von Reaktionen auf akustische Signale vom Cortischen Organ bis zur Hirnrinde. Neben den spezifischen Reaktionen in der Hörbahn werden gleichzeitig auch unspezifische Reaktionen, z. B. der Muskulatur erfaßt. Für die Diagnostik von größter Bedeutung sind heute die Potentiale der Schnecke (Elektrocochleographie), des Stammhirns oder Hirnstammes (Brainstem Electrical Response, BER) und weiterhin die Ableitung der Hirnrindenpotentiale.

Die verschiedenen Potentiale unterscheiden sich vor allem durch unterschiedliche Latenzzeiten zum Reiz: Die Schneckenpotentiale haben bei Ableitung im Gehörgang oder (nach Durchstechung des Trommelfells) vom Promontorium eine Latenz von wenigen Millisekunden; die Potentiale des Hörnervs und der Stammhirnkerne haben Latenzen von bis zu 10 msec. Diese beiden Arten der ERA-Potentiale werden als kurzlatente Potentiale bezeichnet. Potentiale mit mittlerer Latenz von 30–60 msec stammen aus dem Vorderhirn, vor allem aus dem Bereich des Thalamus, und sind auch primäre Hirnrindenpotentiale. Die langsamen, spezifischen Hirnrindenpotentiale haben Latenzen von 150–500 msec. Ganz späte Potentiale sind Gleichspannungsänderungen der Hirnrinde, die als Ausdruck der Änderung in der Aufmerksamkeit anzusehen sind und eine Latenz von mehreren Sekunden haben.

Für die Registrierung der verschiedenen ERA-Potentiale sind spezifische Anordnungen für die Ableitung, Verstärkung und Triggerung des Rechners erforderlich. Die Industrie liefert jedoch heute bereits hoch spezialisierte Standardgeräte, mit deren Hilfe vor allem die BER-Audiometrie eine sehr hohe Signifikanz erlangt hat und in der Lage ist, die Hörschwellen recht sicher festzustellen. Auch die Registrierung der Mikrofonpotentiale und der Hörnervenpotentiale im Bereich der Schnecke wird immer zuverlässiger. Auf diese Weise gelingt es allmählich, eine objektive, von der Mitarbeit des Patienten unabhängige Darstellung der Funktionstüchtigkeit wesentlicher Bestandteile des Hörorgans zu erhalten, die für die Differentialdiagnostik der Schwerhörigkeit von kaum zu überschätzender Bedeutung ist. Abzuwarten bleibt, ob diese diagnostischen Fortschritte auch therapeutische Konsequenzen haben können. Versuche der Hörnervenreizung mit Hilfe mikrofongesteuerter Elektroden haben bei Menschen erste Erfolge gebracht, die zwar noch keine befriedigenden Hörergebnisse hatten, wohl aber als richtungsweisend für zukünftige Behandlungsmethoden angesehen werden können.

2.12. Screening-Verfahren

Bei Reihenuntersuchungen ist die Durchführung einer vollständigen Aufzeichnung der Hörschwellenkurven aus zeitlichen und räumlichen Gründen nur selten möglich. Man bemüht sich deshalb, aus einer großen Zahl von Probanden alle diejenigen auszusieben, bei denen sich mit einem möglichst einfachen Test eine Hörstörung nicht nachweisen läßt, so daß dann nur diejenigen ausführlich audiometriert zu werden brauchen, bei denen der Verdacht auf eine Beeinträchtigung des Hörvermögens besteht. Solche Reihenuntersuchungen werden in zunehmendem Maße erforderlich, insbesondere in Lärmbetrieben der Industrie, beim Militär und in Schulen, wo nach Möglichkeit alle Kinder zur Einschulung, am Ende des vierten Schuljahres und bei der Schulentlassung audiometrisch kontrolliert werden sollten. Die zunehmende Lärmbelastung in der Industrie und beim Militär erfordert regelmäßige Hörkontrollen aller Betroffenen, da sonst das Auftreten von Hörschäden und deren Fortschreiten nicht beobachtet werden können, was zu einem späteren Zeitpunkt nicht unberechtigte Entschädigungsforderungen nach sich zieht. Bei Schülern ist die Intaktheit des Gehörs eine wichtige Voraussetzung für die Teilnahme am Unterricht. Die in diesen Fällen erforderlichen Aussiebverfahren bezeichnet man mit dem anglo-amerikanischen Namen *„Screening"*.

Ein Screening mit Hilfe der Prüfung des Verständnisses für Flüster- und Umgangssprache auf Distanz, wie es heute noch in sehr vielen Fällen durchgeführt wird, ist grundsätzlich unzureichend, da gewöhnlich mit zweistelligen Zahlen geprüft wird, die vom Hörgestörten bis zu einem hohen Grade geraten werden können. Massenprüfungen über Lautsprecher, bei denen Testworte aufgeschrieben oder Tonimpulse gezählt werden, haben sich ebenfalls nicht bewährt, einmal wegen der hohen Zahl der Fehlerquellen, zum anderen wegen des relativ sehr großen räumlichen und technischen Aufwandes. Für Kinder sind solche Verfahren gänzlich ungeeignet.

Als praktikabel und erfolgreich hat sich eine Methode des Screenings erwiesen, bei der jedem Probanden individuell einzelne Töne angeboten werden in einer Lautstärke, die von einem Normalhörenden eben gut wahrgenommen werden kann, z. B. 10 oder 20 dB HV. Die Prüfung erfolgt für wenige Frequenzen, wobei die Frequenzen 1000 Hz, 2000 Hz und 4000 Hz im allgemeinen ausreichen. Der Proband braucht nur anzugeben, ob er den Ton hört oder nicht.

Für diese Untersuchungen wurden Kleinstaudiometer („Screening-Audiometer") entwickelt, die von Batterie betrieben werden und leicht transportabel sind. Sie haben für drei oder vier Frequenzen – je nach Modell – je drei Intensitätsstufen von 20, 40 und 60 dB. Jede Frequenz wird zunächst mit 20 dB geprüft. Wird eine Frequenz mit 20 dB nicht gehört, dann wird sie auf 40 dB, gegebenenfalls auch auf 60 dB verstärkt. Werden zwei Frequenzen bei 20 dB oder eine Frequenz bei 40 dB nicht gehört, so ist eine eingehende audiometrische Prüfung erforderlich. Die Meßergebnisse lassen sich durch drei bzw. vier einstellige Zahlen ausdrücken, wenn für den gehörten Schallpegel jeder Frequenz jeweils nur die Zehnerstelle notiert wird (2 anstatt 20 usw.). Für einen Normalhörenden ergäbe sich die Zahlenreihe 2–2–2; die Summe dieser drei Zahlen ist 6, bei vier Prüffrequenzen 8. Wird eine Summe von 10 bzw. 12 erreicht, besteht Verdacht auf eine Hörstörung. Die

Meßergebnisse lassen sich auf diese Weise leicht lochkartengerecht für maschinelle statistische Auswertungen verschlüsseln. Man muß sich mit Normalhörenden darüber orientieren, daß der Störpegel im Raum nicht so groß ist, daß 20 dB gar nicht hörbar ist, und gegebenenfalls muß man die Prüfung dann mit den höheren Intensitäten vornehmen. Dieser Fehler ist nur mit schallschützenden Kopfhörern zu beheben, mit denen die meisten Screening-Audiometer ausgerüstet sind.

2.13. Beurteilung von Schwerhörigkeit

Hat man mit Hilfe audiometrischer Prüfungen Art und Ausmaß einer Hörstörung festgestellt, so ist zu entscheiden, welche Behandlungsmaßnahmen zu treffen sind, oder festzustellen, welche Folgen für den Patienten die Hörstörung hat. Wir hatten gesehen, daß eine Differenz zwischen den Hörkurven für Luftleitung und für Knochenleitung eine Störung der Schallzuleitung zum Innenohr im Bereich des äußeren Ohres oder des Mittelohres anzeigt. Diese Störungen sind in der Mehrzahl der Fälle zu bessern oder zu beheben, sei es durch konservative Maßnahmen, sei es durch operative Eingriffe (hörverbessernde Operationen). Bei Innenohrschwerhörigkeiten ist dagegen in den meisten Fällen eine Therapie nicht erfolgversprechend, es sei denn, es handelt sich um eine plötzlich aufgetretene Schwerhörigkeit, eine sogenannte *akute Ertaubung*, auch akuter Hörsturz genannt, die in den ersten Tagen nach ihrem Auftreten sehr oft erfolgreich behandelt werden kann. Bezüglich der Beurteilung der Hörschwellenkurven und der Ergebnisse überschwelliger Prüfmethoden wird auf die entsprechenden Abschnitte hingewiesen.

Es hat sich eingebürgert, das Ausmaß einer Schwerhörigkeit in Graden einzustufen, die als Prozentzahlen angegeben werden. Dabei werden verschiedene Bemessungsgrundlagen verwandt, so daß die Angaben über den Grad einer Schwerhörigkeit nicht immer vergleichbar sind. In älteren Audiogramm-Formularen findet man gestrichelte Linien eingezeichnet, denen am Rande %-Zahlen zugeordnet werden. Die Bemessung eines Hörverlustes nach diesen %-Zahlen ist nicht sehr sinnvoll, da selten eine Hörschwellenkurve sich mit einer der gestrichelten %-Linien decken wird. Auch ist der Bezugswert für 100% nicht definiert. Man müßte dann, wenn man als 100% Hörverlust die Schmerzgrenze annehmen wollte, für jede Frequenz einen eigenen Hörverlust in % angeben. Es hat nicht an Versuchen gefehlt, diese Prozentzahlen für die einzelnen Frequenzen danach zu bewerten, wie die einzelnen Frequenzen am Sprachverständnis beteiligt sind, und durch Angabe von z. T. recht komplizierten Gleichungen die Errechnung eines prozentualen Gesamthörverlustes aus den tonaudiometrischen Werten ableiten zu wollen. Zur Erleichterung dieser Berechnungen wurden Tabellen und Rechenscheiben entwickelt, die überwie-

Tab. 5: Grad der Schwerhörigkeit nach dem Verständnis für Umgangssprache.

Geringgradige Schwerhörigkeit	mehr als 4 m
Mittelgradige Schwerhörigkeit	4–1 m
Hochgradige Schwerhörigkeit	0,25–1 m
An Taubheit grenzende Schwerhörigkeit	a. c.–0,25 m

Tab. 6: Tabelle zur Bestimmung des prozentualen Hörverlustes aus den sprachaudiometrischen Daten (nach *Boenninghaus* und *Röser*).

	a_1 = Hörverlust für Zahlen in dB											
	⩽ 20	ab 20	ab 25	ab 30	ab 35	ab 40	ab 45	ab 50	ab 55	ab 60	ab 65	ab 70
⩽ 20	100	100	100	100	100	100	100	100	100	100	100	100
ab 20	95	95	95	95	95	95	95	95	95	95	95	100
ab 35	90	90	90	90	90	90	90	90	90	90	95	100
ab 50	80	80	80	80	80	80	80	80	80	90	95	100
ab 75	70	70	70	70	70	70	70	70	80	90	95	100
ab 100	60	60	60	60	60	60	60	70	80	90	95	
ab 125	50	50	50	50	50	50	60	70	80	90		
ab 150	40	40	40	40	40	50	60	70	80			
ab 175	30	30	30	30	40	50	60	70				
ab 200	20	20	20	30	40	50	60					
ab 225	10	10	20	30	40	50						
ab 250	0	10	20	30	40							

*) Gesamtwortverstehen = Summe der Verständniswerte für Einsilber bei 60, 80 und 100 dB.

Tab. 7: Tabelle zur Bestimmung des prozentualen Hörverlustes aus dem Verständnis für Umgangs- und Flüstersprache (nach *Boenninghaus* und *Röser*).

	Hörweite für Umgangssprache (m)											
	64	32	16	8	4	2	1	0,5	0,25	0,1	a.c.	∅
∅	10	20	30	40	50	60	70	80	87	93	95	100
a.c.	10	20	30	40	50	60	70	77	83	90	95	
0,1	10	20	30	40	50	60	67	73	80	87		
0,25	10	20	30	40	50	57	63	70	77			
0,5	10	20	30	40	47	53	60	67				
1	10	20	30	37	43	50	57					
2	10	20	27	33	40	47						
4	10	17	23	30	37							
8	7	13	20	27								
16	3	10	17									
32	0	7										
64	0											

Tab. 8: Tabelle zur Berechnung der Minderung der Erwerbsfähigkeit aus den prozentualen Hörverlusten beider Ohren (nach *Feldmann*).

Schlechteres Ohr: Hörweite für Umgangssprache	Schlechteres Ohr	Hörverlust in %	0–20	20–40	40–60	60–80	80–95	100
	Normalhörigkeit	0–20	0	0	10	10	15	15
				10				
	Geringgradige Schwerhörigkeit	20–40	0	15	20	20	30	30
4 m					20			
	Mittelgradige Schwerhörigkeit	40–60	10	20	30	30	40	40
1 m						35		
	Hochgradige Schwerhörigkeit	60–80	10	20	30	45	50	50
0,25 m							50	
	An Taubheit grenzende Schwerhörigkeit	80–95	15	30	40	50	60	60
a. c.								65
∅	Taubheit	100	15	30	40	50	60	70
		Besseres Ohr	Normalhörigkeit	Geringgradige Schwerhörigkeit	Mittelgradige Schwerhörigkeit	Hochgradige Schwerhörigkeit	An Taubheit grenzende Schwerhörigkeit	Taubheit
		Hörweite für Umgangssprache		4 m	1 m	0,25 m	a. c.	∅

Besseres Ohr

gend aus den USA stammten und für den deutschen Sprachbereich schon alleine deshalb nur begrenzte Gültigkeit haben konnten. Alle diese Schwierigkeiten haben eine prozentuale Angabe des Hörverlustes nach dem Tonaudiogramm nicht vorteilhaft erscheinen lassen.

Im Gegensatz dazu hat sich eine einfache Graduierung der Schwerhörigkeit durchgesetzt, die auf dem Verständnis für Sprache beruht. Sie baute sich zunächst auf dem Verständnis für Umgangssprache auf, geprüft durch die Abstandsprüfung (Tab. 5), und wurde dann auf die sprachaudiometrischen Werte und über diese dann schließlich auch wieder auf die tonaudiometrischen Werte bezogen. Die von *Boenninghaus und Röser* und *Röser* veröffentlichten Tabellen wurden teilweise durch die Deutsche Gesellschaft der Hals-Nasen-Ohren-Ärzte zur allgemeinen Anwendung empfohlen. Hierbei erhält man zunächst wieder einen Prozentwert, der sich auf den höchsten erreichbaren Grad der Schwerhörigkeit, die vollständige Taubheit für Sprache, bezieht. Aus den Tabellen 6 und 7 sind diese Beziehungen ablesbar. Tabelle 8 zeigt an, wie hoch sich die für die Renten- und Unfallversicherungen maßgebende Minderungen der Erwerbsfähigkeit für die verschiedenen Grade der Schwerhörigkeit errechnen.

Diese nach medizinischen Gesichtspunkten erfolgte Graduierung der Schwerhörigkeit kann z. B. den Pädagogen nicht befriedigen. So können Kinder, bei denen Hörreste vorhanden sind, die zum Spracherwerb nicht ausreichen, vom medizinischen Standpunkt aus nicht als taub angesehen werden, sondern höchstens als an Taubheit grenzend schwerhörig. Der Pädagoge spricht solche Kinder zunächst als taub an, weil sie für die Praxis des Hörens zu geringe Hörreste haben. Umgekehrt kann bei einer im medizinischen Sinne nur geringgradigen Schwerhörigkeit die Diskrimination für Sprache so schlecht sein, daß ein Unterricht in einer normalen Volksschule nicht möglich ist. Man muß sich hier auf eine gemeinsame Sprachregelung einigen. Da die obengenannten Gradeinteilungen (Tab. 5) gut definiert sind und sich auch an die logarithmische Funktionsweise des Hörorgans halten, wäre ihre allgemeine Anwendung zu empfehlen, wobei stillschweigend zu konzedieren wäre, daß die medizinisch definierte Taubheit und die an Taubheit grenzende Schwerhörigkeit etwa dem Bereich entsprechen, der einer praktischen Taubheit im pädagogischen Sinne entspricht.

3. Hörprüfräume und Audiometer

3.1. Hörprüfräume

Für alle Arten der Hörprüfung ist es nicht unwichtig, in welchen Räumen sie durchgeführt werden. Eine der wichtigsten Forderungen, die für jeden Hörprüfraum zu stellen sind, ist eine möglichst gute Abschirmung gegen von außen eindringenden Lärm. Ein solcher Raum darf daher nicht Fenster zu einer lebhaft befahrenen Straße haben, zumindest dürfen keine Straßenbahnen und möglichst auch nur selten schwere Lastkraftwagen vorbeifahren. Am besten ist ein nicht zur Straße gelegener Raum ohne große Fenster oder, wenn möglich, ein ganz im Gebäude liegender Raum mit einem Fenster zu einem Luftschacht o. ä. Für ausreichende Lüftungsmöglichkeit sollte stets Sorge getragen werden. Der Raum darf nicht zu stark geheizt sein und soll auch möglichst keiner direkten Sonnenbestrahlung ausgesetzt sein, einmal, weil die Raumtemperatur sonst sehr hoch werden kann, zum anderen, weil die Audiometer unter der Einwirkung der Sonnenstrahlen erhitzt werden, was ihrer Funktion abträglich ist. Von außen eindringender Lärm sollte 20–30 dB nicht überschreiten. Gleichzeitig sollte der Raum auch schallschluckende Wände haben, damit nur geringer Nachhall bei Prüfungen über Lautsprecher vorhanden ist.

Eine relativ einfache Art der Schalldämmung stellt die Auskleidung des Raumes mit Eierkästen aus Pappmaché dar, über die ein grober Sackleinen gehängt wird. Die Auskleidung des Raumes mit dicken Vorhängen, gelochten Kunststoff- oder Preßplatten ist aufwendiger, bringt aber eine sehr gute Schalldämmung. Ist es nicht möglich, den ganzen Raum ausreichend abzuschirmen, kann man eine Schallschutz-Kabine aufstellen, in der der Patient während der Prüfung sitzt. Der Kontakt zwischen Prüfer und Patienten muß dann über eine Gegensprechanlage erfolgen.

Der bisweilen gemachte Vorschlag, den Einfluß des unvermeidlichen Störpegels dadurch zu berücksichtigen, daß man in diesem Störpegel das Audiometer an Normalhörenden umeicht, ist nicht gut, weil die Abweichung von der Norm auch in die Meßergebnisse bei Schwerhörigen eingeht, die den Störpegel weniger oder gar nicht wahrnehmen. Deshalb ist es besser, den durch den Störpegel bedingten Meßfehler an Normalhörenden festzustellen und bei allen Meßwerten im Bereich der normalen Hörschwelle diesen Fehler zu berücksichtigen. Insbesondere sind es die Hörschwellen für Knochenleitung, die durch den Störpegel im Raum beeinflußt werden, weil dabei der Gehörgang frei ist; die Kopfhörer dämmen einen Anteil von etwa 30 dB des Störpegels ab.

Bei der Prüfung des Verständnisses für Flüster- und Umgangssprache kann sich der Störpegel noch stärker als bei der tonaudiometrischen Untersuchung bemerkbar machen. Man muß hier ebenfalls mit Normalhörenden kontrollieren, ob ein Verständnis für Flüstersprache über 6 m möglich ist. Oft steht eine Distanz von 6 m gar nicht zur Verfügung; dann sollte auch nur die größtmögliche geprüfte Entfernung angegeben werden; durch nur halblautes Sprechen mit abgewandtem Kopf kann man die Angabe „mehr als 4 m" begründen. Die Abstandsprüfung durch mehrere Räume verursacht Fehlmessungen, weil durch die Türen das sich ausbreitende Schallfeld gestört wird.

Für Hörgerätanpassungen ist die Schallisolierung des Prüfraumes nicht ganz so wichtig wie für die Hörprüfung. Da das Hörgerät im Alltag in erheblichen Störpegeln benutzt wird, ist eine Prüfung der Effektivität des Hörgerätes unter einer gleichzeitigen Einwirkung von Störgeräuschen in Hinblick auf die praktische Anwendung sogar vorteilhaft; die Diskrimination in Stille kann dann über die Induktionsspule geprüft werden (siehe Anhang 4). Allerdings müssen die Störgeräusche einigermaßen gleichförmig sein und ausgemessen werden.

3.2. Audiometer

3.2.1. Allgemeine Funktionen

Ein Tonaudiometer ist ein Tongenerator, der Töne verschiedener Frequenz erzeugen kann, und gleichzeitig ein Verstärker, durch den die erzeugten Töne in ihrer Intensität verändert werden können. Außerdem enthalten fast alle Audiometer einen Rauschgenerator für die Herstellung eines Geräusches (weißes Rauschen oder Langenbeck-Rauschen). In einigen Audiometern besteht die Möglichkeit, das Geräusch zu filtern und dadurch Schmalbandrauschen zu erzeugen. Der Verstärker im Audiometer ist geeicht in dB und hat Ausgänge für Kopfhörer, Knochenleiter und meistens auch für Lautsprecher.

Die Frequenzen (Tonhöhen) werden an einem Schalter oder Schieber eingestellt. Dabei kann das Audiometer diskrete Frequenzen aufweisen, d. h. einzelne Frequenzen in bestimmten Abständen, z. B. Oktaven oder Halboktaven, oder es erzeugt kontinuierlich alle Frequenzen des Hörbereichs. Ein zweiter Schalter oder Schieber ist zur Veränderung des Schalldruckpegels vorgesehen. Auch hier kann die Verstärkung stufenweise (meistens in 5 dB-Stufen) oder kontinuierlich erfolgen. Ferner besteht die Möglichkeit, Töne und Geräusche auf ein Ohr oder beide Ohren kombiniert zu geben. Schließlich dient ein Schalter zur Umschaltung von Luftleitung auf Knochenleitung. Dadurch wird die für die Knochenleitung erforderliche höhere Intensität automatisch eingeschaltet. Die Schaltmöglichkeiten von Zusatzeinrichtungen sind an jedem Audiometer gekennzeichnet.

3.2.2. Bedienung der Audiometer

Nach dem Einschalten brauchen die Audiometer stets eine gewisse Anwärmzeit, ehe sie voll funktionsfähig sind. Vor Beginn einer Hörprüfung überzeuge man sich stets davon, daß das Gerät lange genug eingeschaltet war und funktioniert. Nach Beendigung der Hörprüfung stelle man alle Schalter auf Nullstellung. Ein- und Ausschalten in rascher Folge soll man vermeiden. Während der Anwärmzeit des Audiometers hat man Gelegenheit, zunächst die Stimmgabelversuche durchzuführen. Dann setzt man dem Patienten den Kopfhörer (3.2.3.) auf und führt die Aufzeichnung der Hörschwellenkurve für Luftleitung in der unter 2.2.1. beschriebenen Form durch.

Nachdem die Hörschwellenkurven für Luftleitung aufgezeichnet sind, wird der Kopfhörer abgenommen und das Audiometer auf Knochenleitung umgeschaltet. Dabei muß der Lautstärkeregler auf Null stehen. Der Knochenleiter wird auf den Warzenfortsatz des Patienten gesetzt, wo er nach Möglichkeit mit einem Band oder Kopfbügel festgehalten wird, damit der Druck konstant bleibt.

Mit dem Knochenleiter wird stets das bessere Ohr zuerst geprüft, anschließend das schlechter hörende Ohr, eventuell unter Vertäubung des besseren Ohres. Dafür muß gleichzeitig auch der Kopfhörer aufgesetzt werden, und zwar so, daß das nicht vertäubte Ohr (also das Ohr, auf dem die Knochenleitung geprüft wird) unbedeckt bleibt. Man setzt dabei den Hörer dieser Seite am besten gegen die gleichseitige Schläfe des Patienten oder gegen den Knochen über dem Ohr. Der Gehörgangseingang muß aber frei und nicht verschoben sein. Der Patient sollte den Hörer an das zu vertäubende Ohr in diesem Falle nur dann halten, wenn es nicht gelingt, den Kopfhörer auf irgendeine Weise selbsthaltend am Kopf anzubringen. Manche Audiometer sind mit einem speziellen Einsteckhörer für die Vertäubung ausgerüstet, der dieses Problem behebt.

Nach Beendigung der Tonschwellenbestimmungen erfolgen gegebenenfalls überschwellige Messungen. Dafür ist auf die entsprechenden Umschaltungen zu achten, eventuell auch auf eine erneute Anwärmzeit, die bis zur vollen Funktion erforderlich ist. Auch hierbei überzeuge man sich stets zunächst selbst vom Funktionieren des Gerätes.

Die Aufzeichnung der Meßwerte erfolgt im allgemeinen in den üblichen Vordrucken (Abb. 21). Die Werte für das rechte Ohr werden rot, die Werte für das linke Ohr blau angegeben. Die Hörschwellenkurven für Luftleitung werden als durchgezogene Linien, die Hörschwellenkurven für Knochenleitung als gestrichelte oder punktierte Linien dargestellt. Dabei werden die Meßpunkte durch gerade Striche und nicht durch geschwungene Kurven (siehe S. 59) miteinander verbunden. Die Benutzung von Buntstiften ist dringend zu vermeiden, da sie unvermeidlich krümeln und die Buntstiftreste durch die feinsten Ritzen in das Audiometer dringen und dessen Funktion beeinträchtigen. Man sollte nur Kugelschreiber, Tinte oder Filzstifte benutzen.

Infolge der unvermeidlichen Verstaubung des Gerätes bedarf jedes Audiometer einer regelmäßigen Wartung. Beim Kauf des Audiometers sollte man mit der Lieferfirma einen Wartungsvertrag abschließen, damit regelmäßige Kontrollen gewährleistet werden, die Voraussetzung für die ordnungsgemäße Funktion des Gerätes sind. Dabei muß das Audiometer jeweils gereinigt und nachgeeicht werden. Die Nacheichung soll nicht mit Hilfe des Gehörs erfolgen, sondern möglichst mit einem Schallpegelmesser, der über einen speziellen Kuppler mit dem Kopfhörer verbunden wird. Nur auf diese Weise ist man sicher, daß die Nullwerte des Audiometers der normalen Hörschwelle entsprechen und die angegebenen Stufen der Verstärkung und der Frequenzskala tatsächlich abgegeben werden. Die Wartung jedes Gerätes sollte halbjährlich erfolgen, bei Geräten, die ständig in Betrieb sind, ist eine häufigere Wartung angezeigt.

3.2.3. Kopfhörer und Knochenleiter

Die meisten Audiometer besitzen einen Doppelkopfhörer, der aus einem Kopfbügel und den beiden Ohrmuffen besteht. In den Ohrmuffen befinden sich die Lautsprechermembranen, die den Schall abgeben. Sie sind sehr empfindlich gegen Druck und Stoß. Jedes Hinfallen des Kopfhörers führt durch die starke Erschütterung, die ein Vielfaches der bei der Schallerzeugung erforderlichen Schwingungsgrößen ausmacht, zu Beschädigungen der Membran und ihrer Aufhängung. Alleine das Auflegen der Kopfhörer auf eine glatte Fläche mit der Lautsprecheröffnung zu dieser Fläche hin kann eine Beschädigung der Membran zur Folge haben, weil der Kopfhörer bei der Benutzung erwärmt wird und damit auch die in der Muffe befindliche Luft. Liegt der Kopfhörer der glatten Fläche direkt auf, so daß die Muffe luftdicht abschließt (was die meisten Muffen tun), so entsteht durch die Abkühlung der Luft in der Muffe ein Unterdruck, wodurch die Membran aus der Ruhelage in Richtung auf die Öffnung ausgelenkt wird und in dieser Stellung verbleibt, bis der Hörer wieder angehoben wird. Dadurch werden die Schwingungseigenschaften der Membran verändert, und die Übertragung wird gestört: Der Kopfhörer ist beschädigt und gewährleistet keine ordnungsgemäße Messung mehr. Man soll deshalb die Kopfhörer stets an das Audiometer oder neben dem Audiometer an die Wand hängen und dabei darauf achten, daß die Lautsprecheröffnungen frei sind.

Ferner ist wichtig, daß die Schnüre, die vom Audiometer zum Kopfhörer, zum Knochenleiter und zum Signalknopf für den Patienten führen, sich nicht zu sehr verwirren. Durch Knotenbildungen kommt es zu Abknickungen, die zu Unterbrechungen oder Kurzschlüssen in den Leitungen führen. Sie müssen deshalb öfters, zumindest einmal täglich, entwirrt werden. Wenn jede Seite des Kopfhörers eine eigene Zuleitung hat, hilft hier ein vorsichtiges Umeinanderwickeln und Fixieren in dieser Stellung mit Pflaster oder Isolierband. Auch Verdrehungen der Schnüre in sich selbst (Torsion) muß man dadurch beseitigen, daß man die Schnüre mit dem daran hängenden Hörer vorsichtig lang durchhängen läßt, wobei die Schnur sich dann von alleine in ihre Normallage zurückdreht.

Zur Kennzeichnung der Seiten sind die meisten Kopfhörer mit Farbflecken versehen, wobei rot für rechts und blau für links steht. Das Aufsetzen der Kopfhörer soll der Prüfer stets selbst vornehmen, da die Patienten einerseits oft unvorsichtig sind und Beschädigungen verursachen können, zum anderen nicht ausreichend darauf achten, daß die Ohrmuscheln vollständig bedeckt sind. Durch Veränderung der Bügellänge soll der Druck durch den Bügel auf den Scheitel möglichst geringgehalten werden, dabei aber möglichst großer Druck der Muffen auf die Ohren erreicht werden. Bei Ein-Kanal-Audiometern mit einem Hörer sollte ebenfalls ein Kopfbügel verwandt werden, da das Selbsthalten der Patienten zu ungleichmäßigem Druck auf das Ohr führt und dadurch große Meßfehler entstehen können.

Ebenso wie der Kopfhörer soll auch der Knochenleiter nicht mit der Hand festgehalten werden, sondern mit Hilfe eines Bandes oder Kopfbügels gegen den Warzenfortsatz gedrückt werden. Auch das Anlegen des Knochenleiters soll der Prüfer nicht dem Patienten überlassen, weil dieser oft die Ohrmuschel dabei verschiebt oder gar den Gehörgangseingang zusammendrückt. Ohrmuschel und Gehörgangseingang müssen in ihrer Lage unverändert bleiben, der Druck des Knochenleiters auf die Haut über dem Warzenfortsatz muß gleichmäßig stark bleiben. Ebenso wie die Kopfhörer sind die Knochenleiter empfindlich gegen Stoß, so daß auch hier ein Hinfallen durch gute Lagerung und vorsichtigen Umgang möglichst vermieden werden soll.

Beschädigungen der Kopfhörer und der Knochenleiter im täglichen Gebrauch sind aber trotz aller Vorsicht unvermeidlich. Um die Einsatzfähigkeit des Audiometers durch solche Beschädigungen und während der oft recht lange dauernden Reparaturen nicht in Frage zu stellen, empfiehlt es sich, stets ein Paar Kopfhörer und einen Knochenleiter in Reserve zu halten.

4. Anhang: Audiologische Gesichtspunkte zur Hörgeräteanpassung

4.1. Allgemeines

Die Anpassung eines Hörgerätes ist keine Behandlung im medizinischen Sinne mit dem Ziel einer Heilung oder Besserung des bestehenden Leidens, in diesem Falle der Hörstörung, sondern sie stellt lediglich eine prothetische Versorgung dar, mit der die bestehende Funktionsstörung möglichst weitgehend kompensiert werden soll. Diese Hörhilfe hat zum Ziel, dem Patienten den Umgang mit seinen Mitmenschen zu ermöglichen und damit seine gesellschaftliche Stellung zu erhalten oder zu verbessern. Mehr als das soll aber das Hörgerät auch durch die Erweiterung der Möglichkeiten der Rehabilitation und Ausbildung der Hörgeschädigten beitragen zur sozialen und wirtschaftlichen Eingliederung. Dabei stehen die nicht unerheblichen Anschaffungskosten in keinem Verhältnis zu den noch viel größeren Aufwendungen, die bei Ausbleiben dieser Möglichkeiten entstehen und zu einem großen Teil der öffentlichen Hand zur Last fallen. Selbst die binaurale Hörgerätversorgung, die die Ergebnisse der Hörverbesserung erheblich steigern kann, muß unter diesem Gesichtspunkt betrachtet werden; schließlich wird bei Fehlen aller Zähne auch nicht nur die linke oder rechte Seite der Kiefer versorgt oder gar nur eine Prothese für den Ober- oder Unterkiefer alleine angelegt. Ebenso werden bei Fehlsichtigkeit beide Augen mit Gläsern versorgt. Auch bei den Ohren ist das Zusammenwirken beider Organe wesentlich für das Hören und das Verstehen des Gehörten. Für die beiderseitige Schwerhörigkeit ist deshalb die beidohrige Hörgerätversorgung der Normalfall. Die beidohrige Hörgerätversorgung ist nur dann nicht erforderlich, wenn durch einohrige Versorgung kein wesentlich geringerer Hörgewinn erzielt werden kann. Dieser Gesichtspunkt muß vor der Frage der Wirtschaftlichkeit rangieren, die die erheblichen Kosten der Hörgerätversorgung gegenüber dem zu erwartenden Hörgewinn abwägen muß. Bevor eine Hörgerätanpassung durchgeführt wird, muß deshalb jede Möglichkeit ausgeschöpft sein, den Hörverlust durch andere Maßnahmen, insbesondere medikamentöse Behandlung oder Durchführung einer hörverbessernden Operation, zu verringern oder zu beseitigen. Aus diesem Grunde ist die Entscheidung darüber, ob nur noch eine Hörgerätanpassung als letzte Möglichkeit in Frage kommt, Aufgabe des Hals-Nasen-Ohren-

Facharztes. Der Facharzt hat ferner festzustellen, ob die anatomischen Voraussetzungen für eine Hörgerätanpassung gegeben sind, d. h. ob nicht eine Mißbildung des Gehörgangs besteht oder ob eine chronische Entzündung zunächst behandelt werden muß, damit das Hörgerät überhaupt getragen werden kann. Schließlich soll er auch schon eine Entscheidung über die Art des anzupassenden Hörgerätes treffen.

Die Durchführung der eigentlichen Anpassung erfolgt durch den *Hörgeräte-Akustiker**), der eine entsprechende Fachausbildung hat. Sie erfordert nicht nur ein Lager der verschiedenen Hörgeräte-Arten und -Typen und die für die Betreuung der Geräte erforderlichen Kenntnisse, sondern auch praktische Erfahrung bei der Durchführung der Auswahl. Bei Kindern ist die Anpassung von Hörgeräten mit erheblichen Schwierigkeiten verbunden. Sie wird deshalb in den Sonderschulen für Schwerhörige und Gehörlose bzw. in eigens zu diesem Zwecke eingerichteten Abteilungen der Hals-Nasen-Ohren-Kliniken durchgeführt. Das Ergebnis jeder Hörgerätanpassung muß ärztlich kontrolliert werden.

Die Hörgeräte-Versorgung in der Bundesrepublik erfolgt zu einem großen Teil mit Unterstützung durch die Krankenkassen bzw. durch die Sozialhilfeträger als den ausführenden Organen der Bestimmungen des Bundessozialhilfegesetzes. Dieses Gesetz sieht in § 28 sowie §§ 39 und 76ff. vor, daß jedem Bedürftigen im Sinne dieses Gesetzes**) Unterstützung bei der Beschaffung eines Hörgerätes zusteht als einer Heilmaßnahme im Sinne § 40 (2). Sowohl die gesetzlichen Krankenkassen als auch die im Einzelfall zuständigen Sozialhilfeträger***) übernehmen heute die gesamten Kosten einer Hörgeräteversorgung einschließlich der Nachfolgekosten, wenn eine entsprechende ärztliche Verordnung vorliegt, allerdings nur für eine vertraglich festgelegte Grundausstattung; besondere Ansprüche, z. B. im Falle einer Hörbrille oder einer Binauralversorgung, bedürfen einer besonderen, durch ärztliche Bescheinigung unterstützten Begründung oder müssen vom Patienten selbst finanziert werden. Es ist verständlich, daß diese Kostenträger die durchgeführten Hörgeräteanpassungen teilweise durch zusätzliche Begutachtung kontrollieren lassen und die Kostenübernahme von dem Urteil dieses Gutachters abhängig machen. Es muß jedoch audiologischerseits gefordert werden, daß diese Gutachter nicht nur über die erforderlichen Kenntnisse verfügen, sondern auch die für eine Überprüfung notwendige technische Ausrüstung einsetzen und die Prüfung objektiv mit standardisierten und damit reproduzierbaren Methoden durchführen.

---

*) Der Beruf des Hörgeräte-Akustikers ist in die Handwerksrolle eingetragen und damit gesetzlich als Handwerk anerkannt.

**) „§ 28 Personenkreis: Hilfe in besonderen Lebenslagen wird nach den Bestimmungen dieses Abschnitts gewährt, soweit dem Hilfesuchenden, seinem nicht getrennt lebenden Ehegatten und, wenn er minderjährig und unverheiratet ist, auch seinen Eltern die Aufbringung der Mittel aus dem Einkommen und Vermögen nach den Bestimmungen des Abschnitts 4 nicht zuzumuten ist".

***) Örtliche Sozialhilfeträger sind in der Bundesrepublik die Sozialbehörden (Sozialämter) der Stadt- und Landkreise.

Die Hörgerätanpassung muß bei Kindern immer, oft aber auch bei Erwachsenen, durch ein Hörtraining ergänzt werden. Dieses Hörtraining wird bei den Kindern entweder in den Abteilungen der Hals-Nasen-Ohren-Kliniken, die auch Hörgerätanpassung durchführen, zumindest eingeleitet oder von den Sonderschulen durchgeführt. Bei Erwachsenen fehlen die Möglichkeiten zum Hörtraining in der Bundesrepublik leider noch weitgehend. Einige Hörgeräte-Akustiker führen in Zusammenarbeit mit Heilpädagogen ein Hörtraining regelmäßig durch, ihre Zahl ist aber noch gering. Die Kliniken und Schulen sind dazu meistens technisch und personell nicht in der Lage. Der „Deutsche Schwerhörigenbund" hat in dieser Beziehung bisher leider nur wenig Initiative ergriffen. Die Durchführung eines Hörtrainings besonders bei älteren Hörgeräte-Trägern würde aber die Effektivität des Hörgerätes erheblich steigern und die bisher in der Bevölkerung bestehenden Aversionen gegen das Tragen eines solchen Gerätes abbauen: Es ist immerhin auffällig, daß in der Bundesrepublik mit etwa 4,4 Millionen (das sind 10% der erwachsenen Bevölkerung) potentiellen Hörgeräte-Benutzern gerechnet werden muß, daß aber nach Angaben der Hörgeräte-Industrie nur etwa 800000 Geräte, also nur ein Fünftel des wahrscheinlichen Bedarfs, im Umlauf sind.

4.2. Bauprinzipien von Hörgeräten

Jedes Hörgerät besteht aus einem Mikrofon, das den Schall aufnimmt und in elektrische Impulse umwandelt, einem Verstärker, der aus mehreren Stufen besteht, und einem Lautsprecher (Hörerkapsel, oft auch kurz als Hörer bezeichnet), der den verstärkten Schall wieder abgibt. Voraussetzung für die moderne Hörgeräteentwicklung war die technische Möglichkeit, diese Bausteine immer kleiner werden zu lassen, so daß die Hörgeräte heute nur noch ein Volumen von wenigen cm^3 und ein Gewicht von wenigen Gramm haben. Dabei enthalten sie neben den genannten Bestandteilen noch eine Reihe von Zusatzeinrichtungen und Schaltern, die die Feinheiten der Funktion des Gerätes ermöglichen. In Abb. 37 ist ein zeichnerisches Schema eines Hörgerätes gegeben, in Abb. 38 die Röntgenaufnahme eines modernen HdO-Gerätes in natürlicher Größe, die die Feinheit der Bauteile erkennen läßt. Als Verstärker dienen heute nur noch Transistoren, für die Schaltungen werden weitgehend integrierte Halbleiterschaltungen verwandt, die vorgedruckt sind und einen Umfang von wenigen Millimetern haben. Infolge der außerordentlichen Feinheit der Bestandteile weisen die Hörgeräte eine hohe Empfindlichkeit gegen Stoß und Druck auf, die bei den kleinen Kopfgeräten noch größer ist als bei den größeren Taschengeräten.

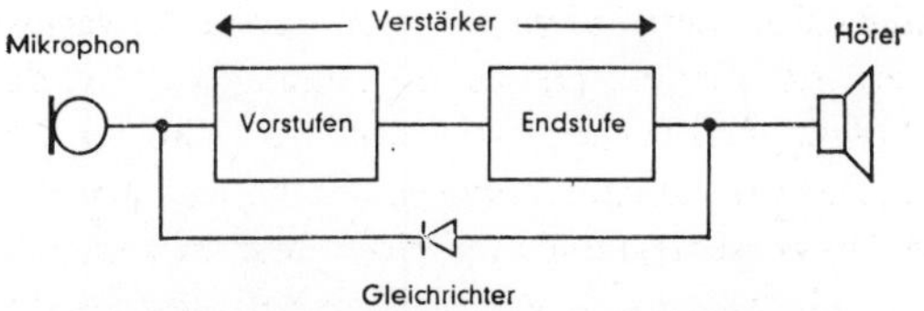

Abb. 37: Zeichnerisches Schema eines Hörgerätes [nach (6) – 6].

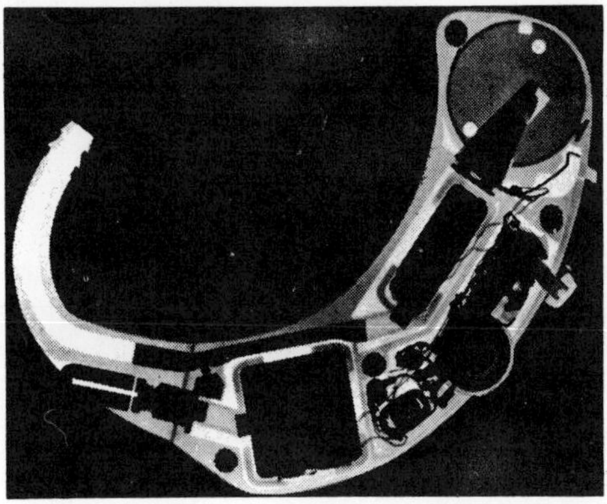

Abb. 38: Röntgenbild eines HdO-Gerätes [nach (6) – 6].

Die modernen Hörgeräte verstärken die Frequenzen zwischen etwa 200 und 7000 Hz gleichmäßig, wobei die Verstärkung nach den hohen Frequenzen hin gewöhnlich etwas ansteigt. Die Frequenzcharakteristik ist bei verschiedenen Eingangspegeln etwas unterschiedlich, ebenso bei verschiedenen Stellungen des Lautstärkereglers (Abb. 39). Durch Klangblenden und Wahl der Hörer kann die Frequenzkurve verändert und der Hörverlustkurve des Patienten angenähert werden (siehe auch 4.2.6.1.). Für geringe Hörreste in den tiefen Frequenzen wurden spezielle *Tieftongeräte* entwickelt, die dann auch einen besonders hohen Verstärkungsgrad besitzen. Hörgeräte, die eine besonders hohe Verstärkung ermöglichen, bezeichnet man gerne als *„Super power"-Geräte* es handelt sich dabei fast ausschließlich um Kastengeräte.

Die Verstärkung mit Hilfe eines Hörgerätes wird durch eine elektro-akustische Erscheinung begrenzt, die *Rückkopplung*. Sie macht sich durch ein unangenehmes Pfeifen des Gerätes bemerkbar und tritt dann auf, wenn ein Teil des vom Gerät abgestrahlten Schalls wieder auf das Mikrofon trifft, erneut verstärkt und abgestrahlt wird usw. Rückkopplung tritt stets auf, wenn der Hörer bei eingeschaltetem Gerät aus dem Ohr genommen wird. Bei hohen Schallpegeln im

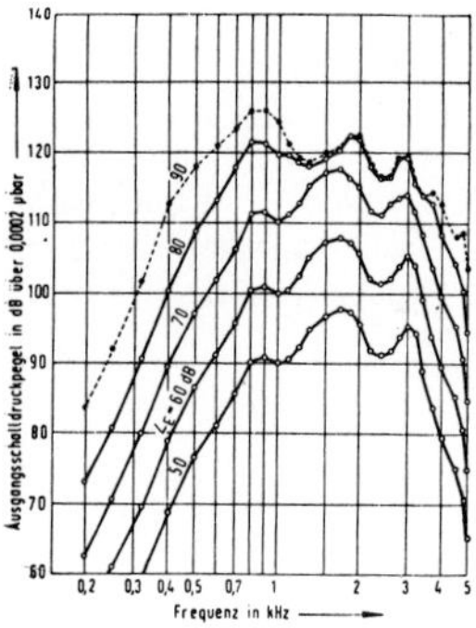

Abb. 39: Frequenzcharakteristik eines Hörgerätes bei verschiedenen Verstärkungen sowie maximaler Ausgangspegel [nach (7) – 6].

Gehörgang kommt es auch infolge von unvermeidlichen Undichtigkeiten des Ohrpaßstückes, teilweise auch durch direkte Körper- bzw. Knochenschalleitung zu einem Herausdringen dieses Schalls aus dem Gehörgang und damit zu einer Einwirkung auf das Mikrofon, insbesondere bei HdO- und IdO-Geräten. Bei diesen Geräten führt auch die Nachbarschaft von Mikrofon und Hörkapsel leicht zu Rückkopplungserscheinungen. Bei Kastengeräten, bei denen der Hörer weiter vom Mikrofon entfernt ist, ist diese Gefahr nicht so groß, ebenso nicht bei „Power-CROS" (siehe 4.2.3.).

Der prinzipielle Unterschied des Hörgerätes zur Sehbrille besteht darin, daß das Hörgerät nicht nur wie diese die Verzerrungen der Frequenzbeziehungen korrigieren muß, sondern darüber hinaus unter Berücksichtigung dieser Beziehungen und des Zeitfaktors eine Verstärkung durchführen muß. Eine dem Hörgerät entsprechende Sehbrille müßte die Helligkeit des einfallenden Lichtes auf das 1000fache (= 60 dB) verstärken können, dabei aber für verschiedene Wellenlängen unterschiedlich, je nach dem Ausmaß der Blindheit für einzelne Farben. Ein Vergleich zwischen Brille und Hörgerät, wie er oft zum scheinbaren Nachteil des letzteren gezogen wird, ist deshalb gar nicht möglich.

Nach der Bauart werden heute mehrere Arten von Hörgeräten verwandt:

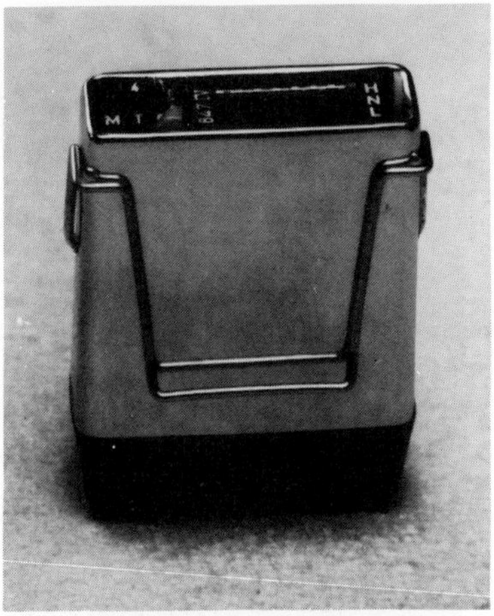

Abb. 40: Kastenhörgerät (Foto: *Heiliger*, Aachen).

4.2.1. Kastengeräte (Abb. 40)

Die Kastengeräte werden am Körper oder in der Tasche getragen, weshalb sie auch als *Taschengeräte* bezeichnet werden. Bei der Anbringung am Körper, wie sie bei Kindern meistens erforderlich ist, erfolgt die Befestigung mit straffen Gummizügen, damit die Reibgeräusche der Kleidung und auf der Haut nicht zu laut sind. Die Verbindung zwischen dem Gerät und dem Hörer besteht in einer ausreichend langen elektrischen Leitung. Der Hörer wird mit einem individuell gefertigten Ohrpaßstück verbunden, das den Gehörgang möglichst schalldicht abschließt. Bisweilen wird aus kosmetischen Gründen zwischen das Ohrpaßstück und den Hörer ein weniger sichtbarer Kunststoffschlauch geschaltet; dieser Schlauch verändert aber den vom Hörer abgestrahlten Schall so erheblich, daß seine Verwendung nur nach genauer meßtechnischer Kontrolle dieser Veränderungen und entsprechender Korrektur der Verstärkung des Gerätes erfolgen sollte. Taschengeräte können Verstärkungen bis zu 80 dB und Ausgangspegel bis zu 140 dB erreichen. Dabei ist die Gefahr der Rückkopplung nicht so groß wie bei den anderen Geräte-Arten. Die Kastengeräte weisen gewöhnlich mehrere Klangblenden und einen stufenlosen Intensitätsregler auf und lassen sich von Mikrofonempfang auf Empfang über Induktion umschalten. Die meisten dieser Zusatzeinrichtungen finden sich allerdings heute auch schon in HdO-Geräten (siehe 4.2.2.), weswegen Kastenhörgeräte vorwiegend noch bei Kleinkindern, hier ggf. als 2-Kanal-Geräte, sowie bei Körperbehinderten und alten Patienten benutzt werden, deren eingeschränkte Fingerfertigkeit größere Bedienungselemente erfordert.

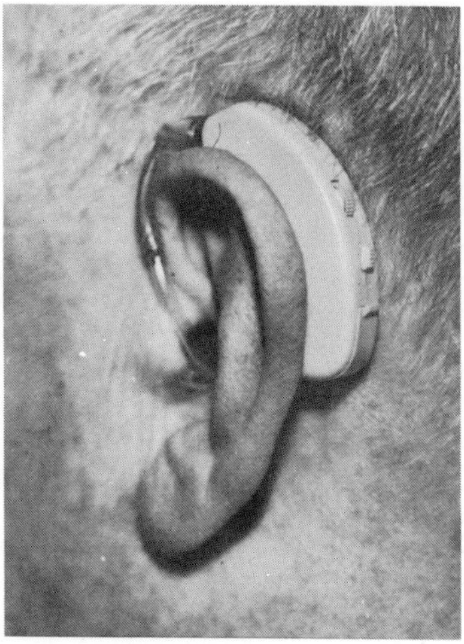

Abb. 41: HdO-Gerät
(Foto: *Heiliger,* Aachen).

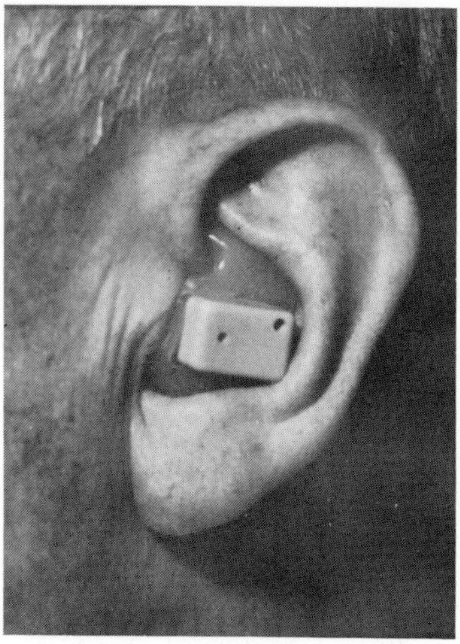

Abb. 42: IdO-Gerät
(Foto: *Heiliger,* Aachen).

4.2.2. HdO-Geräte (Abb. 41)

HdO = Hinter dem Ohr. Die nur wenige Gramm wiegenden Geräte werden hinter der Ohrmuschel getragen und stehen mit dem Ohrpaßstück durch einen Kunststoffschlauch in Verbindung. Die Hörerkapsel befindet sich im Gerät. Vorteile der HdO-Geräte sind die relativ geringe Auffälligkeit, insbesondere dann, wenn das Ohr zumindest teilweise von Haaren bedeckt werden kann, das Fehlen der Kleidergeräusche und dadurch bessere Auswertung des Nutzschalls sowie die Aufnahme des Schalls in anatomischer Nachbarschaft des Gehörgangseingangs als dem Ort der natürlichen Schallaufnahme, wodurch die charakteristischen Schallveränderungen durch den Kopf gegebenenfalls ausgenutzt werden können und bei beidseitiger Versorgung ein räumliches Hören möglich ist. Nachteile der HdO-Geräte sind die Begrenzung der Verstärkung auf etwa 50 dB und des maximalen Ausgangspegels auf etwa 120 dB, da es bei größerer Verstärkung zur Rückkopplung kommt, sowie die hohe Stoßempfindlichkeit infolge der Kleinheit und Feinheit der einzelnen Bauteile. Durch die geringen Ausmaße der HdO-Geräte ist ihre Bestückung mit zusätzlichen Einrichtungen (Klangblenden, Induktionsspule, AGC u. a.) begrenzt; aber die modernen Geräte weisen zu einem großen Teil auch schon eine oder mehrere dieser Zusatzeinrichtungen auf.

4.2.3. Hörbrillen

Für Brillenträger besteht die Möglichkeit, die Bauteile des HdO-Gerätes in einem entsprechend verdickten Brillenbügel unterzubringen und dadurch das Tragen eines Hörgerätes noch unauffälliger werden zu lassen. Es können auch Hörbrillen mit ungeschliffenen Gläsern versehen werden, wenn aus kosmetischen Gründen eine Brille bevorzugt wird. Die Hörbrille hat den Vorteil, daß das Mikrofon und der Verstärker in den einen Bügel und die Hörkapsel in den anderen Bügel eingebaut werden können, so daß die Gefahr der Rückkopplung infolge der Trennung durch den Kopf gering und damit eine höhere Verstärkung möglich ist (Power-CROS). Unter Aufgabe dieses Vorteils lassen sich in den Bügeln der Brille auch zwei Geräte unterbringen, so daß das räumliche Hören ermöglicht wird, ebenso wie bei Verwendung von zwei HdO-Geräten (siehe auch 4.5.). Auch bei CROS-Versorgungen läßt sich vorteilhaft eine Hörbrille einsetzen. Die Wahl einer Hörbrille erfolgt in vielen Fällen nicht nur aus kosmetischen Gründen, sondern weil ihre Verwendung die Benutzung technischer Hörhilfen vereinfacht und oft erst ermöglicht. Dies gilt insbesondere für Knochenleitungsbrillen (siehe 4.2.5.).

4.2.4. IdO-Geräte (Abb. 42)

Diese Kleinstgeräte sitzen dem Ohrpaßstück direkt auf und werden mit diesem in das Ohr gesteckt. Dabei bleibt aber die Kapsel des Gerätes in der Ohrmuschel durchaus sichtbar, so daß der kosmetische Effekt mitunter geringer ist als bei einem HdO-Gerät. Die Verstärkung der IdO-Geräte wird durch ihre Kleinheit und durch die Nachbarschaft des Mikrofons zum Gehörgang auf etwa 30 dB begrenzt. Der Einbau von zusätzlichen Einrichtungen (4.2.6.) ist durch die geringen Dimensionen praktisch nicht möglich.

4.2.5. Knochenleitungshörer

Bei normaler Innenohrfunktion und gleichzeitiger Schwierigkeit der Anbringung eines Ohrpaßstücks (z. B. bei Ohrmißbildungen und bei stark laufenden, operativ nicht zu sanierenden Mittelohren oder Operationshöhlen) kann ein Knochenleiter verwandt werden, der gegen das Planun mastoideum drückt. Da für die Knochenleitung größere Verstärkungen erforderlich sind, werden Knochenleitungshörer meistens mit Kastengeräten verbunden oder im Bügel einer Hörbrille untergebracht, wobei das Mikrofon und der Verstärker sich in dem einen Bügel, der Schallgeber im anderen Bügel befinden. Die Übertragung durch Knochenleitungshörer ist entsprechend der unterschiedlich guten Fortleitung der verschiedenen Frequenzen über Knochenleitung gegenüber der Luftleitung verzerrt, was bei der Anpassung berücksichtigt werden muß. Weil Schalleitungsstörungen sich insgesamt wegen des fehlenden Recruitments und des gewöhnlich im Sprachbereich gleichmäßigen Hörverlustes in allen Frequenzen relativ leicht durch Hörgeräte ausgleichen lassen, ferner entsprechend dem negativen Rinneschen Versuch die Knochenleitungsübertragung gut ist, sind Knochenleitungshörbrillen vor allem in solchen Fällen indiziert. Sie haben auch den Vorteil, daß ein Ohrpaßstück nicht erforderlich ist, was die Bedienung durch den Patienten erheblich erleichtert.

4.2.6. Zusatzeinrichtungen der Hörgeräte

Die Vielzahl von Parametern des Hörerlebens (siehe 1.6.) macht es erforderlich, auch Hörgeräte mit zahlreichen Zusatzeinrichtungen auszustatten, die die Anpassung von Lautstärke, Dynamik, Frequenzcharakteristik, Klang u. a. m. an die akustischen Kenndaten des Patienten und an seinen individuellen Hörgeschmack ermöglichen. Um eine entsprechende Katalogisierung der Hörgeräte und ihrer Eigenschaften zu ermöglichen, wurde – nicht zuletzt auf Betreiben der gesetzlichen Kostenträger – eine Gruppensystematik erstellt, die Art und Arbeitsweise eines Hörgerätes festlegt. Die Einteilung der Gruppen erfolgt nach Verstärkung, Ausgangsleistung und oberer Grenzfrequenz nach Tab. 9.

Innerhalb jeder Gruppe erfolgt zunächst eine Einteilung in HdO-Geräte (200–299), in Taschengeräte (300–399), in Knochenleitungshörbügel (400–499) und in Zweikanaltaschengeräte (500–599); da IdO-Geräte noch nicht zur Regelleistung der gesetzlichen Kostenträger zählen, haben sie noch keine entsprechende Artnummer, könnten aber mit den Ziffern 600–699 versehen werden (bezüglich CROS siehe unten). Nach diesen Kriterien erfolgt zunächst eine Eintragung der auf dem Markt befindlichen Hörgeräte in eine Benennungsliste (Tab. 10); die Identifizierung einer Hörgeräte-Bauart erfolgt dann nach Gruppe, Art und laufender Nummer der Liste, z. B. 11–312: Gruppe 11, Taschengerät, Nummer 12 der Benennungsliste.

In der Benennungsliste werden dann die Funktionselemente der Hörgeräte angegeben wie z. B. Begrenzungssysteme (100–102), Regelsysteme (110–112), Klangblendenart (120–123) und CROS (160) oder BICROS (161) (siehe Tab. 10).

Die Vielzahl der möglichen Funktionselemente und ihrer Kombinationen erfordert eine spezifische Kenntnis der Materie, wie sie heute eigentlich nur noch der Hörgeräte-Akustiker hat. Aus diesem Grunde soll hier nur auf die prinzipiellen Eigenschaften einiger Funktionselemente von Hörgeräten eingegangen werden.

Tab. 9: Einteilung von Hörgeräten nach Verstärkung, Ausgangsleistung und Grenzfrequenz.

Gruppeneinteilung Gruppe	Gruppenkriterien					
	Verstärkung		Ausgangsleistung		Grenzfrequenz	
	Gruppenkriterium	V_{max}	Gruppenkriterium	$P_{A\,max}$	Gruppenkriterium	f_o
1	30	≤45 dB	40	≤110 dB	50	≤4,5 kHz
2	30	≤45 dB	40	≤110 dB	51	4,6 – 5,5 kHz
3	30	≤45 dB	40	≤110 dB	52	≥5,6 kHz
4	30	≤45 dB	41	111 – 125 dB	50	≤4,5 kHz
5	30	≤45 dB	41	111 – 125 dB	51	4,6 – 5,5 kHz
6	30	≤45 dB	41	111 – 125 dB	52	≥5,6 kHz
7	30	≤45 dB	42	>126 dB	50	≤4,5 kHz
8	30	≤45 dB	42	>126 dB	51	4,6 – 5,5 kHz
9	30	≤45 dB	42	>126 dB	52	≥5,6 kHz
10	31	>45 dB	40	≤110 dB	50	≤4,5 kHz
11	31	>45 dB	40	≤110 dB	51	4,6 – 5,5 kHz
12	31	>45 dB	40	≤110 dB	52	≥5,6 kHz
13	31	>45 dB	41	111 – 125 dB	50	≤4,5 kHz
14	31	>45 dB	41	111 – 125 dB	51	4,6 – 5,5 kHz
15	31	>45 dB	41	111 – 125 dB	52	≥5,6 kHz
16	31	>45 dB	42	>126 dB	50	≤4,5 kHz
17	31	>45 dB	42	>126 dB	51	4,6 – 5,5 kHz
18	31	>45 dB	42	>126 dB	52	≥5,6 kHz

4.2.6.1. Klangblenden

Die für ein Hörgerät charakteristische Frequenzkurve kann durch Frequenzblenden verändert werden, ähnlich wie die Tonhöhenzusammensetzung bei Radio und Fernsehen durch Drehen eines Knopfes reguliert wird. Dadurch wird der Anstieg nach den hohen Frequenzen hin erhöht oder verringert, oder die Grenzfrequenzen werden verändert. Die meisten Taschengeräte besitzen drei Klangstufen („tief", „mittel" und „hoch"), bei HdO-Geräten findet man Klangblenden nur vereinzelt. Die Klangcharakteristik eines Hörgerätes kann ferner durch die Wahl des Hörers verändert werden, dessen eigene Frequenzcharakteristik die des Gerätes beeinflußt. Schließlich kann auch der Verbindungsschlauch zwischen Hörer und Ohrpaßstück sowie dessen Bohrung als Hoch- oder Tiefpaßfilter wirken.

Benennungsliste für Hörgeräte Gruppe ..18....

Hörgerätearten:
HdO-Geräte (H – 200)
Taschengeräte (T – 300)
Knochenleitungs-Hörbügel (K – 400)
Zweikanal-Taschengeräte (Z – 500)

Gruppenkriterien	
31	Verstärkung ab 46 dB
42	Ausgangsl. ab 126 dB
52	o. Grenzfr. ab 5,6 kHz

Art	lfd.Nr.	Hersteller	Typ	PC mit Transistoren 100	PC mit Dioden 101	PC mit Widerständen 102	AGC eingangspegelgesteuert 110	AGC ausgangspegelgesteuert 111	AGC (zusätzliche Stellmöglichkeit) 112	Klangblende aktiv 120	Klangblende passiv 121	Hoch- bzw. Tieftoncharakteristik 122	akustisches Klangfilter 123	Gegentaktendstufe 130	gain control (GC. VC u. a.) 131	Vorverstärker Telefonspule 132	Audioanschluß 133	spannungsstabile Schaltung 134	Richtmikrofon 140	frontale Schallaufnahme 141	Richt-/Kugelcharakteristikschalt. 142	kontinuierliche Steller 150	mehrstufige Steller 151	einstufige Steller 152	CROS 160	BICROS 161			Vertragspreis DM
H	200	Hansaton	Tr. 288 PP-F		x						x			x	x	x				x		3							
H	201	Hansaton	Tr. 288-PP-F-DM		x						x			x	x	x			x			3							
H	202	Hansaton	Trabant																										
			330 C-WR-PP			x					x			x	x					x		3							
H	203	Interton	Optima 22			x					x					x				x		2							
H	204	Interton	Optima 23			x		x			x					x				x		3							
H	205	Interton	Optima 26			x		x			x					x			x	x		3							
H	206	Interton	Optima 27			x		x			x					x				x		4							
H	207	Omikron	500 H		x						x	x				x		x		x		x							
H	208	Omikron	500 H-PC	x							x	x				x		x		x		x							
H	209	Omikron	500 PP-P 311		x						x	x		x	x	x		x		x		x							
H	210	Omikron	Telex 334 PP-VPC	x							x	x	x	x	x	x		x		x		x							
H	211	Omikron	Telex 331 H								x	x	x					x		x		x							
H	212	Omikron	Telex 332 CS	x			x				x	x	x					x		x		x							
H	213	Omikron	Telex A 30-K 220		x						x	x		x	x	x		x		x		x							
H	214	Omikron	Telex 334 PP-																										
			VPC - K 210		x						x	x		x	x	x		x	x			x							

Tab. 10: Benennungsliste für Hörgeräte Gruppe 18

H	218	Oticon	E 18 P			x				x				x		x		x				2	1						
H	219	Phonak	Superfr. PP-C	x						x		x		x		x	x	x		x			2	x	x	x			
H	220	Phonak	Topfr. PP-CH	x							x	x		x			x			x			x	x	x	x			
H	221	Siemens	174 PP-W			x				x	x			x						x		3							
H	222	Unitron	960 P	x							x			x						x		x							
H	223	Willco	H 44								x			x		x		x						x					
H	224	Willco	H 50			x					x			x				x	x	x	x	x	x						
T	300	Bosch	Omniton 111 F-DRC			x					x			x	x			x				3							
T	301	Phon. ear	HC 527				x			x		x		x	x		x	x		x	x	x							
T	302	Siemens	44 PPHör.25/34 A			x				3				x								5		1					
T	303	Siemens	44 PP-AGC																										
			Hör. 25/34 A			x	x	x		2												4		2					
T	304	Viennatone	Regina ACPPK			x					x	x		x									3						
T	305	Viennatone	Regina X 600			x	x				x	x		x				x				x	3	2					
T	306	Viennatone	Regina X 6								x			x									2						
T	307	Willco	H 49			x		x	x			x		x				x				x	x	x					
T	308	Willco	H 54			x	x		x		x	x		x		x		x				x	x	x					
T	309	Willco	H 37			x					x			x				x				x	x						
T	310	mic. techn.	Bernaph. 220								x			x	x							2							
Z	500	Danavox	747 PP				x				x			x			x	x					2						
Z	501	Phon. ear	HC 329				x			x		x		x	x		x	x		x	x	x							

4.2.6.2. Lautheitsbegrenzung

Für Patienten mit herabgesetzter Unbehaglichkeitsgrenze und positivem Recruitment ist es wichtig, daß das Hörgerät über die Unbehaglichkeitsgrenze hinaus nicht verstärkt, damit beim Auftreten von höheren Schallintensitäten keine Mißempfindungen und Verzerrungen auftreten, die die Diskrimination verringern. Eine einfache Zusatzeinrichtung begrenzt die maximale Ausgangsleistung des Gerätes auf einen einstellbaren Wert, bei dessen Überschreiten die Schallspitzen nicht verstärkt, sondern „abgeschnitten" werden. Diese Begrenzung der maximalen Ausgangsleistung kann fest eingestellt werden, kann aber auch automatisch in Abhängigkeit vom Eingangspegel geregelt werden (*„Peak clipping"*, PC). Die Anwendung des PC ist dann angezeigt, wenn der normale Dynamikbereich der Sprache und der Umweltgeräusche die Unbehaglichkeitsschwelle nicht erreicht oder nur selten überschreitet. Wenn die Dynamikbreite des kranken Ohres dagegen so eingeengt ist, daß sie vom Dynamikbereich der Sprache ständig überschritten wird, kommt es durch das PC zu einer starken Verzerrung, die die Diskrimination zusätzlich herabsetzt. In diesen Fällen mit einer stark eingeengten Dynamikbreite des Ohres ist eine automatische Kontrolle der Verstärkung angezeigt, bei der durch den Eingangspegel die Verstärkung reguliert wird: Bei geringen Schallpegeln ist die Verstärkung groß, bei höheren Schallpegeln wird sie verringert, so daß ebenfalls ein einstellbarer Grenzwert nicht überschritten wird (*„Automatische Volumen-Controlle"*, AVC). Dabei werden die Lautheitsbeziehungen und die Frequenzzusammensetzung der Schallereignisse weniger verändert, so daß die Diskrimination durch Verzerrungen geringer gestört wird und besser ist als ohne AVC. Neuere Schalttechniken der automatischen Verstärkungsregelung, die weniger den effektiven Lautstärkepegel am Ausgang des Gerätes als vielmehr die gesamte Dynamik der zu verstärkenden Signale verändern und eine geringere zeitliche Verzögerung besitzen als die ursprüngliche AVC, werden zur besseren Unterscheidung als AGC („automatic gain control") oder Kompressionsschaltungen bezeichnet.

Eine weitere Zusatzeinrichtung zur Vermeidung zu hoher Ausgangspegel stellt die „Phonomatik" dar, bei der der Störpegel automatisch um die Differenz zwischen Nutz- und Störpegel herabgesetzt wird. Dadurch ist für den Nutzpegel eine geringere Verstärkung erforderlich, weil mit zunehmendem Abstand vom Störpegel die Diskrimination rasch wächst.

4.2.6.3. Empfang über Induktion

Wenn durch einen Draht ein Strom fließt, baut sich um den Draht herum ein elektrisches Feld auf. Jede Veränderung des Stromes bewirkt eine Veränderung des Feldes. Befindet sich in diesem Feld eine elektromagnetische Spule, so fließt in ihrem Draht bei jeder Veränderung des Feldes ein Strom, der meßbar und auch verstärkbar ist *(Induktion)*. Man kann nun in Räumen eine große Drahtschleife unter die Fußbodenleisten legen und Spannungsänderungen, die auf diesen Draht gegeben werden, über das elektrische Feld mit Hilfe der Sekundärspule in einem Hörgerät im ganzen Raum empfangen. Leitet man z. B. Musik oder Sprache von einem Verstärker auf die Drahtschleife, kann man mit einem Hörgerät, das eine Sekundärspule besitzt, diese Musik oder Sprache hörbar machen. Da zu diesem Zwecke das Mikrofon des Hörgerätes abgeschaltet wird, werden die Störgeräusche im Raum nicht mitverstärkt. Der Schwerhörige kann also über die Induktionsspule einen relativ ungestörten Empfang erhalten. In zahlreichen Kinos und Kirchen sind solche Hörschleifen ausgelegt, zu Hause können sie mit dem Radio, dem Fernsehapparat und dem Telefon verbunden werden, damit der Schwerhörige, unabhängig von normalhörenden Mitbewohnern, am Empfang teilnehmen kann. Nahezu alle modernen Hörgeräte, auch HdO-Geräte, sind mit einer Induktionsspule ausgestattet; ein eigener Schalter ermöglicht die Umschaltung von Mikrofon auf induktiven Empfang.

4.2.6.4. CROS-Versorgung

Bei einseitiger Schwerhörigkeit und normalem Gehör auf dem anderen Ohr hat der Patient Schwierigkeiten, die Richtung von Schallereignissen zu erkennen und Sprache in Störgeräuschen zu verstehen (siehe 1.6.3.). Ein Hörgerät auf dem schwerhörigen Ohr kann nur in seltenen Fällen eine Hilfe sein, da die Technik bis heute nicht in der Lage ist, eine annähernde Normalisierung des Gehörs zu erzielen. In solchen Fällen hat es sich bewährt, ein am schlecht hörenden Ohr sitzendes Hörgerät mit dem gut hörenden Ohr zu verbinden und den Schall in einem offenen Ohrpaßstück bzw. aus einem in die Gehörgangsöffnung gebogenen Schlauch abzustrahlen. Der Patient hört jetzt die Signale, die auf beide Ohren treffen, zusammen in seinem guten Ohr und lernt es schnell, auf diese Weise die Einfallsrichtung zu erkennen und Störsignale von Nutzsignalen zu differenzieren. Diese CROS-(= contralateral routing of signals) oder Contra-Versorgung kann auch bei einseitiger Taubheit sinnvoll sein. Bei stark seitendifferenter Schwerhörigkeit hat sich eine sogenannte BICROS- oder Bicontra-Versorgung bewährt, bei der die Signale von beiden Ohren verstärkt und auf das bessere Ohr so übertragen werden, daß dieses Ohr die Signale von beiden Ohren empfängt. Hier gibt es zahlreiche Möglichkeiten der individuellen Varianten, von denen das Power-CROS, die Trennung von Mikrofon und Hörer durch den Kopf zur Vermeidung einer Rückkoppelung bei sehr hohen Verstärkungen, häufig ein Kastengerät vorteilhaft ersetzen kann. Die CROS-Versorgung ist besonders günstig bei Verwendung einer Hörbrille.

4.3. Indikationen zur Hörgerätanpassung

Das Hörgerät ist ein elektronischer Verstärker, der den einfallenden Schall mit erhöhtem Schalldruck wieder abgibt. Dieser verstärkte Schall wird dann in der üblichen Weise vom Ohr aufgenommen und verarbeitet. Das Hörgerät dient daher nur zum Ausgleich eines Hörverlustes. Eine bestehende Diskriminationsstörung kann das Hörgerät primär nicht beheben, wohl aber sekundär in der Weise, daß durch die Anhebung der Lautstärke auch eine für die Diskrimination günstigere Lautstärke erzielt wird. Eine Grenze der Effektivität für Hörgeräte liegt also darin, daß sie ein fehlendes Verständnis für Gehörtes nicht ausgleichen können, sondern nur die Voraussetzung dafür schaffen, daß die vorhandene Diskriminationsfähigkeit besser genutzt werden kann. Die wichtigste Aufgabe des Hörgerätes ist es, die sprachliche Kommunikation mit den Mitmenschen zu verbessern. Für die Frage, ob ein Hörgerät eine Hilfe bei bestehender Schwerhörigkeit sein kann, ist es daher vor allem wichtig zu wissen, ob die Verstärkung von Sprache durch ein Hörgerät auch zu einem besseren Sprachverständnis führt. Die Tatsache alleine, daß der Patient Sprache lauter hört, reicht nicht aus, er muß sie auch verstehen können*). Leider kann von einem Anstieg der Lautheit nicht automatisch auf ein besseres Sprachverständnis geschlossen werden. Die Diskrimination erreicht oft einen Maximalwert, der bei weiterer Verstärkung nicht überschritten wird oder sogar wieder unterschritten werden kann. Liegt dieser Maximalwert der Diskrimination (Optimalbereich) bei einem Prozentwert (siehe Diskriminationsverlust), bei dem das Sprachverständnis ausreichend ist, kann das Hörgerät seine Aufgabe erfüllen; bleibt der erreichbare Maximalwert jedoch bei einem geringen Prozentsatz an Diskrimination stehen, so ist das Hörgerät für das Verständnis von Sprache keine ausreichende Hilfe. Es wäre vielleicht eine akustische Orientierungshilfe, z. B. im Verkehr; aber gerade hier kann das Hörgerät nur unzureichend helfen, weil es als Ein-Kanal-Gerät keine Lokalisation zuläßt. Eine unzureichende Verbesserung des Sprachverständnisses stellt deshalb die wichtigste Gegenindikation für eine Hörgerätanpassung dar. Sie kann allerdings erst mit Hilfe einer ausführlichen Erprobung festgestellt werden.

---

*) Die Vorstellung, daß man schlechtes Sprachverständnis durch Lautheit ersetzen kann, ist zumindest im Unterbewußtsein allgemein verbreitet; so beobachtet man nicht selten, daß Sprachschwierigkeiten bei der Unterhaltung mit Ausländern zur Anwendung zunehmend größerer Lautstärken führen, obwohl keiner der Beteiligten schwerhörig ist. Die Sinnlosigkeit, durch Anbrüllen sprachliche Mängel ersetzen zu wollen, ist wohl offenkundig und gilt ebenso für Diskriminationsstörungen bei Schwerhörigkeit.

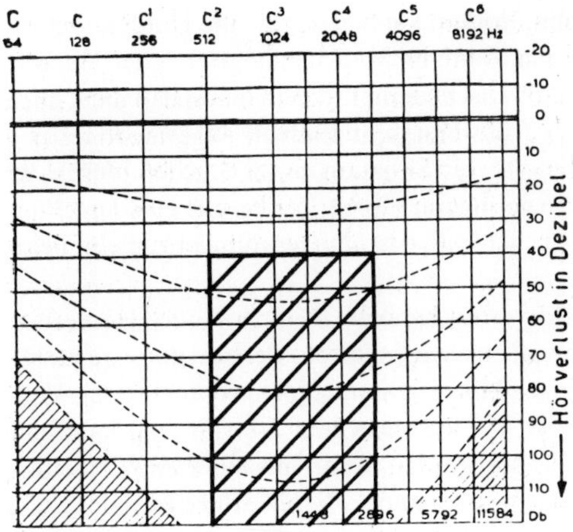

Abb. 43: Das sog. Sprachviereck, eine vereinfachte Darstellung des Sprachbereichs (siehe Abb. 22). Wird die schraffierte Fläche von der Hörkurve geschnitten, so ist mit einer Einschränkung des Sprachverständnisses zu rechnen.

Einen Hinweis gibt bereits das Sprachaudiogramm, in dem dann ebenfalls nur eine geringe Diskrimination für Einsilber trotz ausreichender Verstärkung erzielt wird. Die sprachaudiometrisch ermittelte Diskrimination stimmt jedoch mit dem Sprachverständnis über ein Hörgerät aus zwei Gründen nicht ganz überein:

1. Bei der Ermittlung des sprachaudiometrischen Diskriminationsverlustes werden Einsilber mit geringer Redundanz verwandt, die Alltagssprache besteht jedoch aus Sätzen mit meist sehr großer Redundanz.

2. Im Sprachaudiometer erfolgt eine gleichmäßige Verstärkung des gesamten Frequenzbereichs, beim Hörgerät können die spezifischen Verzerrungen durch den Hörkurvenverlauf zumindest teilweise durch Klangblenden ausgeglichen werden. Die Sprachaudiometrie wäre nur dann wirklich in der Lage, das mit einem Hörgerät zu erwartende Sprachverständnis zu ermitteln, wenn sie auch das Verständnis für mehrsilbige Worte und Sätze prüfen würde. Für die Hörgerätanpassung sind solche Wort- und Satztests vorgeschlagen worden und werden auch vielfach angewandt *(Ammersbach und Meister, Schubert, Niemeyer, Köttgen)*. Vor allem aber müßte das Sprachaudiometer so eingerichtet sein, daß die Frequenzen entsprechend dem unterschiedlichen Hörverlust verstärkt werden können, ferner das Recruitment und die Dynamikbreite zu berücksichtigen sind. Derart eingerichtete Geräte bezeichnet man als *„Master hearing aid“*.

Eine Vorentscheidung der Frage, ob ein Hörgerät überhaupt erforderlich ist, kann durch die Feststellung getroffen werden, ob die tonaudiometrische Luftleitungskurve den Sprachbereich trifft. Man kann diesen Bereich im Audiogramm-Formular durch ein Viereck abschätzen, das durch die 40-dB-Linie sowie durch die Linien für 500 Hz und 3000 Hz begrenzt wird (Abb. 43). Wird dieses *„Sprachviereck“* von der Luftleitungskurve geschnitten, sollte durch eine Hörgerätanpassung festgestellt werden, ob die bestehende Hörstörung mit einem Gerät verringert werden kann. Ebenso kann generell eine Hörgerätanpassung als indiziert angesehen werden, wenn im Sprachaudiogramm der Hörverlust für Zahlen größer ist als 35 dB. Das bedeutet jedoch nicht, daß nicht auch schon bei geringeren Hörverlusten ein Hörgerät sinnvoll angewandt werden kann, insbesondere dort, wo in besonderen Situationen – z. B. Konferenzen, im Schulunterricht u. a. m. – auch ein geringerer Hörverlust bereits eine Diskriminationsstörung zur Folge hat. In solchen Fällen ist aber gewöhnlich nur eine beidohrige Versorgung sinnvoll.

Ebenso wie bei zu geringem Hörverlust kann auch ein zu großer Hörverlust die Hörgerätanpassung nicht sinnvoll erscheinen lassen. Bei bereits lange bestehender Schwerhörigkeit mit geringen Hörresten und einem weitgehenden Verlust der Sprachdiskrimination auch bei ausreichender Verstärkung kann ein Hörgerät nur dann sinnvoll angewandt werden, wenn mit Hilfe eines Hörtrainings die Diskrimination verbessert werden kann. Dieser Effekt ist jedoch oft, insbesondere bei alten oder geistig behinderten Patienten, nicht oder nur unzureichend zu erzielen, eine Hörgerätanpassung ist dann nicht indiziert. Umgekehrt wird bei Kindern ein Hörgerät selbst bei nur geringsten Hörresten durch ein entsprechendes Hörtraining in Verbindung mit der entsprechenden Sondererziehung in den meisten Fällen von Nutzen sein, da die Kinder lernen, die geringsten akustischen Informationen zumindest als rhythmische Ergänzungen der von den Lippen abgelesenen Sprache zu verwerten, und gleichzeitig bessert sich auch ihre eigene Skandierung. Hörreste, mit denen eine selbständige sprachliche Entwicklung nicht möglich ist, die jedoch verstärkbar sind, müssen bei Kindern in jedem Fall durch ein Hörgerät genutzt werden. Für diese Zwecke kommen nur die leistungsstärksten Modelle in Frage, die zum frühestmöglichen Zeitpunkt angepaßt werden müssen. In solchen Fällen ist eine Hörgerätanpassung in den ersten Lebensjahren erstrebenswert, da die Kinder in diesem Alter ihrer Umwelt gegenüber am aufgeschlossensten und am anpassungsfähigsten sind, so daß sie nach kurzer Eingewöhnung das Hörgerät als Teil der Kleidung akzeptieren.

Wegen der großen Anpassungsfähigkeit der Kleinkinder soll die Hörgerätversorgung auch dann erfolgen, wenn nur ungeaue Daten über den vorliegenden Hörverlust zu ermitteln sind (siehe auch 4.4.); die Tatsache, daß ein Hörgerät benutzt wird, ist wichtiger als die Genauigkeit der Anpassung, die im Laufe der Zeit ständig korrigiert werden kann und muß. Die schwerhörigen Kinder werden so in die Lage versetzt, zum natürlichen Zeitpunkt, nämlich bereits vor dem 2. Lebensjahr, mit der sprachlichen Entwicklung zu beginnen, wobei dann auch zu diesem Zeitpunkt die heilpädagogische Betreuung einsetzen muß. Wird das Hörgerät erst im vierten oder fünften Lebensjahr angepaßt, wie das heute noch in vielen Fällen geschieht, ist die Zeit der normalen Sprachentwicklung fast verstrichen, und das Versäumte muß durch spezielle pädagogische Methoden mühsam nachgeholt werden.

Schalleitungsbedingte Schwerhörigkeiten können in den meisten Fällen durch eine hörverbessernde Operation gebessert oder behoben werden. Nicht selten bestehen jedoch auch hier keine operativen Möglichkeiten, das Gehör so weit zu verbessern, daß eine zufriedenstellende Diskrimination für Sprache erzielt wird. Dabei sind vor allem gleichzeitig bestehende Innenohrschwerhörigkeiten die Ursache, die durch eine Operation nicht beeinflußbar sind. In diesen Fällen können aber durch die operative Beseitigung der Schalleitungskomponente die Bedingungen für die Hörgerätanpassung verbessert, vielleicht überhaupt erst geschaffen werden, weil dann der auszugleichende Hörverlust nicht mehr so groß ist. Auch die durch die Schalleitungsstörung bedingten Verzerrungen brauchen dann nicht mehr berücksichtigt zu werden.

Bei kombinierten wie auch bei rein schalleitungsbedingten Schwerhörigkeiten kann aber auch bisweilen durch eine Operation eine Hörverbesserung nicht erzielt werden, vor allem, wenn durch entzündliche Veränderungen und Zerstörungen die Schalleitung zum Innenohr nicht wieder hergestellt werden kann. In vielen solchen Fällen muß sich die Operation darauf beschränken, den entzündlichen Prozeß zu beseitigen, das Ohr „trockenzulegen" und damit die Voraussetzung für eine Hörgerätanpassung zu schaffen. In vielen solchen Fällen kann ein Knochenleitungsgerät wegen seiner einfacheren Bedienung und wegen des Freibleibens des Gehörganges vorteilhaft angewandt werden.

Eine starke Einschränkung der Dynamikbreite kann die Verwendung eines Hörgerätes stark erschweren: Unterhalb der besten Lautstärke kann der Patient noch zu wenig verstehen, nach Überschreiten der besten Lautstärke treten bereits wieder Verzerrungen auf, die die Diskrimination ebenfalls herabsetzen, oder durch entsprechende Einstellung des Hörgerätes werden diese Lautstärken unterdrückt. Dem Patienten steht daher ein so enger Lautstärkebereich zum Sprachverständnis zur Verfügung, daß er bereits durch die normalen Lautstärkeschwankungen der Sprache ständig über- und unterschritten wird. Man sollte aber auch hier versuchen, durch Verwendung einer AGC und eines intensiven Hörtrainings so viel zu erreichen, daß der Patient die stark beschränkten Informationsmöglichkeiten des Hörgerätes auszunutzen lernt. Andererseits ist in Fällen, in denen eine Verbesserung der Diskrimination für Sprache nicht erzielt werden kann, von der Anschaffung eines Hörgerätes abzuraten. Die Patienten sind zwar zunächst von der ungewohnten Lautheit beeindruckt und geben an, besser zu hören, nach kurzer Zeit merken sie aber, daß ihnen das Hörgerät im Alltag keine Hilfe im Gespräch mit anderen ist, die zunächst begrüßte Lautheit wird lästig, und das mit erheblichem finanziellen Aufwand zugelegte Hörgerät landet in einer Schublade, wo es unbenutzt liegenbleibt.

Ein weiteres Hindernis für eine Hörgerätanpassung stellt eine pathologische Ermüdung dar. Sie wirkt sich gewöhnlich durch eine sehr schlechte Diskrimination bei relativ gutem Tongehör aus. Die Frage, ob eine Hörgerätanpassung bei pathologischer Ermüdbarkeit des Hörorgans sinnvoll ist, kann nur für den Einzelfall durch ausführliche Prüfung des Einflusses von Hörgeräten auf das Sprachverständnis beantwortet werden.

Als Kontraindikation für eine Hörgerätanpassung sind schließlich schwere Debilität und Imbezillität anzusehen, da in diesen Fällen die Ansprechbarkeit oder die Kontaktfähigkeit kaum oder gar nicht zu verbessern sind. Man muß sich allerdings davon überzeugen, daß die geistige Behinderung nicht zumindest teilweise Folge der Schwerhörigkeit ist und gerade dann mit Hilfe eines Hörgerätes und einer Einzelbehandlung gebessert werden kann. Es kommt leider immer wieder vor, daß Kinder mit einer geistigen Behinderung leichten oder mittleren Grades und gleichzeitiger Schwerhörigkeit als hochgradig debil oder imbezill angesehen werden und deshalb ohne die ihren geistigen Fähigkeiten entsprechende Erziehung bleiben.

Bei der Verwendung sehr starker Hörgeräte taucht oft die nicht unberechtigte Frage auf, ob die hohen Ausgangspegel von über 100 dB nicht zu einer weiteren Schädigung des Ohres führen. Bei Schalleitungsschwerhörigkeit besteht diese Gefahr nicht, da ja nur ein Teil der Schallenergie das Innenohr erreicht. Bei hochgradigen oder an Taubheit grenzenden Innenohrschwerhörigkeiten können solche hohen Pegel ebenfalls erforderlich sein. Ihre Schädlichkeit ist aber sicher gering, solange sie 130 dB nicht überschreiten, da die Spitzenwerte bei der Übertragung der Sprache nur sehr kurzfristig erreicht werden. Ferner muß man annehmen, daß in den Fällen solcher Schwerhörigkeit die empfindlichen Sinneszellen, die normalerweise durch solche Lautstärken geschädigt werden, nicht mehr funktionstüchtig sind und nur noch die Sinneszellen mit einer relativ hohen Reizschwelle auf diese Lautstärken ansprechen. Schließlich muß man bedenken, daß der Patient ohne diese Verstärkung gar nichts hören würde. Der Gewinn, den er durch das verbesserte Sprachverständnis hat, dürfte stets das nicht große Risiko einer zusätzlichen Hörschädigung aufwiegen. Angeblich durch das Hörgerät verursachte Hörschäden beruhen oft auf einer Progredienz der Schwerhörigkeit, zu der es auch ohne Verwendung eines Hörgerätes gekommen wäre, wobei auch bei beiderseitiger Schwerhörigkeit einseitige Schübe der Hörverschlechterung nicht ungewöhnlich sind. Alle Berichte über Schädigungen durch Hörgeräte müssen deshalb kritisch bewertet werden.

4.4. Zur Durchführung der Hörgerätanpassung

Voraussetzung für jede Hörgerätanpassung ist, daß die Indikation für sie gestellt worden ist. Die Indikationsstellung erfolgt durch den HNO-Facharzt, weil nur er entscheiden kann, ob nicht noch andere Möglichkeiten zur Verbesserung des Gehörs gegeben sind, ferner, ob nicht Kontraindikationen zur Hörgerätanpassung bestehen (siehe 4.3.).

Der Vorgang der Hörgerätanpassung, der nicht nur zeitraubend ist, sondern auch entsprechende Erfahrung und ein ausreichendes Lager an verschiedenen Hörgeräte-Typen erfordert, erfolgt im allgemeinen beim Hörgeräte-Akustiker. Lediglich bei Kindern erfolgt die Anpassung weitgehend an Hörzentren, die auch die erforderliche Diagnostik durchführen (4.1.). Eine ausführliche Darstellung der Möglichkeiten und Probleme der Hörgerätanpassung würde den Rahmen dieses Buches überschreiten. Die wesentlichen Prinzipien der Hörgerätanpassung müssen aber jedem, der mit Schwerhörigen zu tun hat, bekannt sein. Sie sollen deshalb hier kurz skizziert werden.

4.4.1. Hörgerätanpassung beim Erwachsenen

Grundlage jeder Hörgerätanpassung sind das Ton- und das Sprachaudiogramm. Für die Anpassung wird meistens das besser hörende Ohr gewählt, wobei als Kriterium die bessere Diskrimination für Sprache gilt.

Eine Empfehlung besagt, daß das schlechtere Ohr gewählt werden soll, wenn es einerseits noch genügend Hörfähigkeit hat und wenn andererseits der Hörverlust des besseren Ohres durchschnittlich kleiner als 50 dB im engeren Sprachbereich (500–3000 Hz) ist. Bei beiderseits größeren Hörverlusten als 50 dB soll man das bessere Ohr wählen. Bei beiderseits gleichem Hörverlust empfiehlt es sich, zu ermitteln, über welches Ohr das bessere Sprachverständnis erreicht wird.

Es erfolgt zunächst eine erste Vorauswahl (Bestimmung des Hörgerätes), insbesondere die Klärung der Frage, welche Verstärkungen und Frequenzcharakteristika sowie Zusatzeinrichtungen (4.2.6.) erforderlich sind. Dabei wird auch entschieden, welche Geräte-Art in Frage kommt: Taschengeräte sollen nur dann gewählt werden, wenn sehr hohe Verstärkungen erforderlich sind, wenn die Bedienung eines Kopfgerätes (HdO oder IdO) wegen der Kleinheit der Dimensionen Schwierigkeiten bereitet, z. B. bei Körperbehinderten oder alten Patienten, oder wenn der Patient es ausdrücklich wünscht. Die Frage der Geräte-Art, die Vor- und Nachteile und die wesentlichen Funktionsprinzipien sollen mit dem Patienten, je nach seiner Aufgeschlossenheit und seinem Verständnis, ausführlich besprochen werden, möglichst ergänzt durch Demonstrationen. Im Anschluß an diese Vorauswahl erfolgt dann die Herstellung einer Maß-Otoplastik durch den Hörgeräte-Akustiker, die Voraussetzung für den ausführlichen Anpassungsvorgang ist.

Die eigentliche Hörgerätanpassung erfolgt in einer oder in mehreren Sitzungen, wobei jede Sitzung 1 bis $1^1/_2$ Stunden nicht überschreiten soll, weil der Patient sonst zu sehr ermüdet und die Ergebnisse verfälscht werden. Die Anpassung erfolgt grundsätzlich mit Sprachtests, weil die praktische Anwendung des Hörgerätes überwiegend das Verständnis für Sprache betrifft. Über spezielle Anforderungen aus beruflichen oder persönlichen Gründen muß man sich informieren, damit sie bei der Anpassung berücksichtigt werden können. Die Prüfung mit Sprache erfolgt zunächst ohne Störpegel, sie sollte dann durch Prüfungen in natürlichem Störschall ergänzt werden, die man entweder in entsprechend ungeschützten Räumen vornimmt oder mit Hilfe von Testbändern, die Störgeräusche verschiedener Art abspielen lassen. Da im normalen Gebrauch des Hörgerätes die Störpegel stets zu dem erwünschten Nutzpegel hinzutreten, ist eine Durchführung der Anpassung auch unter Anwendung von Störgeräuschen unerläßlich, damit man eine Kontrolle dafür hat, ob der Patient sein Gerät auch praktisch verwenden kann. Die Störpegel sollen allerdings normalerweise 40 dB nicht überschreiten, da bei höheren Störpegeln auch die Diskrimination des Normalhörenden eingeschränkt wird. Bezüglich üblicher Störpegel, die je nach Anwendungsbereich des Gerätes bei der Erprobung angewandt werden sollen, siehe Tab. 4.

Die Hörgerätanpassung mit Sprache erfolgt bei normaler Sprachlautstärke, also etwa 65–70 dB. Dieser Schallpegel soll am Ohr des Patienten gemessen werden, auch wenn das Gerät woanders getragen wird, da der normale Sprecher sich unbewußt nach dem Kopf und dem Ohr des Gesprächspartners richtet.

Für die Hörgerätanpassung wird in Deutschland überwiegend der Freiburger Sprachtest verwandt. Es ist jedoch für diesen Zweck nachteilig, daß er mit den Einsilbern eine geringe Redundanz hat und deshalb nur begrenzte Aussage über das tatsächliche Satzverständnis zuläßt. Dieses hängt zu einem nicht geringen Teil von der Kombinationsfähigkeit des Patienten ab, der nicht verstandene Satzteile sinngemäß ergänzen kann. Auf der anderen Seite bietet der Freiburger Sprachtest die Möglichkeit, die tatsächliche Diskrimination zu prüfen, da bereits das Nichtwahrnehmen eines Buchstaben bei Einsilbern ein Verstehen des ganzen Wortes nahezu unmöglich macht. Praktisch bedeutet das, daß ein Einsilber-Verständnis von etwa 50% bereits ein ausreichendes Satzverständnis erwarten läßt, und daß bei einer Diskrimination für Einsilber von mehr als 75% das Sprachverständnis über das Hörgerät als sehr gut und auch für schwierige Aufgaben ausreichend anzusehen ist. Um hier eine bessere Differenzierung vornehmen zu können, wurden verschiedene Mehrsilber- und Satz-Tests entwikkelt, von denen sich vor allem der Satz-Test von *Niemeyer und Beckmann* („*Marburger Satztest*") und ein „*verkürzter Sprachverständnistest*" mit Zahlen, Ein- und Mehrsilbern von *Köttgen* für die Hörgerätanpassung empfehlen. Dabei muß stets ein Tonband oder eine Schallplatte mit einem genormten Test verwandt werden; selbst besprochene Tonträger oder direktes Vorsprechen über ein Mikrofon bzw. gar ohne Mikrofon und geeichten Verstärker ergeben unkontrollierbare Schallpegelabweichungen und Frequenzzusammensetzungen, die ein allgemeingültiges Anpassungsergebnis nicht zulassen.

Der praktische Anpassungsvorgang wird so durchgeführt, daß für jedes der in der Vorauswahl ausgesuchten Geräte die erreichbare Diskrimination für Sprache festgestellt wird. Als Prüflautstärke werden 65 dB, gemessen am Ohr des Patienten, gewählt. Die Messungen sollen stets mit einem bereits gefertigten, individuellen Ohrpaßstück erfolgen. Durch Vorproben ermittelt man die angenehme Lautheit, die am Hörgerät mit dem Lautstärkeregler eingestellt wird; dabei wählt man am günstigsten eine Lautstärke unterhalb des mittleren Regelbereichs, damit ausreichende Reserven vorhanden sind. Dann wird über Lautsprecher der Sprachtest gegeben und, ebenso wie in der Sprachaudiometrie, ausgezählt, wie hoch die Diskrimination in % ist. Der gleiche Vorgang erfolgt mit anderen Geräten, die nach der Vorauswahl ebenfalls in Fragen kommen.

Als optimal ist dasjenige Hörgerät anzusehen, mit dem die beste Diskrimination erzielt wird. Bei gleicher oder nur gering verschiedener Diskrimination mit mehreren Geräten sollen dann individuelle Wünsche des Patienten für die endgültige Auswahl maßgebend sein. Wenn bei der Erprobung nur geringe Verbesserungen des Sprachverständnisses zu erzielen sind, ist es mitunter notwendig, mit einem oder verschiedenen Hörgeräten ein Hörtraining (4.6.) durchzuführen. Wenn auch dadurch die Diskrimination nicht ausreichend angehoben werden kann, muß eventuell auf die Benutzung eines Hörgerätes verzichtet werden.

Die Hörgerätanpassung beim Erwachsenen wird durch Einweisung in die Bedienung und ein eventuell erforderliches Hörtraining abgeschlossen. Die meisten Hörgeräte-Akustiker versorgen die Geräte ihrer Kunden durch regelmäßige Betreuung. Der Hals-Nasen-Ohren-Facharzt sollte sich ebenfalls bei jedem Hörgeräte-Träger davon überzeugen, daß das benutzte Gerät in Ordnung gehalten wird und vom Patienten richtig bedient werden kann.

Die Methodik der Hörgeräte-Versorgung wurde entsprechend dieser Beschreibung vom Bureau International Audiophonolgique (BIAP) in nachfolgende Empfehlung gefaßt (Kap. 3 der Empfehlung BIAP 06):

1. *Definition*
Der Hörgeräte-Versorgung geht die Hinzuziehung des ärztlichen Informationsberichtes zur Hörgeräte-Anpassung (06/6) voraus sowie eine

Befragung des Schwerhörigen oder seiner Angehörigen zur Vorgeschichte der Hörbehinderung und seiner sozialen, familiären und beruflichen Schwierigkeiten in Zusammenhang mit der Schwerhörigkeit*). Sie umfaßt:

1.1. Die Bestimmung der Hörgeräte;
1.2. Die Anpassung der Hörgeräte;
1.3. Die Endkontrolle der Wirksamkeit der angepaßten Hörgeräte;
1.4. Die Abgabe der Hörgeräte;
1.5. Die Unterrichtung des Hörbehinderten im Umgang mit den Hörgeräten und die Durchführung von Hörtraining;
1.6. Die Kontrolle der ständigen Wirksamkeit der abgegebenen Hörgeräte.

2. *Allgemeine Methodik der Hörgeräte-Anpassung*

2.1. Die Bestimmung der Hörgeräte erfordert eine Reihe von Maßnahmen, die auf eine rationelle Auswahl und Anpassung hinzielen. Nach Observierung des äußeren Ohres umfaßt sie vor allem:

2.1.1. Die Ermittlung der akustischen Kenndaten des Ohres, die für die Korrektur durch Hörgeräte beim Hörbehinderten erforderlich sind:
1. Tongehörschwellen über Luft- und Knochenleitung
2. Sprachaudiogramm mit und ohne Mundabsehen, soweit möglich
3. Dynamikverhalten in bezug auf Lautstärke und Frequenz
4. Ermüdungsprüfungen
5. Prüfung der Apperzeptionsfähigkeit
6. Prüfung des stereoakustischen Hörens
7. Objektive Messungen der Hörfunktion

2.1.2. Die Ermittlung der optimalen Kenndaten der anzupassenden Hörgeräte:
1. Verstärkung
2. Normale akustische Wiedergabekurve
3. Maximaler Ausgangsschallpegel (L_a max)
4. Klirrfaktor und Intermodulation
5. Dynamikbegrenzungen
6. Kompressionssysteme
7. Alle anderen Parameter, wie z. B. solche, die der Kompensation oder Verschiebung der Frequenz, der zeitlichen Veränderung o. a. m. dienen.

---

*) In der Bundesrepublik Deutschland gelten die Richtlinien über die Zusammenarbeit von Fachärzten für HNO und Hörgeräte-Akustikern bei der Verordnung und Anpassung von Hörgeräten.

2.1.3. Ermittlung der Art der Hörgeräte nach dem Hörbedarf:
1. Typ und Form des Hörgerätes;
2. Übertragungswege (Luft- oder Knochenleitung);
3. Stereophone und monophone Anwendung;
4. Besondere Modalitäten wie CROS und seine Varianten unter Berücksichtigung medizinischer Indikationen und Kontraindikationen, die dem Hörgeräte-Akustiker mitgeteilt wurden. Die Regelversorgung ist die stereophone Versorgung mit Kopfgeräten.

2.2. *Die Anpassung* der Hörgeräte umfaßt diejenigen Maßnahmen, die die individuelle Zuordnung zum Hörbehinderten zum Ziel haben und insbesondere:

2.2.1. Die Erstellung eines drucklosen Funktionsabdruckes des äußeren Ohres bis in den knöchernen Teil des Gehörganges. Druckloser Funktionsabdruck setzt die Verwendung geeigneter Abdruckmaterialien voraus.

2.2.2. Die Herstellung der Ohrpaßstücke einschließlich der Wahl des Materials, der Form und der mechanischen Anpassung:
1. Belüftungsbohrung;
2. Frequenzbeeinflussende Zusatzbohrungen;
3. die Bestimmung des Schallschlauchquerschnittes und der Schallschlauchführung;
4. offenes Ohrpaßstück.

2.2.3. Die Anbringung der Geräte am Ohr, ihre Adjustierung und die Einstellung ihrer Regelsysteme und Funktionen. Die auf diese Weise individuell angepaßten Hörgeräte stellen eine effektive Hörprothese dar, die normalerweise aus zwei Geräten besteht; nur ausnahmsweise, im Falle einer ärztlichen, audiologischen, psychologischen oder anpassungsbedingten Kontraindikation für die beidohrige Versorgung, wird sie mit einem Gerät durchgeführt.

2.3. *Die Endkontrolle* der Wirksamkeit der angepaßten Hörgeräte hat zum Ziel, die Wahl und die Anpassung der richtigen Hörgeräte durch Anpaßaudiometrie zu bestätigen und die Hörverbesserung anzugeben, die das Hörgerät bewirkt. Sie wird mit Hilfe von Verfahren durchgeführt, die geeignet sind, das Verhalten des Hörbehinderten vor und nach der Anpassung des Gerätes zu vergleichen:
1. Vergleichende Messungen mit verschiedenen Hörgeräten;
2. Dynamikverhalten in bezug auf Lautstärke und Frequenz;
3. Prüfung der Ermüdbarkeit;
4. Prüfung der Apperzeptionsfähigkeit;

5. Prüfung des stereoakustischen Hörens;
6. Objektive Messungen der Hörfunktion;

erforderlichenfalls unter besonderer Berücksichtigung des Alters des Hörbehinderten.

2.4. *Die Abgabe* der Hörgeräte umfaßt die technischen und administrativen Maßnahmen, die dazu dienen, dem Hörbehinderten den Besitz und die selbständige Nutzung seiner Hörgeräte zu ermöglichen. Sie erfolgt im Rahmen der nationalen gesetzlichen administrativen Verfügungen und unter Berücksichtigung der Konventionen mit den Kostenträgern.

2.5. *Die Unterrichtung des Hörbehinderten im Umgang mit den Hörgeräten* hat seine Gewöhnung an die Prothese zum Ziel. Sie umfaßt u. a. technische Hilfen, die notwendig sind für die optimale Nutzung der Prothese in allen Situationen, in die der Hörbehinderte geraten kann. Sie umfaßt weiterhin die Durchführung und die Kontrolle der Schulung und der Umstellung der Wahrnehmung des Hörbehinderten auf die neuen Bedingungen, die die Prothese geschaffen hat. Falls erforderlich, erfolgt sie in Zusammenarbeit mit entsprechenden Spezialisten, ggf. unter Hinzuziehung von Familienangehörigen und/oder Sozialhelfern.

2.6. *Die Kontrolle der ständigen Wirksamkeit der abgegebenen Hörgeräte beinhaltet:*

1. Die periodische Überprüfung und Instandhaltung der Hörgeräte;
2. Periodische Überprüfung und Instandhaltung des Zubehörs einschließlich Ersatz von Energiequellen und Ohrpaßstücken;
3. Die Nachanpassung unter Berücksichtigung der akustischen Kenndaten des Gehörs und des Hörgerätes;
4. Nachprüfung der Wirksamkeit der Prothese und ihrer Tolerierung durch den Hörbehinderten.

4.4.2. Hörgerätanpassung bei Kindern

Während beim Erwachsenen Ton- und Sprachaudiogramm als Grundlage für die Hörgerätanpassung anzusehen sind, ist es bei Kindern nicht immer möglich, ein genaues Tonaudiogramm zu erstellen, und es nicht möglich, ein Sprachaudiogramm aufzuzeichnen, da die vorhandenen Sprachtests für Kinder nicht oder wenig geignet sind und entsprechende, das Sprachalter der Kinder berücksichtigende Tests nicht befriedigen können, weil das Vorhandensein eines ausreichenden Sprachverständnisses und Sprechvermögens bei hörgestörten Kindern selbst für solche Tests unzureichend oder gar nicht abgrenzbar ist für eine sichere Ausmessung. Deshalb muß man, vor allem beim Kleinkind und beim Säugling, nach den tonaudiometrischen Prüfergebnissen abschätzen, welch ein Hörgerät in Frage kommt. In bezug auf die Indikation zur Hörgerätanpassung soll man bei gering- und mittelgradigen Schwerhörigkeiten streng sein, da diese Kinder von der akustischen Umwelt nicht ausgeschlossen sind, sondern nur ein Defekthören aufweisen, das ihnen aber das Erlernen der Sprache ermöglicht. In Abhängigkeit vom Ausmaß des Hörschadens sollte in diesen Fällen, falls überhaupt erforderlich, die Hörgerätanpassung erst im Verlaufe der sprachlichen Entwicklung oder vor Eintritt in den Kindergarten angepaßt werden; die Entscheidung darüber, ob das Hörgerät erforderlich ist, ist davon abhängig zu machen, ob die sprachliche Entwicklung als empfindlichster Indikator für ausreichende Diskrimination normal abläuft: Sobald Stammelfehler als Folge des falschen Hörens auftreten, ist die Hörgerätanpassung für ein zumindest zeitweiliges Tragen des Gerätes zu Hause und später in der Schule indiziert. Bei Kindern, die eine normale sprachliche Entwicklung durchmachen, müssen die schulischen Leistungen über die Notwendigkeit eines Hörgerätes entscheiden, das dann oft erst bei größeren Ansprüchen, z. B. beim Übergang auf eine höhere Schule, erforderlich wird. Durch möglichst sprachfreie Intelligenztests muß dabei abgegrenzt werden, wieweit Störungen der geistigen Leistungsfähigkeit abhängig von der Schwerhörigkeit sind. Intelligente Kinder sind in der Lage, ein erstaunliches Maß an Hörschädigung durch zusätzliche geistige Leistungen zu kompensieren. Diesen Kindern soll jedoch erforderlichenfalls stets mit einem Hörgerät geholfen werden, da die ständige geistige Hochleistung die Kinder mit der Zeit sicher überfordert.

Anders ist es bei hochgradigen und an Taubheit grenzenden Schwerhörigkeiten. Hier ist von vornherein mit einer spontanen sprachlichen Entwicklung ausreichenden Ausmaßes nicht zu rechnen, da die Kinder von ihrer akustischen Umwelt praktisch isoliert sind und in einer Welt des Schweigens leben. Hier ist eine frühestmögliche Hörgerätanpassung erforderlich, mit deren Hilfe das Kind in die Lage versetzt wird, akustische Signale aller Art wahrzunehmen, zu erkennen, was Sprache ist, und eventuell bereits Sprechen zu lernen. Dazu ist allerdings in den meisten Fällen ein Hörtraining, ferner eine Frühspracherziehung erforderlich, da das Hörgerät nur selten die verlorene Hörfunktion voll ersetzen kann. Die Kombination zwischen Hörgerät und Hör- und Spracherziehung kann aber dann, wenn sie frühzeitig eingesetzt wird, auch bei geringen Hörresten gute Ergebnisse bringen. Deshalb soll die Hörgerätanpassung spätestens vor Beendigung des zweiten Lebensjahres erfolgen, damit die Phase des normalen Spracherwerbs auch bei diesen Kindern ausgenutzt werden kann (siehe auch 4.3.).

Die meist unzureichenden Unterlagen über das vorhandene Hörvermögen lassen nur eine entsprechend ungenaue Hörgerätanpassung zu. Man wählt deshalb möglichst variable Geräte, bei denen durch laufende Kontrollen und Ergänzungen der Hörprüfergebnisse eine ständige Angleichung möglich ist. Bei Säuglingen und Kleinkindern werden praktisch nur Kastengeräte verwandt, da die HdO-Geräte gegen die robuste Behandlung durch Kinder zu empfindlich sind, ihre Anbringung hinter dem Ohr schwierig und die Variabilität innerhalb der Geräte geringer ist. Nach der Vorauswahl anhand der vorliegenden audiometrischen Ergebnisse wird dann mit mehreren Geräten ausprobiert, wie das Kind auf akustische Signale reagiert. Dabei ist insbesondere auf die Unbehaglichkeitsgrenze zu achten, die nicht überschritten werden darf, wenn das Kind das Hörgerät nicht ablehnen soll. Dann beginnt man mit den verschiedenen Geräten jeweils ein Hörtraining und vergleicht die erzielten Ergebnisse: Das Gerät, das von dem Kinde am besten toleriert wird und mit dem die besten Trainingsergebnisse zu erzielen sind, soll ausgewählt werden. Kosmetische Gesichtspunkte müssen demgegenüber stets ganz zurücktreten.

Bei Kindern müssen die Einstellungen am Hörgerät und die audiometrischen Ergebnisse ständig kontrolliert und einander angepaßt werden. Ebenso wichtig ist, daß der Sitz des Ohrpaßstücks regelmäßig kontrolliert wird, weil das Ohr des Kindes wächst und sich oft in relativ kurzer Zeit die Lichtung oder die Form des Gehörgangseingangs verändern kann. Dann ist immer die Neuanfertigung einer Otoplastik erforderlich. Es ist deshalb wichtig, daß sowohl die Eltern als auch die Lehrer schwerhöriger Kinder im Umgang mit dem Hörgerät des Kindes vertraut sind, damit sie es selbst kontrollieren können.

Bei Kindern ist ein positives Recruitment häufig, da es sich in der Mehrzahl der Fälle um degenerative oder angeborene Schäden der Haarzellen handelt. Auf die Dynamikbreite des Ohres ist deshalb besonders zu achten. Ebenso findet man aber auch bei Kindern nicht selten zentrale Ermüdbarkeit, die jedoch durch Békésy-Audiogramm oder Carhart-Test nicht nachgewiesen werden kann, weil die Angaben des Kindes noch unzureichend sind. Einen Hinweis kann eine zunehmende Verschlechterung audiometrischer Meßwerte im Verlauf einer Sitzung geben, während sonst bei Kindern infolge des Übungseffektes eher eine Verbesserung der Meßwerte zu beobachten ist. Bei pathologischer Ermüdung kann eine Hörgerätanpassung kontraindiziert sein, da sie keine Hörhilfe erbringen kann, wenn durch die Ermüdung die Diskrimination so weit absinkt, daß auch das Hörgerät keinen Ausgleich mehr schaffen kann. Bei normaler Tongehörschwelle und pathologischer Ermüdung ist die Hörgerätanpassung stets sinnlos.

4.5. Binaurale Hörgerätversorgung

In Abschnitt 1.6. wurde dargestellt, wie wichtig die Interaktion beider Ohren für die Gesamtfunktion des Hörorgans ist: Die Lokalisation von Schallquellen sowohl in bezug auf die Richtung als auch auf die Entfernung ist nur bei gleichartiger Leistungsfähigkeit beider Organkanäle möglich, und die Erkennung von Einzelsignalen aus einem Gesamtpegel geschieht durch das Zusammenspiel beider Hörbahnen mit Hilfe der Optimalisierung, ebenso wie das Erkennen informativer, d. h. wichtiger akustischer Ereignisse und ihre Differenzierung von den unzähligen unwichtigen akustischen Signalen, die ständig auf uns einwirken. Entsprechend ist der einseitig Schwerhörige – ebenso der Schwerhörige mit einer deutlichen Seitendifferenz – nicht in der Lage zu erkennen, woher ein von ihm gehörtes Schallereignis kommt, und jeder Störpegel setzt seine Diskriminationsfähigkeit stark herab, so daß er z. B. in Gesellschaft nicht in der Lage ist, einem einzelnen Sprecher akustisch zu folgen. Es ist deshalb nicht von der Hand zu weisen, wenn versucht wird, eine *Hörgerätanpassung* auch *bei einseitiger Schwerhörigkeit* durchzuführen. Dabei muß allerdings berücksichtigt werden, daß ein Hörgerät bei allem Fortschritt der Hörgerätetechnik nicht in der Lage ist, ein normales Gehör zu ersetzen. Bei normalem Gehör auf dem anderen Ohr wird in vielen Fällen durch das Hörgerät ein räumliches Hören nicht zu erzielen sein, weil der Unterschied zwischen normalem Gehör einerseits und Hören mit Hörgerät andererseits zu groß bleibt. Bei einseitiger Schwerhörigkeit oder stark seitendifferenter Schwerhörigkeit wird überwiegend eine CROS-Versorgung in einer ihrer verschiedenen Varianten anzuwenden sein (siehe 4.2.6.4.). Die CROS-Versorgung und die BICROS-Versorgung stellen heute die beste Methode dar, in solchen Fällen ein ausreichendes Sprachverständnis bei gleichzeitig vorhandenen Störgeräuschen zu gewährleisten, das mit einseitiger Hörgeräteversorgung nicht möglich ist. Auch die Richtungswahrnehmung ist in diesen Fällen deutlich verbessert. Voraussetzung für eine CROS-Versorgung ist stets, daß mit dieser Hörhilfe ein besseres Sprachverständnis im Geräusch erzielt werden kann als bei Anpassung nur eines Hörgerätes oder ohne Hörgerät. Bei der Bewertung des Anpassungsergebnisses muß deshalb eine Sprachprüfung über Lautsprecher mit gleichzeitig vorhandenem Störgeräusch vorgenommen werden.

Bei beiderseitiger Schwerhörigkeit gelingt es leichter, mit einer beiderseitigen (= binauralen) Hörgerätversorgung dem Patienten ein räumliches Hören zu vermitteln, da er durch die bereits bestehende Hörbehinderung gelernt hat, die gehörten akustischen Informationen besser auszunutzen als der Normalhörende. Ein beiderseits unvollkommener Ausgleich der Hörschädigung durch das Hörgerät wirkt sich deshalb weniger nachteilig aus, wenn es gelingt, den beiderseitigen Hörverlust auf dasselbe Niveau auszugleichen. Das ist bei symmetrischen Hörschäden am leichtesten, da dann beiderseits das gleiche Gerät mit der gleichen Einstellung verwandt werden kann. Bei unterschiedlichen Hörverlusten muß zunächst jedes Gerät für sich angepaßt werden, und dann erst erfolgt eine möglichst gute Angleichung beider Geräte an ein gemeinsames Lautheitsniveau in allen Frequenzen. Bei starken Seitendifferenzen ist eine binaurale Hörgerätversorgung oft nicht möglich, weil dieser Ausgleich nicht gelingt. Bei diesen stark unterschiedlichen Schwerhörigkeiten, die meistens zunächst auf dem besser hörenden Ohr versorgt werden (siehe 4.4.1.), gelten die gleichen Einschränkungen wie bei einseitiger Schwerhörigkeit entsprechend (siehe auch 4.2.6.4.).

Die binaurale Hörgerätversorgung erfolgt im allgemeinen mit HdO-Geräten, da dadurch eine den natürlichen Verhältnissen nahe kommende Schallaufnahme gewährleistet ist, die eine nicht unwichtige Voraussetzung für das räumliche Hören ist. Sehr vorteilhaft wegen der leichteren Bedienung ist dabei die Verwendung einer Hörbrille. Bei Kleinkindern kann die Binauralversorgung mit Stereo-Kastengeräten erfolgen, die zwei voneinander unabhängige Kanäle besitzen und trotz relativ geringem Mikrofonabstand differente Schallbilder erzeugen, durch die ein stereofones Hören möglich ist. Die früher übliche Verwendung von Y-Schnüren, die die von einem Gerät verstärkten Signale auf beide Ohren übertrugen, ist weitgehend verlassen worden, weil auf diese Weise beide Ohren identische Signale erhalten, mit denen ein räumliches Hören nicht möglich ist. Die Verwendung von Y-Schnüren ist nur dann angezeigt, wenn bei hochgradiger bis an Taubheit grenzender Schwerhörigkeit ein Richtungsgehör nicht mehr zu erwarten ist, jedoch, insbesondere bei Kleinkindern, beide Hörkanäle unter der Vorstellung beschallt werden sollen, daß durch die regelmäßige Beschallung eine zentrale Bahnung erfolgt. Für diese Vorstellung gibt es allerdings eindrucksvolle experimentelle Belege insofern, als bei fehlender Beschallung die Reifung und Bahnung der zentralen Hörbahnanteile in frühester Kindheit, wahrscheinlich bis Ende des 1. Lebensjahres, teilweise unterbleibt.

4.6. Hörtraining

Mit der Anpassung des Hörgerätes ist die Hörgerätversorgung nicht abgeschlossen, sondern begonnen worden. Der Patient muß jetzt lernen, mit dem Hörgerät umzugehen und sich an seine neue akustische Umwelt zu gewöhnen, die vor allem aus bisher nicht oder nur wenig gehörten Störgeräuschen besteht. Erwachsene, die früher normal gehört haben und bei denen die Schwerhörigkeit nicht zu lange Zeit bestand, gewöhnen sich meistens innerhalb einer kurzen Zeit um. Bei älteren Patienten dagegen, die nicht mehr eine so gute Anpassungsfähigkeit besitzen, kommt es nicht so leicht zu einer Gewöhnung, wenn nicht mit einem Hörtraining eine Einführung in die neu erschlossene akustische Umwelt gegeben wird. In diesen Fällen kann erst das Hörtraining den Patienten lernen lassen, die Möglichkeiten seines Hörgerätes in vollem Umfang auszuwerten. Wird das Hörtraining dagegen nicht durchgeführt, kommt der Patient mit dem Gerät akustisch nicht zurecht und wird es nach kurzer Zeit nicht mehr benutzen. Eine Folge der bisher in der Bundesrepublik unzureichenden Möglichkeiten zum Hörtraining sind die erschreckend hohen Zahlen von nicht oder nur selten benutzten Hörgeräten, die immerhin zu einem großen Teil durch Krankenkassen oder Sozialhilfeträger teilweise oder ganz finanziert wurden.

Das Hörtraining hat zum Ziel, die Diskrimination für Sprache mit dem Hörgerät zu verbessern. Der Patient muß durch Üben lernen, alle Feinheiten der Sprache, die er ohne das Gerät nicht hören konnte, die ihm jedoch das Gerät vermitteln kann, zu erkennen und zu verstehen. Ferner muß er lernen, Sprache auch in einem Störpegel möglichst gut zu verstehen, da er infolge seiner Schwerhörigkeit diesen Störpegel ohne Gerät nicht oder nur gering wahrgenommen hat. Diese Schwierigkeiten werden durch eine binaurale Hörgerätanpassung vermindert, bei der dann aber ein spezielles Training für das Richtungshören durchgeführt werden muß.

Bei Kindern erfolgt das erste Hörtraining bereits im Rahmen der Hörgerätanpassung und muß nach dieser fortgeführt werden. Es dient als Grundlage für die weiterhin erforderlichen Korrekturen an den Hörgeräten und leitet gleichzeitig mit der Frühspracherziehung zur vorschulischen Sondererziehung über. Diese heilpädagogischen Aufgaben werden an den entsprechenden Sonderschulen und ihren Einrichtungen durchgeführt. Bezüglich der Durchführung und der Technik des Hörtrainings muß auf die entsprechende Literatur verwiesen werden.

5. Literaturhinweise

Im vorliegenden Text wurde auf Literaturhinweise bewußt verzichtet, weil es nicht Aufgabe dieses Überblicks über das Hörorgan und seine Funktion sein kann, eine Bibliografie der sehr zahlreichen wissenschaftlichen Literatur zu geben, auf der er sich aufbaut. Es sollen hier lediglich Hinweise auf die Literatur gegeben werden, die für den Interessierten detailliertere Ausführungen zu den einzelnen, hier besprochenen Gebieten bringt. Dabei wird – aus der Sicht des HNO-Facharztes – fast ausschließlich die medizinische Fachliteratur berücksichtigt. Auf die Angabe allgemeinverständlicher Darstellungen der Anatomie und der Physiologie des Ohres wird verzichtet, weil diese sich in fast jedem Werk über die gesamte Anatomie und Physiologie des Menschen finden, leider meistens allerdings unvollständig oder sogar fehlerhaft sind. Hier soll lediglich auf (21) hingewiesen werden, wo man vor allem hervorragende Abbildungen und auch ein Kapitel über schwerhörige und gehörlose Kinder (in den USA) finden kann. Ausführliche Darstellungen der hier besprochenen Gebiete enthält (6), wo man bei jedem der Einzelbeiträge auch eine ausführliche Aufzählung der entsprechenden Literatur findet. Die Physiologie des Hörens wird ferner in (4), (5), (16) und (26) von authentischer Seite dargestellt. In (12) liegt eine sehr umfassende Darstellung des modernen Wissens um physiologische Fragen der allgemeinen Sinnesfunktionen vor. Eine Übersicht über die gängigen Hörprüfverfahren gibt (9). (15) und (20) sind als Standardwerke der Audiometrie anzusehen. Eine leicht verständliche praktische Anleitung zum Audiometrieren findet man in (23). Audiologische Darstellungen aus physikalischer Sicht sind (7), (27), (28) und (29). Speziell mit Fragen der Versorgung hörgestörter Kinder befassen sich (2) und (13). Fragen der Hörgeräteversorgung werden aus ärztlicher Sicht in (3) und (6.11), aus der Sicht des Physikers in (17) und aus der des Hörgeräte-Akustikers in (8) und (18) angesprochen. In bezug auf Probleme des Hörtrainings ist (3) aus medizinischer Sicht als Standardwerk anzusehen. Es sei ferner auf die Zeitschrift „Audiologische Akustik" hingewiesen, die regelmäßig allgemeinverständliche Beiträge zu audiologischen Problemen veröffentlicht. Weitere Angaben zur Literatur können beim Autor angefordert werden.

(1) *Amersbach, K.,* und *F. J. Meister:* Ein Wortkatalog für isophone Sprachgehörprüfung. Arch. Ohr.-, Nas.- u. Kehlk.-Heilk. *157*, 352–357, 1950.

(2) *Beckmann, G.:* Das hörgestörte Kind. Der gegenwärtige Stand der Pädoaudiologie aus oto-audiologischer Sicht. Arch. Ohr.-, Nas.- u. Kehlk.-Heilk. *180*, 1–202, 1962.

(3) *Beckmann, G.,* und *A. Schilling:* Hörtraining. Thieme, Stuttgart, 1959.

(4) *von Békésy, G.:* Experiments in Hearing. McGraw-Hill Series in Psychology New York, 1960.

(5) *von Békésy, G.,* and *W. A. Rosenblith:* The Mechanical Properties of the Ear. In: *S. Stevens,* Handbook of Experimental Psychology. New York and London, 1951.

(6) *Berendes – Link – Zöllner:* Hals-Nasen-Ohren-Heilkunde. Ein kurzgefaßtes Handbuch in drei Bänden. Thieme, Stuttgart, 1964–1966 (wird z. Z. neu aufgelegt).

Darin:
1. *F. Altmann:* Entwicklung des Ohres, Bd. III/1, 1–10.
2. *C. Beck:* Anatomie des Ohres. Bd. III/1, 42–70.
3. *G. Beckmann:* Hörtraining. Bd. III/3, 1929–1956.
4. *H. Feldmann:* Begutachtung und Simulationsprüfungen. Bd. III/3, 2352–2393.
5. *G. Greiner* und *Cl. Conraux:* Neurogene und zentrale Hörstörungen. Bd. III/3, 2113–2145.
6. *W. Güttner:* Technische Hörhilfen. Bd. III/3, 1843–1871.
7. *K. H. Hahlbrock:* Audiometrie. Bd. III/1, 362–449.
8. *W. D. Keidel:* Physiologie des Innenohres. Bd. III/1, 235–301.
9. *W. D. Keidel:* Anatomie und Elektrophysiologie der zentralen akustischen Bahnen. Bd. III/3, 2013–2097.
10. *E. Lehnhardt:* Physiologie des Mittelohres. Bd. III/1 167–195.
11. *W. Niemeyer:* Anpassung von Hörapparaten. Bd. III/3, 1873–1924.
12. *W. Schlorhaufer:* Gehörlose und schwerhörige Kinder. Bd. III/3, 1958–2006.

(7) *Blauert, Jens:* Räumliches Hören. S. Hirzel, Stuttgart, 1974.

(8) *Bonsel, H.:* Gruppensystematik zur Abgabe von Hörgeräten. Median-Verlag, Heidelberg, 1979.

(9) *van Dieshoeck, H. A. E.:* The Technics of Audiological Tests. Int. Audiol. *1*, 155–279, 1962.

(10) *Güttner, W.:* Hörgerätetechnik. G. Thieme, Stuttgart, 1978.

(11) *Hahlbrock, K. H.:* Sprachaudiometrie. Thieme, Stuttgart, 1957.

(12) *Hensel, H.:* Allgemeine Sinnesphysiologie. Hautsinne, Geruch, Geschmack. Springer, Berlin–Heidelberg–New York, 1966.

(13) *Ireland, P. E.,* and *H. Davis:* The Young Deaf Child: Identification and Management. Acta oto-laryng. (Stockh.), Suppl. *206*, 1–258, 1965.

(14) *Jerger, J. F.:* DL Difference Test. Arch. Otolaryng. (Chic.) *57*, 490–500, 1953.

(15) *Katz, J.:* Handbook of Clinical Audiology. 2nd ed, Williams & Wilkins Com., Baltimore, 1978.

(16) *Keidel, W. D., W. D. Neff:* Auditory System. Handbook of Sensory Physiology Vol. V. Springer, Berlin–Heidelberg–New York, 1974.

(17) *Keller, F. (Geers–Keller–Loewe–Plath):* Technische Hilfe bei der Rehabilitation Hörgeschädigter. Springer, Berlin–Heidelberg–New York, 1980.

(18) *Köttgen, K.,* und *K. Iffland:* Die Hörgeräte-Anpassung im Tätigkeitsbereich des Hörgeräte-Akustikers. Energie-Verlag, Heidelberg, 1964.

(19) *Kumpf, W.:* Objektive Hörschwellenbestimmung mit dem Atemgeräusch als Indikator. HNO (Berl.) 16, 52, 1968.

(20) *Lapp, R. E.,* und *S. Stevens:* Schall und Gehör. Life - Wunder der Wissenschaft. Time-Life International (Nederland) N. V., 1966.

(21) *Lehnhardt, E.:* Praktische Audiometrie. 5. neubearb. Auflage. Thieme, Stuttgart, 1978.

(22) *Lerche, E.,* und *E. Nessel:* Neue Beobachtungen bei Reihenuntersuchungen mit verzögerter Sprachrückkopplung (Lee-Effekt). Arch. Ohr.-, Nas.- u. Kehlk.-Heilk. *169*, 505, 1956.

(23) *Niemeyer, W.:* Kleines Praktikum der Audiometrie. Thieme, Stuttgart, 1979.

(24) *Niemeyer, W.,* und *G. Beckmann:* Ein sprachaudiometrischer Satztest. Arch. Ohr.-, Nas.- u. Kehlk.-Heilk. *180*, 742–746, 1962.

(25) *Plath, Peter:* HNO-Ratgeber für den praktischen Arzt. Schattauer, Stuttgart, 1976.

(26) *Ranke, O. F.:* Physiologie des Gehörs. In: Ranke – Lullies: Gehör – Stimme – Sprache. Springer, Berlin–Göttingen–Heidelberg, 1953.
(27) *Schubert, K.:* Sprachhörprüfmethoden. Thieme, Stuttgart, 1958.
(28) *Schubert, K.:* Theorie und Praxis der Hörgeräteanpassung sowie Probleme der Begutachtung. Thieme, Stuttgart, 1960.
(29) *Zwicker, E.,* und *R. Feldtkeller:* Das Ohr als Nachrichtenempfänger. Hirzel, Stuttgart, 2., verb. Aufl. 1967.

Sachregister

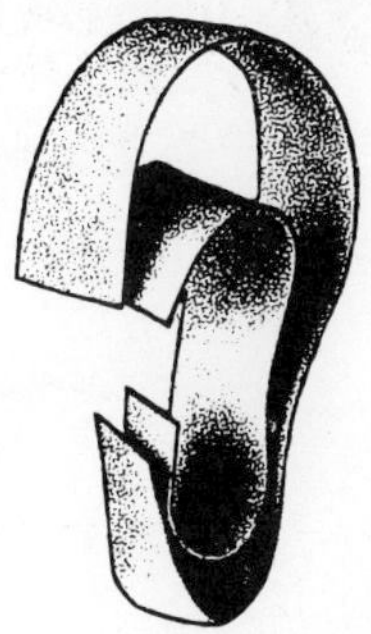

Elektronisch hören - heute ganz natürlich	**Hear the electronic way - it's as natural as can be**
HdO-Geräte	**Behind-the-ear aids**
Hörbrillen	**Eyeglass hearing aids**
Taschengeräte	**Body hearing aids**
Audiometer	**Audiometers**
Hörtrainer	**Auditory trainers**

BOSCH
Hörgeräte

Robert Bosch GmbH · Geschäftsbereich Elektronik
Forckenbeckstr. 9-13 · 1000 Berlin (West) 33

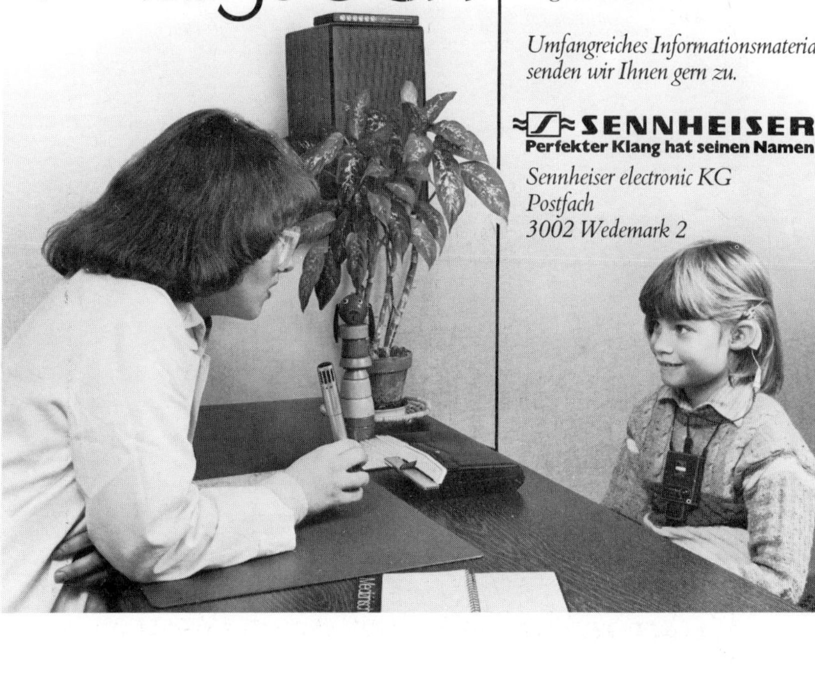